Eva Reich, Eszter Zornànszky-Gramantik
Lebensenergie durch Sanfte Bioenergetik

In der Reihe »Neue Wege für Eltern und Kind« sind bisher folgende Bände erschienen:

Band 1 Thomas Harms (Hg.): *Auf die Welt gekommen. Die neuen Baby-Therapien*. 2000 (Neuauflage 2017).

Band 2 Thomas Harms: *Emotionelle Erste Hilfe. Bindungsförderung – Krisenintervention – Eltern-Baby-Therapie*. 2008 (Neuauflage 2016).

Band 3 Mechthild Deyringer: *Bindung durch Berührung. Schmetterlingsmassage für Eltern und Babys*. 2008 (Neuauflage 2016).

Band 4 Dirk Beckedorf, Franz Müller: *Von der Resonanz zur Bindung. Förderung von Wahrnehmung und Bindung durch die Systemische Hörtherapie*. 2010 (Neuauflage 2016).

Band 5 Ursula Henzinger: *Bindung und Autonomie in der frühen Kindheit. Humanethologische Perspektiven für Bindungstheorie und klinische Praxis*. 2017.

Band 6 Thomas Harms (Hg.): *Körperpsychotherapie mit Säuglingen und Eltern. Grundlagen und Praxis*. 2017.

Band 7 Michel Odent: *Die Wurzeln der Liebe. Wie unsere wichtigste Emotion entsteht*. 2001 [1999] (Neuauflage 2018).

Band 8 Franz Renggli. *Früheste Erfahrungen – ein Schlüssel zum Leben. Wie unsere Traumata aus Schwangerschaft und Geburt ausheilen können*. 2013 (Neuauflage 2018).

Band 9 Thomas Harms: *Keine Angst vor Babytränen. Wie Sie durch Achtsamkeit das Weinen Ihres Babys sicher begleiten*. 2018.

Band 10 Thomas Harms: *Keine Angst vor Babytränen. Wie Sie durch Achtsamkeit das Weinen Ihres Babys sicher begleiten. Das Elternbuch*. 2019.

Band 11 Ursula Henzinger: *Stillen. Kulturgeschichtliche Überlegungen zur frühen Eltern-Kind-Beziehung*. 2020.

Band 12 Franz Renggli: *Verlassenheit und Angst – Nähe und Geborgenheit. Eine Natur- und Kulturgeschichte der frühen Mutter-Kind-Beziehung*. 2020.

Band 13 Matthew Appleton: *Kindern ihre Kindheit zurückgeben. Selbstregulation in der Erziehung – das Beispiel Summerhill*. 2021.

Neue Wege für Eltern und Kind · Band 14

Herausgegeben von Thomas Harms

Eva Reich, Eszter Zornànszky-Gramantik

Lebensenergie durch Sanfte Bioenergetik

Die Schmetterlingsmassage und weitere körpertherapeutische Behandlungsmethoden

Mit Beiträgen von Agathe Israel, Richard C. Overly, Johanna Sengschmid, Judith O. Weaver, Silja Wendelstadt-Genghini und Eszter Zornànszky-Gramantik

Mit einem Vorwort von Thomas Harms

Psychosozial-Verlag

Bibliografische Information der Deutschen Nationalbibliothek
Die Deutsche Nationalbibliothek verzeichnet diese Publikation
in der Deutschen Nationalbibliografie; detaillierte bibliografische Daten
sind im Internet über http://dnb.d-nb.de abrufbar.

Unveränderte Neuauflage der Ausgabe von 1997 (München, Kösel)

Gesetzlich vertreten durch die persönlich haftende Gesellschaft Wirth GmbH,
Geschäftsführer: Johann Wirth
Walltorstraße 10, 35390 Gießen, Deutschland
06 41 96 99 78 0
info@psychosozial-verlag.de
www.psychosozial-verlag.de

Umschlagabbildung: imagesbycat/shutterstock.com
Umschlaggestaltung nach Entwürfen von Hanspeter Ludwig, Wetzlar
Druck und Bindung: Majuskel Medienproduktion GmbH
Elsa-Brandström-Straße 18, 35578 Wetzlar, Deutschland
Printed in Germany

ISBN 978-3-8379-2922-5
ISSN 2625-1043

INHALT

Ein Vorwort zur Wiederauflage

Eva Reich war eine Pionierin für den Schutz des Lebendigen. Kein Anliegen lag ihr mehr am Herzen als der Schutz der emotionalen und körperlichen Lebendigkeit des un- und neugeborenen Kindes. Schon als junge Medizinerin hatte sie als Forschungsassistentin ihres Vaters – des Arztes, Naturforschers und Universalgelehrten Wilhelm Reich – gearbeitet und studiert. In den späten 1940er Jahren hatte sie miterlebt, wie er in den USA sein Projekt »Kinder der Zukunft« begründete und mit großer Leidenschaft förderte (Reich, 2017).

Wilhelm Reich hatte sich zu diesem Zeitpunkt bereits von seiner psychotherapeutischen Arbeit zurückgezogen, um sich ganz auf die naturwissenschaftliche Erforschung der Grundgesetze des Lebendigen zu konzentrieren. Im Rahmen des Projekts »Kinder der Zukunft« verfolgte er überaus moderne Fragen: Wie kann die ursprüngliche Liebes- und Beziehungsfähigkeit von Menschen von Beginn an bewahrt werden? Was kann getan werden, damit das Strömen und Pulsieren der im Menschen innewohnenden Lebenskräfte erhalten bleibt, wie es anfänglich noch bei allen Babys dieser Erde zu beobachten ist?

Eva Reich erlebte ihren Vater bei der Arbeit: Sie war Zeugin, wie in der therapeutischen Arbeit mit Schwangeren und Babys eine ganz andere Seite der Persönlichkeit ihres Vaters sichtbar wurde. Immer wieder berichtete sie in ihren Lehrveranstaltungen darüber, wie überaus zart, behutsam und schmelzend er hier zu Werke ging. Sie sah, wie ultraleichte Streichungen und Körperstimulationen einen Menschen tiefer öffnen und berühren können als jene tiefen, herausfordernden und manchmal auch schmerzhaften Interventionen, wie sie in den Anfängen der körperorientierten Psychotherapie jener Tage durchaus üblich waren.

Diese Erlebnisse waren die Geburtsstunde dessen, was Eva Reich später als *Schmetterlingsmassage* bekannt machte. Es war eine ultrazarte Berührungstechnik, die sie entwickelt hatte, um die im Körpergedächtnis gespeicherten Erfahrungen zu lösen und wieder in Fluss zu bringen. Diese Butterfly-Touch-Technik wurde ihr Markenzeichen. Sie kam bei Babys und Kindern zum Einsatz, aber auch bei schwangeren Frauen und Erwachsenen. Ihr Motto war es, dass der Charakter- und Körperpanzer nicht erschüttert werden durfte, sondern durch sehr zarte Berührungen aufgeschmolzen werden sollte. Der kleine oder größere Mensch sollte dadurch eingeladen werden, sich physisch zu entspannen und den Kontakt zu seinen wahren Bedürfnissen wiederzufinden.

Eva Reich nahm mit ihren Arbeiten vieles vorweg, was heute in den modernen Trauma-Psychotherapien gelehrt wird. Hier gilt es mittlerweile als State of the Art, dass vorerst ein hinreichendes Maß an Sicherheit und Halt aufgebaut wird, bevor die Patienten und Patientinnen in der Therapie mit ihren psychischen Verletzungen konfrontiert werden. Eva Reich sprach in ihrer Arbeit vom »Minimal Stimulus Prinzip«. Sie war der tiefen Überzeugung, dass der psychische Schutzapparat nicht gewaltvoll aufgebrochen werden durfte. Vielmehr sollten die inneren und äußeren Bedingungen so verändert werden, so dass die zurückgehaltenen Emotionen ganz von alleine wieder an die Oberfläche drangen.

Obwohl die Lebensforschungen ihres Vaters Wilhelm Reich der zentrale Referenzpunkt im Leben von Eva Reich waren, so beschritt sie mit ihrer Entwicklung von spezifischen Körperpsychotherapie-Techniken, um die prä- und perinatalen Traumatisierungen von Erwachsenen und Kindern aufzuarbeiten, komplett neues Terrain. Neben dem Schutz der »realen« Babys galt ihre ganze Hoffnung der Wiedererweckung der »inneren« Babys. Eva Reich hegte die tiefe Überzeugung, dass der Kreislauf unbewusster Wiederholung von Gewalt und Bindungsabbruch von einer Generation auf die andere überwunden werden konnte, indem die vorsprachlichen Verletzungen eine Sprache und Bewusstwerdung erfuhren. Sie sah diese Arbeit als Dienst an einem Projekt, das sie »Vermenschlichung des Menschen« nannte.

Mothering the Mother ist ein weiteres innovatives Konzept, das Eva Reich entwickelte. Damit war gemeint, dass die Babys nur dann dauerhaft gedeihen können, wenn auch die elterlichen Ko-Regulatoren hinreichend gestärkt werden. Eva schwebte eine Art Gesundheitskreislauf vor, in dem alles, was der Mutter zugutekam, letztlich auch zum emotionalen und körperlichen Wachstum des Kindes beitrug. Deshalb sollte – gemäß diesem Prinzip – jede Berührung, Zuwendung und Umarmung, die das Baby erhalten hatte, schlussendlich auch an die fürsorglichen Elternteile weitergereicht werden. Dadurch sollte sichergestellt sein, dass die Mütter und Väter in ihrer Fürsorgetätigkeit nicht emotional verhungerten und letztlich in einen Zustand der Energieleere verfielen.

Dieses Buch enthält viel von dem Esprit, den Eva Reich in ihren Veranstaltungen versprühte. Es ist ihr Verdienst, dass sie mit ihrer Arbeit viele Menschen aus den Bereichen der Psychotherapie, Beratung und Geburtshilfe angesteckt hat. Viele ihrer Schülerinnen und Schüler sind heute in Europa und in Übersee aktiv, um ihren Glauben an die unaufhaltsame, hoffnungsspendende Kraft des neugeborenen Kindes weiter in der Welt zu verbreiten.

Thomas Harms

Ein Wort vorab •

Es gibt Begegnungen im Leben, die einen tief beeindrucken, wie z.B. meine Begegnung mit Eva Reich.
Ich habe sie in einem Workshop in Berlin (1987) kennengelernt. Damals war ich am Anfang meiner selbständigen therapeutischen Tätigkeit und neugierig, was es neben meinen analytischen Erfahrungen noch gibt, wodurch ich meine Arbeit ergänzen und bereichern könnte. Die Rolle des Körpers in der Therapie war mir nicht neu; ich hatte Erfahrungen in Tanztherapie, Biodynamik, Gestaltarbeit usw. Die Bedeutung der Arbeit von Wilhelm Reich war mir bekannt – ich suchte einen persönlichen Zugang dazu.
Bei meiner ersten Begegnung mit Eva war ich verblüfft: Die »Einfachheit« ihrer Arbeit und die gleichzeitige Tiefe von deren Wirkung sowie Evas Freundlichkeit und Präsenz als Person berührten mich. Ich wollte mehr erfahren, also nahm ich an weiteren Workshops von ihr teil, sooft es nur ging. In dieser Zeit hatte ich meine erste »Primärerfahrung« bei ihr. Dadurch habe ich – im wahrsten Sinne des Wortes mir unbewusste – Bereiche meiner frühesten Lebensgeschichte wieder erlebt und für mich erschlossen. Vor allem meine Geburt, die ich hier kurz erwähnen möchte:
Aus Erzählungen meiner Familie wusste ich, dass ich unterwegs, im Kreis von Tanten, Geschwistern und Oma zur Welt kam, in der Natur sozusagen, ohne jegliche »Fachbetreuung«, ohne sanitäre Anlagen, sogar ohne Wasserquelle in der Umgebung. Ich wurde herzlich empfangen; alle haben mich umarmt, gestreichelt, wegen der Infektionsgefahr sogar abgeleckt. Ich soll nach meiner Geburt wie ein kleines, zufriedenes Tier dagelegen haben, ungestört und friedlich bei meiner Mutter. Das Wiedererleben meiner Geburt ist für mich eine unvergessliche, sinnliche Erfahrung. Soweit ich weiß, waren Eva und die anderen Gruppenmitglieder von meiner Geschichte berührt. Ich strahlte, alle wollten mich streicheln, sehen, verwöhnen. Es war ein Augenblick des »Verbundenseins«, begleitet von einer tiefen Ruhe und einem Glücksgefühl.
Im Lauf der Zeit bin ich Assistentin von Eva geworden, und sie hieß mich bei ihrer Arbeit immer willkommen. Sie lehrte mich überall: bei der praktisch-

therapeutischen Arbeit, bei unseren gemeinsamen Reisen. Berlin, Amsterdam, Budapest, Wien, Maine (USA) waren einige Stationen unserer Begegnungen. Wir diskutierten auch viel und leidenschaftlich über unser Leben, unsere Arbeit, über Glaube, Familie, Spiritualität – was uns eben gerade beschäftigte. Eva erzählt gern und spannend; durch sie ist für mich eine ganze Epoche der Psychologie lebendig geworden, die ich bis dahin nur aus Büchern kannte. Wir machten lange und ausgedehnte Spaziergänge, besuchten Museen, unsere Familien und Verwandten – immer in Freundschaft und Wechselseitigkeit, mit viel Lachen, Bewegtheit, also sehr intensiv und lebendig. Die Idee eines Buches ist in dieser Zeit gereift. Eva hatte auch früher Pläne, zu publizieren, sie kam aber, soweit ich weiß, wegen ihrer unermüdlichen praktischen Arbeit nie dazu.

Was ich persönlich von ihr – vor allen Dingen – lernte, ist Respekt vor und die Liebe zu allem Lebendigen sowie die Bedeutung der Wechselseitigkeit in allen Beziehungen. Auf die Frage des Glaubens angesprochen, sagte mir Eva einmal: »Ich glaube an das Kind und an das lebendige Kind in jedem erwachsenen Menschen.« Ich selber bin – im religiösen Sinn – keine Gläubige, doch diesen Glauben teile ich mit Eva vorbehaltlos.

Es ist leider bis heute durchaus keine Selbstverständlichkeit, dass Babys und Kinder (überhaupt die früheste Entwicklung der Persönlichkeit) so ernst genommen werden, wie Eva Reich, die auch Ärztin ist, es tut. Geburten verlaufen selten sanft und natürlich, obwohl die Bedeutung der prä- und perinatalen Zeit des Lebens schon weltweit längst bekannt und anerkannt ist und erforscht wird. Ebenso wird dieser Zeitabschnitt in verschiedenen Formen und Ausprägungen in der therapeutischen Arbeit berücksichtigt und miteinbezogen. Und sicherlich auch deswegen: »Säuglinge sind in einem erstaunlichen Maß fähig zu Freude, Jubel und Glück. Und sie vermögen dies denen zu vermitteln, die Zeit, Freiheit von Not und Bedrängnis und Gelassenheit genug haben, sich davon tragen zu lassen. Deshalb wird die Säuglingsforschung auch die Psychotherapie verändern: hin zu mehr Freude, Wechselseitigkeit, Spiel und Begeisterung.«[1]

Was nach meinem Verständnis Eva Reichs Arbeit und Wirken so einmalig macht, ist ihre sanfte, feine Art der Berührung entsprechend dem »Minimum-Stimulus«-Prinzip und diese ist am besten nachvollziehbar durch ihre »Schmetterlings-« oder »Babymassage«, die sie bei der Therapie von primären Störungen – und nicht nur dort – anwendet; und darüber hinaus die Tatsache,

dass sie konsequent weltweit präventive Arbeit leistet, vor allem mit Schwangeren, Babys, Neugeborenen und deren Eltern, Hebammen usw.
Die Einfachheit und Sanftheit und die gleichzeitige tiefe Wirkung ihrer Methode, die mich am Anfang unserer Begegnung so beeindruckt und erstaunt haben, ist das Ergebnis einer lebenslangen Arbeit Evas auf den zuvor genannten Gebieten. Ihre Methode der Sanften Bioenergetik hat sie prozesshaft in ihrer praktischen Tätigkeit entwickelt, die durch verschiedene Einflüsse bereichert wurde. Evas wichtigste Quelle ist die Arbeit ihres Vaters, Wilhelm Reich. Sie hat, darauf aufbauend, eigene Wege genommen.
Eva ist – wie ich sie persönlich und aus unserer Zusammenarbeit kenne – ein praktisch handelnder Mensch, lebensnah, immer in engem, persönlichem Kontakt mit ihrer Umgebung (gleichwohl mit Mensch, Tier und Natur), leidenschaftlich und unermüdlich in der Umsetzung ihrer Überzeugungen.
Dieses Buch ist ein erster Schritt, aus ihrem Lebenswerk etwas »einzufangen« und es einer breiteren Öffentlichkeit zugänglich zu machen. Dies ist im Rahmen eines Buches nur begrenzt möglich. Viele Themen können hier nur erwähnt werden, deren Weiterführung und Vertiefung bleibt weiteren Publikationen vorbehalten. *Lebensenergie durch Sanfte Bioenergetik* entstand in Zusammenarbeit und im ständigen Kontakt mit Eva Reich, mit Freunden und Mitarbeitern, die zu ihrer Arbeit Bezug haben, sie lieben und schätzen.
Vorliegendes Buch ist aus Vorträgen, Interviews und unzähligen Gesprächen mit Eva, die aufgezeichnet worden sind und eine Zeitspanne zwischen ca. 1975 und 1992 umfassen, entstanden. Es enthält wesentliche Elemente von Eva Reichs Arbeit – ohne Anspruch auf Vollständigkeit. Der Stil ist bewusst – trotz komplizierter leib-seelischer Zusammenhänge – einfach gehalten, was der Intention von Evas Arbeit entspricht. Berichte von Therapeuten, die von ihrer Arbeit beeinflusst worden sind, ergänzen das Bild, das hier entsteht.
In Wien hat Eva Reich mir einen früheren Traum von sich erzählt (Philadelphia 1948), den sie während einer schweren Krankheit geträumt hat. Sie beschrieb ihn ungefähr folgendermaßen: »Zuerst sah ich Bilder: der Weltuntergang mit düsteren Farben. Dann änderte sich das Bild auf einmal: Ich sah einen raffaelblauen Himmel, herrlich strahlende Farben. Auf einem Berggipfel saßen Frauen und Kinder. Sie waren nackt und umarmten sich zärtlich. Der Berggipfel ragte hoch, und im Hintergrund erschien die Unendlichkeit des Ozeans. Es entstand ein herrliches Gefühl von HOFFNUNG: Es war ein Wahrtraum[2]. Ich war im Traum hinter den Frauen und Kindern, aber war

gleichzeitig auch ein Teil von ihnen. Sie umarmten sich, und ich hörte die Musik von Beethoven: »Seid umschlungen, Millionen«. Es war ein erhabenes Gefühl. Die Sonne war im Hintergrund wie ein Regenbogen, und alles war ganz hell. Ich fühlte: Wir werden eine bessere Welt schaffen.«

Eva hatte mir dazu noch Folgendes erzählt:

»Von da an war eine Leitlinie in allen meinen Funktionen: diese Zuversicht auszustrahlen. Dieses Gefühl war nicht religiös, es war eher sehr konkret: das Frische, das Liebende, das Lebendige und das Farbige meines Traums. Ich wusste: Ich kann und will weitermachen. Es wird dabei etwas Gutes entstehen.«

Ich hoffe, dass das vorliegende Buch die Leser für die enorme Bedeutung der Anfänge des Lebens sensibilisiert und in diesem Sinn für sie etwas Gutes und Lebendiges entsteht.

Eszter Zornànszky-Gramantik

Einführung

»Jedes Kind kommt mit der Botschaft, dass Gott sich nicht entmutigen lässt.«
Tagore

Dieses Buch verschafft einen Überblick über viele Jahre meines Lebens. Ich lernte von dem, was ich in meiner medizinischen Praxis sah, von meinen Kontakten mit Verwandten und Freunden ebenso wie von meinen verschiedenen Lehrern, allen voran meinem Vater, Wilhelm Reich.

Lebensenergie durch Sanfte Bioenergetik wurde nicht nur für Fachleute, Psychologen, Pädagogen usw. geschrieben, sondern auch für Menschen, besonders Eltern, die es vermeiden wollen, die Verletzungen, die sie selbst erlitten haben, an die nächste Generation weiterzugeben. Ich glaube daran, dass dieses Weitergeben zu verhindern ist. Der erste Schritt dazu ist der Entschluss seitens der älteren Generation, damit aufzuhören. Das ist leichter gesagt als getan.

Ich arbeite auf eine Welt hin, in der weniger von dem, was wir tun und fühlen, »unbewußt« ist. Wir haben therapeutische Werkzeuge gefunden, um der Narben (Wunden) gewahr zu werden, die auf Erfahrungen zurückzuführen sind, wie: ungewollte Schwangerschaft; intrauterine Erfahrungen mit Gewalt und Schrecken; Geburtstrauma; exzessive Intervention oder Ruhigstellung; präverbale (vor dem Alter von zwei Jahren) Traumata; Ohnmachtszustände, die auf Unfälle, Operationen, Narkose zurückzuführen sind, und vieles andere mehr. Diese Liste der Verletzungen, die unsere Lebensenergie blockieren, ist lang und vielfältig. Auch mit der größten elterlichen Anstrengung können wir es nicht immer vermeiden, zu verletzen, wenn wir unser Leben leben.

Uns, den Autorinnen, ist es ein Anliegen, aufzuzeigen, dass man die Lebensenergie im Körper wieder ins Fließen bringen kann. Das Beste ist, dies so bald wie möglich nach dem Ereignis zu tun, das das lebensenergetische Funktionieren im Körper unterbrach. Manchmal liest sich das vielleicht so wie ein »Rezeptbuch«, mit Instruktionen darüber, was in den verschiedenen Situationen im Lauf des Lebens zu tun ist. Diese Instruktionen können von allen Menschen angewendet werden. Es wird niemals genügend Therapeuten geben, die alle diese Traumata behandeln können – also helfen wir uns gegenseitig! Am Ende des 20. Jahrhunderts gibt es nahezu sechs Billionen Menschen auf der Welt. Sie alle haben das Recht auf ausreichende Nahrung, ein Zuhause und Kleidung. Vor allem haben sie das Recht auf ein friedvolles menschliches Dasein. Das bedeutet auch, mit den eigenen Gefühlen in Kontakt zu kommen, aufrichtig und durchschaubar zu sein, um nicht die Verbindung mit dem emotionalen Körper, dem »wahren Selbst« zu verlieren. Dies ist ein menschliches Geburtsrecht.

Die Quelle unseres Wohlbefindens ist der freie Fluss der Lebensenergie im Organismus vom Kopf bis zu den Zehen. Die Ansicht, dass das Leben vitale Energie ist, die im Universum pulsiert und fließt, wird in der gegenwärtigen Wissenschaft noch in Frage gestellt. Wir werden nicht versuchen, irgendjemanden von der Existenz einer Lebensenergie zu überzeugen – die Praxis beweist es. Wir freuen uns auf eine Zeit, in der die Lebensenergie in der Welt der Wissenschaft voll akzeptiert wird. Dieses Buch ist ein Anfang. Ich hoffe, es wirkt wie ein Samen für eine neue Menschlichkeit auf Erden.

Schreiben ist eine Beschäftigung, die leichter fällt, wenn der Autor sich in Stille und mit Konzentration ungestört hinsetzen kann, das Papier zum Schreiben vorbereitet, den Schreibtisch bequem arrangiert: So kann er sich ohne Unterbrechung vertiefen.

Das war nicht mein Los in meinem Leben; ich war von 1975 bis 1992 fortwährend auf Reisen, achtmal um die Welt. Ich arbeitete in 30 Ländern, vortragend, lehrend, therapierend, »weltrettend«, manchmal monatelang, kehrte aber immer wieder nach Maine in den USA zurück. In den Sommermonaten, von Mai bis September, arbeitete ich in meinem Garten, um mich biologisch-vegetarisch ernähren zu können (ich nenne mich eine »organische Gärtnerin«), und lebte ganz einfach auf meinem alten Bauernhof, so dass ich – mit neuer Energie aufgeladen – im Herbst wieder auf Reisen gehen und mich idealistisch meinem Lebensinhalt widmen konnte. Diesen nannte ich zuerst den »Kampf für den neuen Menschen« dann »Ringen für die neue Menschlichkeit« und zuletzt »Vermenschlichung der Menschheit von der Empfängnis an«. Von diesem Konzept war ich begeistert, vielleicht sogar besessen. Ich habe darüber auf meinen Reisen zahlreiche Reden gehalten. Diese habe ich allerdings nicht niedergeschrieben, sie wurden von mir frei vorgetragen; meine Notizen waren lediglich eine Gedächtnisstütze für mich, um alle wesentlichen Punkte zu erwähnen. Meine Vorträge hielt ich immer wieder vor einem neuen Publikum; ich hatte daher keine Möglichkeit, in den Reden meine Gedanken zu entwickeln und zu vertiefen.

Das Vorhaben, ein Buch zu schreiben, nahm 1991/92 in Wien mit Eszter seinen Lauf. Im März 1992, während meines Arbeitsaufenthalts in Österreich, erkrankte ich und war gezwungen, Europa plötzlich zu verlassen, um in die USA heimzukehren. Dabei stellte ich fest, dass ich Berge von Audiokassetten über meine Vorträge sowie Einzel- und Gruppensitzungen bei mir hatte. Die bot ich Eszter für unser geplantes Buchprojekt an. Sie ist eine ernsthafte Schülerin von mir geworden und begleitet mich in den letzten Jahren zu meinen Aktivitäten: von Amsterdam nach Konstanz, von Wien nach Berlin und Budapest.

Ich möchte hier noch Folgendes erwähnen: Eszter stammt aus Ungarn, wo ihr irgendwann in den späten Sechzigern ein (in Privatdruck hergestelltes) Exemplar der *Traumdeutung* von Sigmund Freud in die Hände fiel (Freud wurde dort zu jener Zeit als »bürgerlicher Pseudowissenschaftler« betrachtet und abgelehnt. Weder Sigmund Freud noch Wilhelm Reich wurden in offiziellen Lehrplänen erwähnt. Anm. E.Z.) Das Lesen dieses Buches wurde für Eszter ein Aha-Erlebnis; es erschloss ihr eine neue geistige Richtung. Ihr Weg führte von der Psychoanalyse auch zu den Erkenntnissen der Sanften Bioenergetik.

Seit 1992 hat Eszter intensiv daran gearbeitet, die Inhalte meiner unterschiedlichen Vorträge und Workshops, die ich in Europa, überwiegend deutschsprachig, zwischen 1975 und 1992 gehalten habe, zu einem sinnvollen Ganzen zusammenzufügen. Ihre Bemühungen sind ein Ausdruck der Liebe und erfolgreich trotz zahlreicher Hindernisse.

Sie – mit anderen Freunden – kam mir zu Hilfe, da ich mich jetzt erschöpft in Stille und Einsamkeit auf dem Land von den Anstrengungen meiner Arbeit erhole.

Ich danke allen von Herzen.

Eva Reich

1 Zur Entwicklung der Sanften Bioenergetik •

Babymassage als eine Form der sanften Vegetotherapie

• Arbeit mit Wilhelm Reich und im Harlem Hospital, New York

Meine Arbeit wurde vor allem durch meinen Vater, Wilhelm Reich, beeinflusst. Ab 1949, nach Abschluss meines Medizinstudiums, habe ich als seine Assistentin an seinen Projekten mitgearbeitet.
In der letzten Phase seines Lebens führte Wilhelm Reich keine individuellen Therapien mehr durch. Er konzentrierte sich immer mehr auf die Verhütung von Neurosen und später auf seine Forschungsarbeit auf anderen Gebieten. Meine Methode der Sanften Bioenergetik baut auf seine späte Forschungsarbeit und Therapie auf, insbesondere auf seine Ideen über Prävention.
Die Anfänge der Sanften Bioenergetik gehen auf seine Frage »Wie panzern sich Babys?« und »Wie entsteht die Körperpanzerung am Anfang des Lebens?« zurück. Mein Vater ermöglichte mir, bei seiner Arbeit mit Schwangeren und mit Müttern, die vor kurzem entbunden hatten, dabei zu sein. Das war im Rahmen des Orgonomic Infant Research Centers, das er drei Jahre lang geleitet hatte. Das Projekt fand in New York etwa von 1949 bis 1950 statt. Ich selbst war noch Medizinstudentin und »Turnusärztin« (entspricht dem »Praktischen Jahr«) in Philadelphia und konnte daher in New York nur ab und zu dabei sein.
Die Grundidee des Projekts war, die feste Panzerung der Menschen von Geburt an zu verhindern. Wir sollten beobachten, wie die Panzerung einsetzt und warum sie einsetzt, und versuchen, dies zu verhindern. Mein Vater fand es notwendig, auch die Geburt miteinzubeziehen. Die Mitglieder des Teams des Research Centers, überwiegend »social workers« (etwa: Fürsorger), haben

etliche Geburten beobachtet, sehr sorgfältig – wie es social workers in Amerika tun –, und über ihre Beobachtungen lange Berichte geschrieben. Die männlichen Mitglieder des Teams waren bei den Geburten ausgeschlossen. (Damals waren auch Väter und Verwandte noch nicht zu den Klinikgeburten zugelassen.) Diese Arbeit des Research Centers ist dokumentiert, wurde bisher jedoch nicht veröffentlicht.

Als Assistentin der Wilhelm Reich Foundation (in Rangeley, Maine) arbeitete ich im Labor und wurde von meinem Vater zu den Visiten bei Schwangeren und jungen Müttern eingeladen. Leider fiel diese Arbeit zeitlich mit dem Oranur-Experiment (Dezember 1950 bis Januar 1951; s. Literatur, S. 221) in Maine zusammen, bei dem die Gebäude auf Orgonon großen Schaden genommen hatten. Dieses Ereignis machte auch dem Projekt in New York ein Ende.

1950 siedelte Wilhelm Reich nach Maine über, und ich glaube, auch damit ist das Projekt untergegangen. Außerdem scheiterte dieses Projekt an seiner Idee, dass die Frauen perfekt und ungepanzert bzw. vollkommen gesund sein sollten, und das gibt es nicht. In Wirklichkeit haben Frauen genauso wie Männer ihre Probleme, ihre verfestigten Panzerungen usw.

Mit dieser Arbeit als seine Assistentin wurde ich sozusagen von der sanften Seite der Vegetotherapie Wilhelm Reichs beeinflusst. Sie hatte nämlich auch eine harte Seite. In letzter Zeit finde ich das immer wieder durch einige ehemalige Mitarbeiter bestätigt. Bei seiner harten Arbeit schrien die Patienten vor Schmerz, anschließend taten ihnen alle Knochen weh. Doch mein Vater arbeitete auch zart, was er, glaube ich, nur sehr wenigen zeigte. Außer mir scheint nur einer davon beeinflusst zu sein, Dr. Albert Duvall. Er war Arzt und Psychiater und leitete einige Jahre eine Orgonomic Children Clinic in New York City, wo er die Arbeit Reichs am Orgonomic Infant Research Center weiterführte und ich in den Jahren 1951/52 als Beobachterin arbeitete. Während dieser Zeit konnte ich an einer medizinischen Fortbildung in der Orgonomic Children Clinic teilnehmen. Dr. Albert Duvall hat in dieser Klinik »individuell« sanfte Vegetotherapie mit Kindern (damals jedoch noch nicht mit Babys) erfolgreich durchgeführt. Ich erinnere mich an viele interessante Fälle, bei denen durch sanfte Vegetotherapie physische Störungen behandelt wurden. Da war auch ein Fall von Myopie, also sehr starke Kurzsichtigkeit, bei einem achtjährigen Mädchen, wo die Kurzsichtigkeit nach sanfter Vegetotherapie vollkommen behoben war.

1951 fing ich als Assistenzärztin im Harlem Hospital in New York City an, Babys, auch Frühgeborene, zu beobachten, wo und wann immer ich Dienst hatte. Unter anderem hatte ich ungefähr drei Monate lang Dienst auf einer Frühgeborenen-Station, der Zentralstation für ganz New York. Die Babys lagen in Brutkästen, die Mütter waren von ihnen weit entfernt, entweder noch im Krankenhaus oder schon entlassen. Damals war noch keiner auf die Idee gekommen, dass die Mutter oder die Eltern auch bei den Kindern bleiben könnten. Die Erkenntnis, dass es für die kindliche Entwicklung wichtig ist, mit den Eltern (oder anderen Bezugspersonen) zusammen zu sein und dass Eltern ihr Frühgeborenes berühren dürfen, haben wir Marshall H. Klaus und John H. Kennel (s. Literatur, S. 219) zu verdanken.
Die Frühgeborenen lagen autistisch im Brutkasten, waren sehr schwach und reagierten nicht auf die verschiedenen Maßnahmen. Ich versuchte alles Mögliche, um sie zu therapieren, sie zu stimulieren, damit die Atmung sich vertieft: Ich legte sie auf die Seite und schaukelte leicht ihren Körper, damit die Atemwelle durch sie hindurchgehen konnte – ein zartes Phänomen, das ich wirklich gut beobachten musste. Die Atemwelle ging sehr rasch durch den Körper, und »husch«, war alles schon wieder vorüber. Ich massierte dann mit leichtem Kreisen und Streichen den ganzen Körper und sprach mit den Kleinen. Die Berührung war ganz sanft, wie die Berührung von einem Schmetterling oder mit einer Feder. Ich fing also an, mit den Babys Vegetotherapie (s.S. 213f.) zu machen. Und ich lernte dabei, dass ich sie nur einige Minuten und nur ein klein wenig berühren durfte, damit es ihnen nicht zu viel wurde.
Bei meiner sanften Behandlung öffneten die Frühgeborenen zu meiner Überraschung ihre Augen. Sie schauten mich an und bewegten sich. Sie reagierten intensiv auf meine Berührungen und zeigten mir damit, dass diese ihnen gut getan hatten. Mir wurde dadurch bewusst, dass ein Baby ein *Mensch* ist, der relativ differenziert wahrnimmt, Schmerzen empfindet, reagiert: Das war damals nicht bekannt.
Die Ärzte in der Klinik fanden es ziemlich befremdend, dass ich mit einem winzigen Baby sprach. Für sie war ein Baby ein gefühlloses Ding, mit dem man machen konnte, was man will ... ihm wehtun und alle Eingriffe ohne Narkose durchführen. Mussten die Kleinen z.B. künstlich ernährt werden, dann wurde der Gummi-Katheter sechs- bis achtmal am Tag in ihren Magen eingeführt.

Bei dieser Arbeit ging ich nach dem Prinzip der Lebensenergie nach Wilhelm Reich (s.S. 40ff.) vor. Damals wendete ich auch bereits die Orgondecke (s.S. 214) an. (Der metallische Armstrong-Inkubator selbst funktionierte wie eine Art Akkumulator.) Ich baute eine kleine Orgondecke, mit drei Schichten, die dann mit einem sterilen Bezug versehen wurde, und legte die Babys im Brutkasten darunter. Unmittelbar darauf stieg die Temperatur im Brutkasten an. Die Babys wurden im Allgemeinen ganz rege, sie bewegten sich, soweit sie konnten (sie waren angebunden), sie wurden wacher, und ihr Tonus nahm zu.

Für die Entwicklung des Babys ist es außerordentlich wichtig, dass sie im energetischen Feld (s.S. 41) der Mutter bleiben. Hat die Mutter ein schwaches energetisches Feld, dann geht es dem Kind im Körper ebenfalls nicht gut – etwas Wichtiges, das man verstehen muss. Es handelt sich hier um eine Interaktion von zwei Systemen, d.h. von zwei Energiefeldern, die bei der Geburt und mittelbar danach (sog. sensible Periode) wirkt. Rooming-in ist bei der Klinikgeburt deshalb wichtig, weil die Mutter und der Vater mit ihrem Energiefeld und ihrem Streicheln (Körperkontakt) für ihr Neugeborenes sehr viel tun können. Ich als Ärztin konnte nur ab und zu ein wenig mithelfen, die natürliche Bezugsperson zu ersetzen.

Das zentrale medizinische Argument gegen das Zusammensein der Mütter mit ihrem Neu- oder Frühgeborenen war, dass sie dadurch ihre Babys infizieren würden. Es ist natürlich der Fall, dass Neugeborene Infektionen bekommen können, dazu gehören auch Infektionen der Mundhöhle (Hefepilzerkrankung). Ich untersuchte unter dem Mikroskop Zellen aus der Mundhöhle von Neugeborenen (Normalzeitbabys), die einige Male am Tag und einige Tage in der Woche mit ihrer Mutter Körperkontakt haben konnten. Dann untersuchte ich auch Zellen aus der Mundhöhle von Frühgeborenen, die vollkommen isoliert waren und steril gehalten wurden. Der Vergleich beider Gruppen ergab, dass die Frühgeborenen wesentlich mehr Infektionen hatten als die anderen Babys. Meine Erklärung hierfür ist, dass die Frühgeborenen energetisch sehr schwach waren und ihre Schleimhautzellen deshalb Zeichen des Zerfalls zeigten. Das bedeutet nicht nur, dass die Babys, die von ihren Müttern getrennt worden waren, biologisch schwächer waren als die Normalzeitgeborenen, sondern auch, dass die Isolation die Frühgeborenen nicht vor Infektionen bewahrt hatte, während die Babys mit Mutterkontakt weit besser geschützt waren. Energetisch heißt das, dass erstere »anorgonisch« (s.S. 44) waren. Ein Zeichen von Anorgonie bei Babys ist auch, wenn sie sehr still sind.

Wenn ich mit frühgeborenen Erwachsenen therapeutisch arbeite, dann höre ich in der Primärarbeit von den Patienten des öfteren: »Es ist alles so still, ich fühle keine Pulsation.« Sie haben dann auch oft das Erleben: »Jetzt sterbe ich, weil alles so still ist.« Sie erleben diese frühe Isolation wieder.

Meine Untersuchungen ergaben auch, dass bei den isolierten Babys die Zellen des Blutes schneller und mehr Zeichen des Zerfalls zeigten als bei denen, die bei ihren Müttern waren, so doch eigentlich die Mütter die Quelle der Infektion sein sollten. Die Erklärung dafür ist, dass das Energieniveau eines Babys abfällt, wenn es nicht im Energiefeld der Mutter ist. Es bestätigt die Theorie von Wilhelm Reich, dass die Zerfallsprodukte in Zellen im schwachen Gewebe – energetisch unterladenem Gewebe – nicht nur durch Ansteckung entstehen, sondern auch die Zerfallsprodukte der Zellen selbst sein können.

Damals verglich ich auch frisch abgepumpte Muttermilch mit künstlicher Babynahrung unter dem Mikroskop. Was ich dabei zu sehen bekam, war sehr überzeugend. Die verdünnte Brustmilch sah unter 600-facher Vergrößerung folgendermaßen aus: Die Fettkörperchen waren ganz blau, sie »tanzten« herum, »strahlten« und funkelten wie Diamanten – sie hatten ein weites Energiefeld. Demgegenüber war die Pulvermilch vollkommen tot, da sah man nur kleine schwarze Punkte und keinerlei Strahlung. Diese mikroskopische Untersuchung zeigte, dass Muttermilch und Stillen sehr wichtig sind, weil die Brustmilch eine energetisch hochgeladene Flüssigkeit ist. (Mit einem Mitarbeiter machte ich 1951 Fotos von den mikroskopischen Bildern, diesem Phänomen von Funkeln und Energiestrahlung in der Muttermilch. Die Aufnahmen sind leider nicht gut geworden, was ich sehr schade finde.) Derartige Untersuchungen waren damals sehr neu. Zu dieser Zeit haben die Frauen in Amerika kaum gestillt. Auch hat man die Mütter nicht ermutigt, ihre Milch abzupumpen, wenn sie nicht stillen wollten oder konnten.

Die Isolation in der sensiblen Periode und danach sowie falsche Stillgewohnheiten tragen zur Entstehung früher Störungen des Energieflusses bei.

Über die Anfänge der Panzerung machte ich im Harlem Hospital eine systematische Beobachtung mit ungefähr 100 Babys 12 Stunden nach der Geburt. Dabei konnte ich zwei extreme Verhaltensweisen beobachten: extrem still oder wütend. Etwa 30 Prozent der Kinder lagen ganz still in ihren Bettchen und schliefen (wahrscheinlich aufgrund der Medikamente, die während der Geburt zum Einsatz kamen). Diese Babys wurden gar nicht beachtet, sie waren isoliert, sahen blass aus und in sich zusammengezogen. Sie konnten kaum zum Trinken aufgeweckt werden, sie gaben keine Impulse nach außen. Und da gab es auch die »brüllenden« Babys, sie machten etwa 60 Prozent aus. Sie waren wütend, und niemand beruhigte sie. Sie zeigten einen Spannungszustand des Körpers, den Wilhelm Reich als Opistotonus beschrieben hat: Ihre Körper waren nach hinten gebeugt, angespannt, der Hals war zwischen den Schultern eingezogen wie bei einer Schildkröte, die Augen zugekniffen, die Fäustchen waren hart geballt, die Zehen gekrümmt, die Ärmchen und Beine angespannt, der ganze Körper war unter Spannung, das Gesicht vom Brüllen ganz rot. Vor allem ihre Atmung war zwischen Brust und Bauch durchtrennt: Die Atemwelle ging nicht durch. Im Körper ging »nichts mehr zusammen«. Sie schrien ununterbrochen und machten den Eindruck, dass ihnen alles wehtat.

Später machte ich mir Gedanken über die Unruhen und Aggressionen unter den Jugendlichen in Harlem und dachte mir, es sind die gleichen kleinen schwarzen Babys, die damals in der Klinik so sehr gebrüllt haben. Ich erkannte den Zusammenhang zwischen der Wut der rebellierenden Jugendlichen und der Wut, die bei den Babys zu beobachten war.

Damals entdeckte ich im Krankenhaus bei den Müttern viele – oft über Generationen weitergegebene – Gewohnheiten, die für Babys schädlich sind. Diese Gewohnheiten tragen dazu bei, dass die Panzerung (s.S. 43ff.) bei den Kindern einsetzt. Einige Beispiele dazu: Immerhin gab es einige Frauen – leider die wenigsten – die stillten. Sie saßen dann in Reihen und wurden angehalten, ruhig zu sitzen und zu stillen. Da bemerkte ich, dass die Babys sich während des Trinkens verkrampften. Den Müttern war nämlich beigebracht worden, dass sie ungefähr zur Hälfte der Stillmahlzeit die Säuglinge auf die Schulter nehmen und ihnen einen ziemlich harten Klaps auf den Rücken geben sollten, damit sie aufstoßen können. Danach sollte es mit dem Stillen weitergehen. Die Babys verkrampften sich durch den Klaps. Eine ebenso schlechte Gewohnheit war es, die Neugeborenen nur exakt alle vier Stunden zu stillen.

Durch den Klaps und das regelhafte Stillen wurden diese Babys »trainiert«. Ich konnte sehr gut beobachten, wie sich die Kinder bei diesem »Training« verspannten, wie sie sich erregten, wenn das Saugen an der Brust unterbrochen wurde. Diese Babys erweckten in mir den Eindruck, dass sie nie genug Milch bekamen und immer mehr wollten, da sie die Unterbrechung schon erwarteten. Sie konnten sich beim Stillen nicht der Lust hingeben. Das

Phänomen des »oralen Vergnügens« und »lustvollen Stillens« (Wilhelm Reich, s.a. Literatur, S. 221) konnte so nicht zustande kommen. Ganz im Gegenteil: Bei diesen Praktiken stellte ich die ersten Anzeichen von Panzerungen bei ihnen fest. Generell lässt sich sagen: Es gibt beim Stillen eine Ernährungsphase, auf die eine Vergnügungsphase folgt. Die Vergnügungsphase führt manchmal zu oralen Zuckungen, Ausdruck eines »oralen Orgasmus«, dem Zufriedenheit und Entspannung folgen. Andernfalls fängt das Kind nämlich an, sich zu verkrampfen, oder es hat das Gefühl, immer weiter saugen zu müssen. Kleine Jungen können während eines lustvollen Stillens sogar Erektionen bekommen.

Bei den beschriebenen Verkrampfungen konnte ich den Babys leicht helfen, sowohl beim Stillen als auch beim Flaschetrinken. Ich ermutigte die Mütter, ihr Kind ganz nah an ihren Körper zu legen (das Beckensegment an die Mutter geschmiegt) und es auf diese Weise ohne Unterbrechung trinken zu lassen. Beim lustvollen Trinken entsteht im Körper des Babys eine Atemwelle (s.S. 215f.). Es war sehr hilfreich, den Körper des Säuglings mit der Atemwelle leicht nach vorne zu beugen, damit verstärkt sich nämlich diese Welle. Wenn sich der Körper des Kindes versteifte und sich nach hinten beugte (Opistotonus), gab ich ihm während es saugte eine zarte Babymassage.

Diese Erfahrungen mit den Babys konnte ich in meine therapeutische Arbeit einfließen lassen. In der Primärtherapie arbeite ich z.B. manchmal mit der Milchflasche, um den regredierten Patienten eine neue lustvolle Erfahrung des Gestilltwerdens zu ermöglichen. Meine therapeutische Arbeit hat mir gezeigt, dass die meisten Erwachsenen einmal Flaschenkinder waren oder Babys, die sich z.B. während des Fütterns oder beim Stillen panzerten.

Während meiner Tätigkeit im Krankenhaus konnte ich auch beobachten, wie sich Kinder verhalten, die energetisch überladen sind. Sie verkrampfen sich und vibrieren am ganzen Körper. In diesem Fall kann man sie z.B. durch ein Bad in lauwarmem Wasser energetisch entladen. Da bei Babys die Muskelpanzerung noch nicht so fest ist wie bei Erwachsenen, kann man sie durch Halten oder leichtes Streicheln »entpanzern«. Generell gilt, dass man bei Säuglingen die Entstehung der festen Panzerung auch durch Berührung verhindern kann.

Auch bei Geburten konnte ich wertvolle Erfahrungen sammeln. Nach fast jeder Geburt wurden die Babys an den Füßen kopfüber hochgehalten, ihnen wurde kräftig auf den Rücken geschlagen, damit sie zu atmen begannen, es wurde ihnen der Rachen abgesaugt usw. Bei Geburten in Narkose waren die Kinder häufig ebenfalls betäubt. Ich wandte dann die Babymassage zum Wiederbeleben der Neugeborenen an und fand, dass diese Methode oftmals besser war als die üblichen Interventionen. Die Wiederbelebung war also nicht in jedem Fall auf die gewohnte Weise notwendig. Wenn die Babys eigentlich nun anfangen sollten zu atmen, dann war diese sanfte Art der Berührung ausreichend, und die Pulsation (s.S. 213) kam zustande. Ich stellte fest, wo der Energiefluss blockiert war, und widmete der Feldstrahlung (der Ausstrahlung von Kopf bis Fuß, s.S. 41) große Aufmerksamkeit. Ich ertastete (auf der Haut oder einige Zentimeter darüber am Energiefeld), wo sich der Körper des Säuglings zu kalt oder zu heiß anfühlte.

Die sanfte Massage, die ich entwickelt hatte, half mir sehr bei der Wiederbelebung von Babys. Ich meine damit nicht neurologisch geschädigte Kinder oder jene, die im Sterben lagen. Gleichwohl musste ich, seltener zwar, Säuglinge beim Sterben begleiten. Dabei machte ich Erfahrung über energetische Prozesse während des Sterbens. In einem Fall war das Baby bereits am Sterben. Ich konnte seinen Körper wiederbeleben von unten nach oben (von den Füßen Richtung Kopf bis zu den Augen). Die Reanimation geschah, indem ich mit der Pulsation des Kindes ging (mit der spasmodischen agonalen Atmung). Da verstand ich, wie wichtig es ist, zart mit dem Aus- und Einatmen mitzugehen. Die Atmung darf nicht erzwungen werden. Man kann den Brustkorb stimulieren und dann den okzipitalen Kranz (okzipital: mit dem Hinterhaupt in Beziehung stehend). Ich lernte, dass man während des Sterbeprozesses das Pulsieren aufrechterhalten kann: Man kann das Leben weiterflackern lassen.

In der Geburtsheilkunde wurden oft neue Methoden eingeführt, die sich dann später verselbständigten und übertrieben häufig angesetzt wurden und dadurch mehr Schaden als Nutzen brachten – sowohl dem Neugeborenen als auch der Gebärenden. In den Kreißsälen konnte ich (1946 bis 1951) oft genug miterleben, dass die Frauen für die Geburt angebunden wurden. Sie lagen nicht nur mit hochgelagerten Beinen flach auf dem Rücken – hilflos wie ein umgefallener Käfer –, sondern die Hände waren mit Ledermanschetten an den Geburtstisch gefesselt, damit sie ihr Baby nicht berühren konnten: Es wäre »unsteril« gewesen. Diese auferzwungene Vorgehensweise war eine Umkehrung eines natürlichen Vorgangs, eine »emotionale Pestumdrehung« (Wilhelm Reich).

Der ungarische Arzt Ignaz Semmelweis (1818 bis 1865) wurde verfolgt, weil er von den Ärzten forderte: »Wascht euch die Hände, wenn ihr vom Sezieren von Leichen zu den Gebärenden geht.« Er wurde für seine Beobachtung, dass Ärzte mit ihren Händen Infektionen übertrugen, verfolgt und wahnsinnig gemacht. Er hatte aber Recht. Seine große und wahre Entdeckung über die Infektionsgefahr wurde dann umgekehrt, und das Pendel schlug zur anderen Seite hin aus: Die Mütter durften nun in den Hospitälern ihre Babys nicht mehr berühren. Wegen dieser Verkehrung wuchsen ganze Generationen vereinsamt heran.

Tätigkeit in der eigenen Arztpraxis

Als praktische Ärztin in eigener Praxis (Maine, ab 1952) konnte ich endlich erleben, wie herrlich es ist, wenn Babys von ihren Müttern nicht getrennt werden. Diese Kinder entwickelten sich nach den sanften Geburten zu Hause im körperlichen Kontakt mit ihren Müttern wesentlich besser als jene, die von ihren Müttern oder Bezugspersonen im Krankenhaus getrennt wurden.
Die Geburtsbedingungen waren bei Hausgeburten gänzlich andere als in der Klinik. Hier waren die Mütter und ihre Babys nicht getrennt, und ich brauchte auch keine Babymassage zu geben, weil die Kleinen meistens gesund waren. Das war die erste wichtige Beobachtung in meiner eigenen Praxis. Ich konnte erfahren, wie ein Baby aussieht, wenn es ruhig, zufrieden, still und glücklich ist. Glücklich, mehr oder weniger. Die Mütter, die zu mir in die Praxis kamen, wollten aber nicht stillen, das wurde damals in dieser Gegend als etwas Unanständiges, sogar als etwas Obszönes angesehen. In den 10 Jahren, in denen ich in meiner Landpraxis arbeitete (1952 bis 1962), haben nur zwei Mütter gestillt, obwohl ich alle dazu ermuntert hatte. Ich meine, das Stillen sollte wieder selbstverständlich werden. Wenn die Mutter das Kind stillt und es dabei liebevoll berührt, hat dies den gleichen Effekt wie die Babymassage.
Während meiner Praxisarbeit fing ich damit an, über meine Erkenntnisse im Harlem Hospital Vorträge zu halten. Einen dieser Vorträge (1952), an den ich mich noch erinnere, habe ich vor Frauen gehalten, die einer Kirchengemeinde angehörten. Ich sprach z.B. über die Folgen der Routinebeschneidung ohne Narkose bei Jungen. Dazu sollte man wissen, dass die Beschneidung in

Amerika zu den Routineoperationen an neugeborenen Jungen gehört und ohne Narkose durchgeführt wird. Die Babys verkrampfen sich bei der Operation, ihre Gliedspitze (Eichel) wird blau und kalt. Das Beckensegment (s.S. 131, Abb. 86) spaltet sich ab, es entwickelt sich der Schreckreflex. Ich berichtete dann über das Erleben von Lust bei kleinen Babys und über das Lustempfinden, das sich bei Jungen in diesem Alter auch bereits in einer Erektion ausdrücken kann. Was ich da gesagt hatte, grenzte fast an Ketzerei, genauso wie das, was ich über die seelischen Folgen von Beschneidungen ohne Narkose mitteilte, nämlich, dass die Jungen später »Machos« würden. Sie müssten sich in ihrem Leben immerfort als Männer beweisen, weil sie in ihrer Männlichkeit derart verunsichert und verletzt wurden. Meine Zuhörerinnen waren sehr erschrocken, obwohl ich auch darüber gesprochen hatte, wie man die so entstandenen Panzer auflöst, wie man damit therapeutisch umgehen kann. Bei Babys handelt es sich nämlich nicht um einen »steckengebliebenen« (festen) Panzer, er ist noch flexibel und der Prozess leicht umkehrbar. Das heißt auch, dass die Entstehung der festen Panzerung bei Kindern verhindert werden kann. (Meine Interventionen, die sanfte Babymassage und andere, helfen überraschend schnell.) Ich erwähnte auch, dass das Zusammensein mit der Mutter während der Geburt und danach sogar gegen psychische Störungen, wie z.B. die Psychose, vorbeugend wirken kann. Wie wichtig Prävention sei, erwähnte ich ebenfalls. Es tut mir noch immer weh, wenn ich sehe, wie viel Energie in der Therapie dieser frühen Störungen von Erwachsenen aufgewendet werden muss, anstatt Prävention, sowohl bei den Babys als auch bei den Müttern, zu betreiben.

Ab 1952 begleitete ich als Allgemeinärztin einige natürliche Hausgeburten. Davon verliefen zu meinem Erstaunen manche relativ schmerzlos, etwas, was ich zuvor im Krankenhaus nicht erlebt hatte. Ich wurde immer sicherer in der Überzeugung, dass der wirkliche Weg zur Verhütung seelisch-körperlicher Krankheiten, sowohl Neurosen als auch früher Störungen, bei der erwünschten Geburt liegt. Zwischen 1962 und 1976 half ich mit, Kliniken für Teenager und Unverheiratete usw. zu gründen. Ich wollte, dass jedes Baby dieser Welt ein erwünschtes, willkommenes Kind ist. Diese Arbeit leistete ich, bevor Abtreibung in den USA legal wurde (Abtreibung wurde 1973 legalisiert, Verhütung wird an amerikanischen Schulen im Allgemeinen nicht gelehrt).

Für meine spätere Tätigkeit war die Arbeit mit Schwangeren ab 1952 sehr wichtig. Es wurde mir dabei auch klar, dass Frauen durch sanfte Vegetotherapie

leichter entbinden können. Die Geburt ist für sie nicht unbedingt schmerzlos, aber eine entsprechende Geburtsvorbereitung hilft sehr. So kann die Vegetotherapie während der Schwangerschaft z.B. nach der üblichen Vorsorgeuntersuchung erfolgen. Die Anwendung dieser Therapie während des Geburtsprozesses war äußerst beeindruckend. Ich lernte bei dieser Arbeit, wie leicht die Schwangeren mitarbeiteten. In dieser Situation konnten sogar Lebensprobleme gelöst werden. Da kam mir die Idee, dass die Gebärende u.a. deshalb so »weich« und sensibel ist, weil die Energie des Babys ihrer Energie zugeführt wird. Ihre Panzerung ist daher gelöst und beweglich.
In meiner Funktion als Landärztin habe ich auch Müttern nach der Geburt ihre Plazenta zu essen gegeben.[1] Meine Hoffnung, dass diese Vorgehensweise Verbreitung findet, ist durch den Widerstand der Geburtshelfer nicht erfüllt worden. Ich musste hinnehmen, dass ich, wenn ich ungewöhnliche Methoden anwendete, als »medizinische Ketzerin« betrachtet wurde.

Auf dem Weg zur Sanften Bioenergetik

• Begegnung mit Frédérick Leboyer

1974 nahm mein Leben eine Wende: Ich hörte auf, an einem Ort zu praktizieren, und arbeitete bis 1992 weltweit. Ein Höhepunkt während meiner Reisen war 1975 ein Kurs von Frédérick Leboyer in Mill Valley, Kalifornien. Bei ihm bekam ich bestätigt, was ich bereits aus meiner eigenen Praxisarbeit wusste, nämlich, wie Neugeborene von sich aus spontan zu atmen beginnen. Das heißt, das Baby ist ein weiterentwickeltes, selbstgesteuertes »System«. Leboyer betont auch, dass das Kind nicht zu schnell abgenabelt werden soll. Man soll es einfach auf den Bauch der Mutter legen und sanft behandeln.
In Leboyers Kurs waren etwa 50 Personen anwesend, allesamt Anhänger seiner Bewegung der »sanften Geburt«. Dort fand ich sozusagen mein »Zuhause«. Leboyers Arbeit hat mich tief beeindruckt.

• Erfahrungen mit der Neoreichianischen Körperarbeit

Ich habe viele Diskussionen mit Therapeuten, die Reichianische und Neoreichianische Körperarbeit praktizieren, zum Thema geführt. Ebenso habe ich Körperarbeit nach Wilhelm Reich selbst erlebt und war richtiggehend entsetzt darüber, welchen harten, schmerzhaften Stimulus manche Therapeuten bei ihrer Arbeit anwenden.
Als ich in den 70er Jahren in New York war, suchte ich wegen einiger Probleme einen Therapeuten auf, der – wie er sagte – Reichianische Körperarbeit machte. Er fasste mich derart hart an, vor allem meinen Hals, dass ich dachte, er würde mich ersticken. Sein Motiv für diese Art von Arbeit war, durch die Schmerzen Schreie hervorzurufen. Ich war erschüttert und dachte mir, das also nennt man Reichianische Therapie. Meine eigene Methode war schon weit entwickelt. Ich wusste, es ist möglich, auch sanft körpertherapeutisch zu arbeiten. Eine Provokation ist nicht nötig, um effektiv zu sein. Ganz im Gegenteil: Der produktive Stimulus kann die schon vorhandene Panzerung festigen oder sogar neue schaffen!
Ein anderes Beispiel: Ich habe auch Rolfing erlebt und fand es sehr schmerzhaft. Die Massage ging hart in die Muskeln hinein, wie ein Bohrer. Die Idee stammt von der Physiotherapeutin Ida Rolf: Durch Druck sollen die kleinen Kalziummassen in den Muskeln aufgelöst werden, die in den Facien verhärtet wurden. Löst man die Kalziummasse auf, dann steigen Gefühle auf. An dieser Arbeit war auch etwas, was ich sehr gut fand: Rolf achtete vor allem darauf, was durch den Einfluss der Schwerkraft entsteht, dem der Körper lebenslang ausgesetzt ist. Durch ihre Arbeit, so stellte sie fest, wurden die Körper der Klienten immer »schlanker« und aufrechter. Sie machte von den Körpern vor und nach der Therapie Fotos von vorn, von der Seite und von hinten. Diese Idee von Ida Rolf finde ich sehr interessant, doch das Rolfing selbst kann eingreifend und schmerzhaft sein. Und dies entspricht nicht meiner Arbeitsweise.
Des Weiteren hatte ich Erlebnisse mit der Arbeit von Leonard Orr, dem Begründer des Rebirthing. Was ich über seine Methode zuerst nur gehört habe, war sehr interessant. Beim Leboyer-Workshop in Mill Valley hatte ich Therapeuten aus dem Theta-Institut (San Francisco) kennengelernt, die über Orrs Arbeit erzählten. Indem man Schwangere in einem Becken mit körperwarmem Wasser mit Schnorchel in der fetalen Position schweben lässt und sie

ein wenig unterstützt, kann man sie ihr eigenes Geburtstrauma wiedererleben lassen. Danach soll die Frau eine leichtere und kürzere Geburt (vielleicht einstündig) haben. Zwar gibt es auch noch andere Methoden, die erreichen, dass man die eigenen Geburtsängste auflöst, bevor man selbst gebärt, doch diese Idee gefiel mir sehr gut. Die Bezeichnung »Rebirthing« (Wiedergeburt) mag etwas irreführend sein. Was der Klient erleben kann, ist seine eigene Geburt, wonach er sich im Idealfall »wie neu geboren« fühlt.

Über das Thema Körperstimulus diskutierte ich auch mit dem Körpertherapeuten David Boadella. Nach unserem Gespräch in England schrieb er über Gruppen, die schmerzhaft arbeiten (»wolfs pack«), und stellte die Funktion der verschiedenen Berührungsstile aus seiner Sicht differenziert dar.

Die Idee, dass man den Panzer durch Stress bricht, ist mir völlig fremd. Ich habe so oft erlebt, was die sanften Bewegungen bei der Schmetterlingsmassage auch bei felsenharten Erwachsenen (rigide, fixierte Menschen) auslösen kann. Sie erreichen diese Menschen in ihrem »Kern« (s.S. 213).

Erste aktive Anwendung der Bioenergetik in der Geburtskunde und mit Babys und Eltern

1976 ging ich nach Australien. Dort hatte ich zwei wichtige Erlebnisse, die meine Arbeit wesentlich beeinflussten: das Erlernen der Methode der Passiven Polarity (s.S. 101ff.) und die Begegnung mit Amelia Auckett. In Australien hat sich ein wichtiger Abschnitt meines Lebens abgespielt.

Im Herbst 1976 war ich bei der »Childbirth Education Association« in Melbourne tätig, wo ich meine Erfahrungen in der Geburtshilfe lehrte und über alles sprach, was ich bis dahin erfahren, worüber ich bis dahin geforscht und was ich in meiner Praxis gelernt hatte. In dieser Zeit arbeitete ich überwiegend mit Schwangeren. Schwerpunkt meiner Tätigkeit waren die verschiedenen Möglichkeiten der natürlichen Geburt und die Wichtigkeit, in den ersten drei Monaten das Baby nahe dem energetischen Feld der Mutter zu belassen (Rooming-in). Alles, was ich im Harlem Hospital gelernt hatte, kam nun zur Anwendung. Meine Arbeit war zuerst nicht organisiert und systematisiert; es war eine eher individuelle Arbeit.

Irgendwann im Dezember 1976 bei einem Kurs zu diesen Themen kam Amelia Auckett dazu. Wir freundeten uns an und lernten voneinander. Als Krankenschwester für »well-babies« (gesunde Babys) war sie in einer staatlichen Klinik angestellt und machte Beratungen. Sie interessierte sich sehr für meine Arbeit. Ungefähr im Januar 1977 schrieb sie die Abfolge der Babymassage nieder. Ich erinnere mich noch recht lebhaft daran, wie wir zusammen an den Aufzeichnungen gearbeitet haben, und ich war sehr glücklich, weil ich bemerkte, dass das, was ich tue, leicht und allgemein lehrbar ist.

Danach bin ich in alle Großstädte Australiens gereist. Ursprünglich sollte es eine dreiwöchige Reise sein, daraus wurden dann drei Monate. In dieser Zeit hat sich in meiner Arbeit viel entwickelt. Es war schön, nach so vielen Jahren zu erfahren, dass es Menschen gibt, die an dem, was ich mache, Interesse haben. Auf einmal war ein fruchtbarer Boden für meine Arbeit vorhanden. Ich hielt vor allem Reden über die natürliche Geburt, aber auch über die Probleme von Schwangeren und Babys. Es gab Interviews im Radio und Fernsehen. Eltern mit ihren Säuglingen unter drei Monaten waren eingeladen und sprachen über ihre Schwierigkeiten mit »Schrei-Babys«. Bei diesen Kindern war meine Methode äußerst hilfreich. Diesmal war meine Arbeit weniger beobachtend, sondern mehr aktiv; ich erkannte bei Babys ziemlich schnell, woran sie leiden und was ihnen hilft.

Ein Unterschied zwischen Amelia Aucketts Arbeit und meiner ist, dass sie sich nicht mit Therapie beschäftigte, weil sie ja nicht mit pathologischen Fällen konfrontiert war wie ich in den Krankenhäusern. Meine Erfahrungen mit kranken Babys z.B. bei der Wiederbelebung führten mich mehr in die therapeutische Richtung. Bei meiner Babymassage benutze ich im Wesentlichen meine eigene erste Fassung. Sie ist für die ganz Kleinen, also für Früh- und Neugeborene bis zum dritten Monat, nach wie vor die beste Methode. Amelia Auckett hat das, was sie von mir lernte, in eine Schritt-für-Schritt-Sequenz »übersetzt« und veröffentlicht. Sie fügte das »Umarmen« hinzu (kommt ursprünglich aus Russland und wird auch in Griechenland praktiziert). Eine Sequenz, die ich hinzufügte, sind die »langen Verbindungen«. Im Allgemeinen ist Amelias Arbeit etwas härter, sie geht mit der Massage etwas tiefer in die Muskulatur. Aus diesem Grund ist ihre Methode für Neugeborene nicht so sehr geeignet, sondern erst ab einem Alter von ungefähr zwei bis drei Monaten; sie gleicht mehr der Leboyer-Massage. Meine Babymassage (Schmetterlingsmassage) ist etwas, was wir für das Kind jeden Tag tun können, mindestens einmal.

Als ich im Jahr darauf (1977/78) wieder nach Australien kam, lud mich die »Nursing Mothers Association« dazu ein, überall in Westaustralien meine Babymassage zu zeigen. Wo ich über sanfte Geburt und Babymassage sprach bzw. mit Babys und Eltern gearbeitet hatte, wohnte ich in Familien. Die Frauen konnten es sich finanziell leisten, drei Jahre lang nur Mutter zu sein, d.h. zu Hause bleiben zu können und nicht Geld verdienen zu müssen. Nach diesen drei Jahren kehrten sie dann zu ihrer Arbeitsstelle zurück. Sie waren in einer viel besseren sozialen und wirtschaftlichen Situation als Frauen in anderen Ländern, die ich kannte. Insgesamt war ich bis 1982 mit diesen Tätigkeiten in Australien beschäftigt. Die Geburtshelfer in Australien hatten im Allgemeinen kein psychologisches Wissen oder Kenntnisse über Körpertherapie. Auf der anderen Seite sind Hebammen und alle, die mit Babys und Müttern arbeiten, sehr empfänglich für meine Arbeit. Es ist daher wünschenswert und ideal für meine Methode, wenn Menschen sie untereinander weitergeben und anwenden.

Sanfte Bioenergetik in der Erwachsenentherapie und präventive Arbeit

Ab 1977 arbeitete ich auch jedes Jahr in Wien. Dort habe ich die Erfahrung gemacht, dass eine Verbindung von Erwachsenentherapie und präventiver Arbeit gut gewährleistet werden kann. In Wien gibt es Hebammen, die sehr »körperbewusst« sind, die bereits Körpertherapie erlebt haben und gleichzeitig von der Arbeit in der Geburtshilfe viel verstehen. In den vielen Jahren, in denen ich dort tätig war, hat sich einiges in Richtung Verbindung von Geburtshilfe und therapeutischer Arbeit verändert. Aber leider ist es auch dort noch schwer, die sanfte Geburt zu praktizieren. Es gibt in Wien Geburtshelfer, die von meiner Arbeit inspiriert worden sind, Frauen, die z.B. als Hausheb-ammen (Erstausbildung) arbeiten und sich gleichzeitig in Familientherapie, Gesprächstherapie oder in anderen Therapierichtungen ausbilden ließen. Es gibt auch Psychologen, die von mir gelernt haben. Jahrelang war ich in der »Beratungsstelle für natürliche Geburt in Wien« tätig. Ich lud auch Hebammen zu meiner therapeutischen Arbeit ein, und so konnte ich die psychologische, psychotherapeutische Arbeit auch mit Körperarbeit gut verbinden. In Wien lernte ich, dass ich in kleinen Gruppen besser arbeiten kann, weil meine Arbeit sehr »störungsanfällig« und sensibel ist.

Einflüsse der Montessori-Pädagogik auf die eigene Lehrtätigkeit

Eine der wichtigsten positiven Einflüsse auf meine Entwicklung war die Erziehung in der Wiener Montessori-Schule (1929 bis 1931). Sie hat nicht nur mein Lernen – im weitesten Sinn – beeinflusst, auch als Lehrende ging ich – im Wesentlichen – nach dieser Methode vor, indem ich immer von dem konkret, sinnlich Erfahrbaren zum Abstrakten überging. Dies galt sowohl für die Entwicklung meiner therapeutischen Methode als auch für die jeweilige Behandlung. Ich nutzte diese Vorgehensweise bewusst, denn ich bin ein praktischer Mensch, der funktionell arbeitet. Auf diese Art und Weise können sich die Dinge nach ihren eigenen Gesetzmäßigkeiten – von innen – entwickeln. Das logische Verständnis folgt immer dem konkret Erlebten. Maria Montessori sagt: Erst unterdrückt man die Neugierde der Kinder und später zwingt man sie zum Lernen im »Erziehungsgleichschritt«! Das kann nicht angehen! (Ich empfehle, das erste Buch von Maria Montessori über das Kleinkind, *Das kreative Kind*, zu lesen.)
Montessori hat u.a. aufgezeigt, dass Kinder im Allgemeinen schon früh mathematische Fähigkeiten entwickeln. In meinem Wiener Kindergarten hatten wir z.B. ein Glasperlensystem, mit dessen Hilfe wir Kinder die Arithmetik zuerst konkret-sinnlich erfahren konnten. In den gewöhnlichen Kindergärten und Schulen war das Lehrmaterial stark abstrakt und systematisiert, die individuelle Wissenslust der Kinder aber nicht genügend berücksichtigt. Montessori meint: Man kann und soll beim Kind die Neugierde »füttern«, genau so, wie man den Körper füttert, vorausgesetzt, die Regung zum Lernen kommt aus dem Innern des Kindes selbst. Die Umgebung soll so beschaffen sein, dass das Kind sich sicher fühlen kann, also gut vorbereitet, kindgerecht und interessant. Die erste Neugierde des Kindes darf nicht unterdrückt werden, was meistens mit Befehlen wie »Sei still!« / »Sitz!« / »Rühr das nicht an!« geschieht.

Nach Montessori fangen die Kinder mit zweieinhalb bis drei Jahren mit dem Lernen an, also in dem Alter, in dem sie »sauber« werden. (In den herkömmlichen Schulen geschieht das mit sechs Jahren.) So früh mit dem Lernen zu beginnen, bedeutet aber auch ein Aufwachsen in Freiheit, in intellektueller Freiheit, die individuell bestimmt wird. Wenn ein Kind erst mit sechs Jahren mit dem Lernen beginnt, dann ist es weniger effektiv, weil es nicht der kognitiven Entwicklung des Kindes entspricht. Die Entwicklungsstufen werden bei Montessori berücksichtigt und im praktischen Tun umgesetzt. Ein Kind soll z.B. nicht passiv vor ein Bild hingesetzt werden. Vielmehr soll es immer etwas (mit allen Sinnen) ertasten, fühlen, wählen, wiederholen können. Der Lehrer wird nicht als Autorität verstanden, der sagt, was das Kind zu tun oder zu lassen hat, sondern als Begleiter, der zeigt, was gemacht werden kann. Ich lehre auch im Wesentlichen nach den Montessori-Prinzipien. Das Lernen geht demnach in drei Phasen (Schritten) vor sich:

1. Das zu Erlernende wird individuell gezeigt und in kurzen klaren Schritten erklärt.
2. Der Lehrer beobachtet, wie das Erklärte und Gezeigte vom »Lehrling« selbständig ausgeführt wird. Wichtig ist, dass der Lehrende die eigenständigen Schritte, wenn nötig, sofort korrigiert.
3. Darauf folgt die Unabhängigkeit, die selbständige Ausführung der Handlung des Lehrlings. Der Lehrer ist im Raum und hilft, wenn das Kind ihn darum bittet.

Das Wichtige ist, dass *alles* so gelernt werden kann. Ein Beispiel dafür ist die Erziehung meiner Tochter. Sie war acht Jahre alt, als ich einmal nach einer Reise nach Hause kam und sie sagte: »Komm, wir zeigen dir etwas.« Sie und mein Mann stiegen in den roten Volkswagen-Bus, den wir damals hatten. Meine Tochter war zu klein, um im Sitzen den Bus zu fahren, also fuhr sie den Bus im Stehen an und bremste ihn wieder in unserer Weide. Sie hatte selbständig in den drei Schritten unter Anleitung meines Mannes gelernt, was sie lernen wollte. (Da musste man natürlich sehr klare Anweisungen geben, korrigieren, erlauben und sichern.) Ich bin überzeugt, dass Kinder auch komplizierte Vorgänge mit der Montessori-Methode sehr früh erlernen können. Sie finden sogar für Probleme, die für sie bei diesem Lernen auftauchen, selbst kreative und unerwartete eigene Lösungen.

Meine kleine Tochter, die ab vier Jahren den Montessori-Kindergarten in unserem Haus besuchte, hatte die Montessori-Methode spontan richtig eingeschätzt: »Montessori ist o.k. von der Hüfte bis zum Kopf, aber nicht o.k. von den Hüften bis nach unten hin.« Diesen Satz begleitete sie mit Gesten. In der Montessori-Pädagogik wurde die Kreativität und Selbständigkeit zwar gefördert, aber kindliche Sexualität war unterdrückt (z.B. mit dem Unterleib spielen zu dürfen). Die Entdeckung der kindlichen Sexualität und deren Berücksichtigung in der Erziehung ist ein Verdienst der psychoanalytischen Erziehung.
Ein weiterer Aspekt in der Pädagogik ist die Vorprogrammierung. Bei bestimmten Erziehungsstilen werden Kinder in ihrer Kreativität zurückgehalten und dann zu vorprogrammierten Schritten gezwungen. Man sollte aber zuerst fragen: »Was willst du lernen?« Dann haben die Kinder selbst viele eigene Ideen. Ich meine damit kein »freies Schulen-Chaos«, sondern Etappen des Lernens erkennen und das Tun ermöglichen.
In Amerika sind viele öffentliche Schulen so »demokratisch«, dass sie Probleme mit Langeweile und Unruhe der Schüler haben, weil sie mit dem kleinsten gemeinsamen Nenner beschäftigt sind. Das zerstört die Lust am Lernen und die Neugierde des begabten Kindes.

Einige Überlegungen zur Benennung meiner Methode

Es ist etwas irreführend, lediglich über sanfte Babymassage oder sanfte Vegetotherapie zu sprechen. Ich selbst bezeichne sie manchmal noch so, weil es mit der Arbeit mit Babys angefangen hat, und zwar mit dem vegetotherapeutischen Ansatz bei den Babys nach Wilhelm Reich. Meine Arbeit nenne ich aber hauptsächlich Sanfte Bioenergetik, weil sie im Wesentlichen Energiearbeit ist. Sanfte Bioenergetik kann auch sehr gut in der Geburtshilfe angewendet werden, da sie auf diesem Gebiet entstanden ist. Im Verlauf meiner Tätigkeit in der prä- und perinatalen Medizin, durch sorgfältige Beobachtungen, Untersuchungen und durch meine sanfte vegetotherapeutische Arbeit hat sich meine Methode der Sanften Bioenergetik entwickelt. Aufgrund dieser Erfah-

rungen erkenne ich – im therapeutischen Prozess – oft intuitiv, wo, wann und warum die festen Panzerungen entstanden sind, und bin für die frühen primären Störungen sensibilisiert.
Die sanfte Vegetotherapie wurde so eine therapeutische Methode bei mir. Sie eignet sich zuerst dafür, den Panzerungsprozess bei ganz kleinen Babys zu verhindern und die körperenergetische Verbindung zwischen den Eltern und dem Kind zu schaffen. Ich heile mit der Babymassage, aus einem ärztlich-pathologischen Standpunkt, auch in der Therapie mit Erwachsenen. (Wenn die Beziehung zwischen »Baby« und »Eltern« entstanden ist, dann brauchen die Klienten dies nicht mehr.) Meine Methode ist ebenso wichtig bei der Verhütung von Störungen (primär oder später), um zu verhindern, dass die Panzerung sich festsetzt, und um ein genügend gutes Bonding zwischen dem Baby (im Erwachsenen) und seiner Bezugsperson (jetzt der Therapeut) entstehen zu lassen.
Wenn ich therapierte, hatte ich immer diese kleinen Babys vor mir, die irgendwo in den Raum hineinstarren, schon ganz »weg« mit ihren Augen. Es gab leider wenige Menschen, mit denen ich gearbeitet habe, die dies sahen und spürten, wo und wie z.B. die Festsetzung der Panzerung geschah. Ich arbeitete manchmal mit Klienten, die ganz bleich waren; man konnte denken, sie seien anämisch. Durch die Babymassage wurde ihre Haut rosig, sie »expandierten« (s.S. 214). Das heißt, ich sehe bei meiner Arbeit, wann die Panzerung und die Blockierung der Lebensenergie ihren Anfang nahm. Vor allem aber sehe ich den Zusammenhang mit der Geburtssituation. Das ist gerade das eigentlich Neue an meiner Arbeit: Wilhelm Reich war ja – soweit ich weiß – bei Geburten nicht zugelassen. Er kannte demnach aus dem praktischen Geschehen nicht, wie schwerwiegend die Anfänge der Panzerung sein können. In diesem Sinne habe ich seine theoretischen Erkenntnisse der Praxis der Geburtshilfe beobachtet und sie in die praktisch-therapeutische Arbeit umgesetzt und verwirklicht.
Ich habe erkannt, dass meine Methode der Sanften Bioenergetik nicht über eine bestimmte Grenze hinausgehen darf. Die Gedanken zur Grenze des Stimulus und der eigenen Energiegrenze kommen von Wilhelm Reich. Er hat damit begonnen zu beobachten, wo die energetische Grenze (Blockade, s.S. 216) ist, d.h. »wie viel man aushält« (»Charakteranalyse«). Ich fühle, dass ich dieselbe Arbeit mache wie er, aber ich arbeite etwas unterhalb dieser Grenze; die »Schmerzgrenze« des Klienten wird niemals überschritten. Ich

richte mich nach dem Minimum-Stimulus-Prinzip, daher der Name Sanfte Bioenergetik.

Dazu gehört auch, dass ich sehr reaktiv und vorsichtig arbeite. Ich beobachte sehr genau, wo ein Gefühl auftaucht, wie sich ein Klient »zumacht«, wie er dieses Gefühl äußert, oder wenn er sich öffnet, wie leicht er dann sein Gefühl ausdrücken kann bzw. wie ein innerer Drang zum Ausdrücken eines Gefühls entsteht. (Es ist der Prozess der Panzerung selbst.) Ich kann bei meiner Arbeit auch sehr gut die Beherrschung der Gefühle (als eine Form der Panzerung) nachspüren (z.B. eine paranoische oder psychotische Reaktion, die in dieser Hinsicht eine extreme äußere Beherrschung darstellt). Ein Beispiel dafür: Die meisten Menschen, die ihre Verletzungen/Störungen ganz am Anfang des Lebens – also prä- oder perinatal – erlitten haben, reagieren auf harte Stimuli so, dass sie sich in ihren Körper hineinziehen. Im Gegensatz dazu »schmilzt« durch die sanfte Berührung die Panzerung, und die Klienten werden in ihrer tiefsten Ebene erreicht.

1977/78 war ich in einem Krankenhaus in Auckland (Neuseeland) eingeladen, einen Vortrag zu halten. Während dieses Vortrags hörte ich auf dem Flur lautes Weinen. Auf meine Frage, was da vor sich gehe, wurde mir erklärt, dass eine Frau vor kurzem geboren habe und dabei psychotisch reagierte. Ich bot daraufhin an, mit ihr körpertherapeutisch zu arbeiten. Daraus wurde dann eine Demonstration meiner Methode in einem Raum mit einem Ein-Weg-Spiegel, so dass die ganze Gruppe der Studenten meine Behandlung sehen konnte. Die Frau war nach der Geburt tatsächlich vollkommen aufgelöst und desintegriert; ihre Panzerung war verschwunden: Sie weinte, hatte intensive Gefühle und sprach über ihre echten Probleme. Ich arbeitete mit ihr energetisch, damit die Energie in ihrem Körper wieder gut fließen konnte. Das machte es möglich, ihre jahrelang unter Kontrolle gehaltenen Gefühle in der akuten Krise nach der Geburt zu bearbeiten und zu integrieren.

Das Wesentliche der Sanften Bioenergetik ist, dass mit ihrer Hilfe früheste Emotionen und Erinnerungen an die Oberfläche kommen können; durch sie werden die tiefsten Schichten wie bei einer archäologischen Ausgrabung erreicht. Aber nicht nur dabei ist die Methode hilfreich. Die lebensgeschichtlich entstandenen Traumata sind auch durch schockartige, gewaltsame körperliche oder seelische Einwirkungen entstanden. Diese sind einer Person »zugestoßen« und lassen sich durch ein Minimum an Stimulus besser oder gar überhaupt auflösen.

Ich erhalte auch viele Erfahrungsberichte von Fachleuten, z.B. Hebammen und Therapeuten, denen ich die Methode beigebracht habe. Sie zeigen auf, wie effektiv und heilend dieser Zugang zu Emotionen und zu Erinnerungen sein kann.

2 Zielsetzung der Sanften Bioenergetik: Prävention, »Die Vermenschlichung der Menschheit von der Empfängnis an«

Der Schwerpunkt meiner Arbeit hat sich im Lauf der Zeit auf die Prävention, d.h. auf die Verhütung von seelischen Störungen von den Anfängen an verlegt. Daher beschäftigte ich mich in den letzten aktiven Jahren zunehmend mit den Umständen der Geburt. Ich setzte mich für die sanfte Geburt ein und arbeitete vor allem mit Müttern und ihren Babys.

Die gegenwärtige Kulturgeschichte und Politik wird durch die »Geschichte der Kindheit« beeinflusst, denn diese umfasst Ereignisse, die den Charakter jedes einzelnen Menschen und damit der ganzen Menschheit prägen. Die Kulturgeschichte ist das Ergebnis der Summe der Charaktere der Menschen. Diesen Zusammenhang hat schon mein Vater Wilhelm Reich in seinen Büchern *Charakteranalyse* und *Die Massenpsychologie des Faschismus* beschrieben. Ich bin jetzt in dem Sinn an der Entwicklung des Einzelmenschen interessiert, die Lloyd de Mause »die Evolution der Kindheit« (s. Literatur, S. 220) nannte.

Im Allgemeinen hat sich die Behandlung von und der Umgang mit Kindern im Lauf der Geschichte verbessert. Wenn wir die frühen Phasen der Kindheitsentwicklung betrachten, dann sehen wir aber, dass noch heute Kindern Leid angetan und ihre freie Entfaltung behindert wird. Es ist bemerkenswert, dass über diese Themen in Geschichtsbüchern im Allgemeinen sehr wenig zu finden ist. Interessanterweise sagt man im Englischen »history« (his story: seine Geschichte), d.h. in der Geschichtswissenschaft herrschte ein männlicher Geist. Es wurde einfach außer Acht gelassen, was mit Kindern und Frauen geschah, diese hat man (!) kaum beachtet und beschrieben.

Erst etwa Anfang des 20. Jahrhunderts begann es deutlich zu werden, wie wichtig die psychische Entwicklung in der Kindheit – auch – für das spätere Erwachsenenleben ist. Sigmund Freud hat aufgezeigt, dass der Mensch sehr viel unbewusstes Material in seiner Seele hat, das größtenteils Kindheitstraumata beinhaltet. Diese Inhalte sind nach Freud oft sexueller Natur. Ich erlebte bei meiner therapeutischen Arbeit häufig, dass es psychisch gestörte Erwachsene gibt, die sich kaum an ihre Kindheit erinnern können. Sie haben in der Regel die schlimmsten Kindheitserfahrungen, und sie reagieren in der Gegenwart am wenigsten emotional. Es ist kein gutes Zeichen, wenn ein Mensch sich nicht daran erinnern kann, was ihm als Kind widerfahren ist.

Wir haben aber fast alle vergessen, was mit uns als Baby geschehen ist. Die Erfahrungen aus der Primärzeit sind sehr tiefgreifend; wir lernen jetzt durch die Therapie der Primärzeit, dass diese Erfahrungen sehr wichtig sind. Die Nicht-Erinnerung an eine schwierige Geburt z.B. liegt – bildlich gesprochen – tief und schwer wie ein Stein in uns und kann eine starke Depression verursachen – vielleicht ein ganzes Leben lang.

Freud sagte, dass der zivilisierte Mensch sich an seine Umgebung und an die Gesellschaft anpassen muss (s. Literatur, S. 219). Reich hingegen war der Meinung, dass in erster Linie die Umgebung für den Menschen und ganz besonders für das Kind geschaffen werden sollte und nicht umgekehrt. Mein Vater hatte bereits in den 20er Jahren erkannt, dass sowohl der einzelne Mensch erkranken kann als auch die ganze Menschheit. Seiner Meinung nach ist der Mensch nicht dazu geschaffen, sich nur an die gegebenen Umstände anzupassen, sondern dazu, sie zu verändern, wenn es nötig ist. Dieser Gedanke ist mittlerweile in der Psychologie nicht mehr so revolutionär. Mich würde interessieren, wie einige Psychoanalytiker der »ersten Stunde« reagieren würden, wenn sie die moderne Welt sehen könnten. Wie sollte die Anpassung an eine so »verrückte« Welt, wie die heutige, denn aussehen?

Ich persönlich bin damit beschäftigt, seelische und körperliche Krankheiten wenn möglich zu verhindern. Wie schon erwähnt, wurde der Schwerpunkt meiner Arbeit die Prävention. Vielleicht wird es nicht möglich sein, bestimmte Krankheiten zu verhindern, dennoch versuche ich es, indem ich die Bewusstheit des Menschen für die Wichtigkeit der Anfänge des Lebens stärke.

Sigmund Freud erkannte die unbewussten seelischen Ursachen von Erkrankungen und beschäftigte sich mit ihnen. Wilhelm Reich fand darüber hinaus heraus, dass das Wesentliche, der Charakter eines Menschen, in seinem Körper verankert ist. Die Vegetotherapie, die Bioenergetik, überhaupt die gesamte Körperarbeit beruhen auf dieser Einsicht. Reich stellte auch fest, dass man z.B. durch die Anspannung von Muskeln Gefühle zurückhält. Gefühle sind aber Ausdruck der fließenden Lebensenergie im Körper. Angespannte und damit gepanzerte Muskeln lassen die Lebensenergie im Körper stocken und nicht mehr fließen: Körperwahrnehmung und -erleben gehen dann verloren, das Bewusstsein ist nicht im »Hier und Jetzt«. Dies verursacht eine Dissoziation, eine Spaltung zwischen Bewusstsein und Körper. Ein Beispiel dafür: Ein Mensch kann sein ganzes Leben lang in einem Zustand der Angst leben, die vielleicht von einer traumatischen Geburt herrührt. Das bedeutet auch, dass seine Muskeln andauernd zusammengezogen (kontrahiert) sind; er hat kein Energiefeld, sieht blass aus und lebt in sich hineingezogen wie eine Schnecke. Sein Leben bestimmt die Angst. Dieses Erleben ist im Körper verankert. Sogar solche frühen Störungen können aber schon im Vorfeld und bei der Entstehung behandelt und dadurch verhindert werden.

Reich entdeckte, auf welche Weise Neurosen im körperlichen Mechanismus verankert sind. Er hatte von Anfang an die einfache Idee, die erwachsene Welt so zu verändern, dass Kinder ohne feste Panzerung aufwachsen können. Das bedeutet nichts anderes, als dass Kinder ihre ursprüngliche Lebendigkeit behalten sollten. Er war ein großer Bewunderer der Lebendigkeit von Kindern und Babys. Diese Bewunderung fand ihren Ausdruck auch darin, dass er sein ganzes Vermögen dem »Wilhelm Reich Infant Trust Fond« überließ.

Ich finde, dass jeder Psychologe (und Therapeut) die Prävention kennen und dafür arbeiten sollte. Es hat meiner Meinung nach wenig Sinn, ausschließlich Erkrankungen von Erwachsenen heilen zu wollen. Wenn man weiß, wie sie entstehen, sollte man versuchen, auch die Entstehung zu verhindern. Als praktische Ärztin habe ich bei meiner Tätigkeit viele Erfahrungen gesammelt. Es schien mir sinnlos, z.B. mit einem misshandelten (daher masochistisch geprägten) Jugendlichen therapeutisch zu arbeiten, wenn die Umstände, die ihn krank gemacht hatten, nicht verändert werden konnten. Konkret hieß das nämlich, dass er nach der Behandlung nach Hause gehen musste, wo er erneut misshandelt wurde oder auch mit ansehen musste, wie ebenso seine Geschwister misshandelt wurden. Wir sollten Verhütungsarbeit leisten, mit dem Hintergrundwissen, dass Kinder von Natur aus ungepanzert sind und dass Erwachsene ihre eigenen Panzer durch die Weise, wie sie Kinder behandeln, übertragen.

Meine »goldene Regel« der Neurosen-Verhütung heißt: Füge den Kindern nicht die Schäden zu, die dir zugefügt wurden. Gib sie nicht unbewusst oder wissend an die nächste Generation weiter. Stattdessen kannst du die Kette der Weitergabe, die Tausende von Jahren zurückführt, unterbrechen, sogar, wenn du selbst darin verwickelt bist und leidest. Das ist die große Hoffnung.

3 Wichtige Aspekte der Sanften Bioenergetik

»Gefühle – Emotionen – sind aktuelle Lebensenergieströme im Körper.«
Wilhelm Reich

Die Grundprinzipien meiner therapeutischen Tätigkeit haben sich im Verlauf meiner langjährigen aktiven Arbeit herauskristallisiert. Die Basis dafür bildet die Energieauffassung von Wilhelm Reich. Er definiert Charakter- und Körperpanzerung in enger Verwobenheit miteinander, sie bedingen einander. Das sei hier kurz dargestellt, soweit es für meine Arbeit relevant ist. Meine sonstigen theoretischen Überlegungen (siehe dazu auch S. 58ff.) ergaben sich aus der Praxis; einem ausgereiften Theoriegebilde entspringt meine therapeutische Tätigkeit nicht.
In meinen Gruppen haben die kurzen theoretischen Darstellungen am Anfang die Funktion erfüllt, den Teilnehmern bewusst zu machen, worauf sie sich einlassen. Sie können zum besseren Verständnis meiner Methode beitragen oder aber auch für andere »Energie-Arbeiten« Denkanstöße liefern.

Lebensenergie

Gefühle (Emotionen[1]) sind fließende Lebensenergie (Orgonenergie[2]). Das ist der bedeutendste Gedanke der Vegetotherapie[3]. Wenn wir etwas fühlen, bewegt sich etwas in unserem Körper. Ein Gefühl ist keine Idee oder Vorstellung – es ist ein energetisches Geschehen im Körper. Es gibt etwas, das in uns fließt. Wenn wir uns freuen, strecken wir uns zur Welt hin aus. Wenn wir Angst haben, ziehen wir uns in uns selbst zurück. Das, was dabei hin und her fließt, ist unsere Lebensenergie. Dies hat mein Vater Ende der

20er, Anfang der 30er Jahre entdeckt und nannte es den Urgegensatz des vegetativen Lebens.

Alles Lebendige reagiert auf äußere und innere Reize als Ganzes. Bei einem einzelligen Lebewesen (Amöbe) kann man dieses Phänomen unter dem Mikroskop gut beobachten. Wenn man eine Amöbe berührt, zieht sie sich zusammen. Fühlt sie sich wohl, streckt sie sich aus. Beim Menschen funktioniert dieses Prinzip zwar differenzierter, aber ähnlich.

Bei Angst und Schmerz zieht sich der Mensch zusammen. Dieses Zusammenziehen nennen wir Kontraktion[4]. Sie kann man als »Sich-Sammeln« bezeichnen. Viele Menschen benutzen diesen Zustand bewusst, um ihre Energie zu konzentrieren.

Das Gegenteil davon ist Expansion[4] (Ausdehnung). Sie bedeutet, sich zur Welt auszustrecken. Besonders bei Lust und Wut, vor allem bei sexueller Lust, streckt sich das Energiefeld aus. Das geschieht bei allen angenehmen Gefühlen – es ist heilsam und ein Zeichen von Gesundheit.

Im Körper existiert ein Energiefluss, eine Zirkulation. Mit unserer fließenden Lebensenergie sind wir mit der Erde verbunden (geerdet). Genauso sind wir in die kosmische Energie eingebettet.

Der Körper besitzt ein Energiefeld, was als Aura bezeichnet wird. Bei Expansion dehnt sich die Aura aus, bei Kontraktion schrumpft sie. Das Energiefeld eines Körpers kann ungeheuer stark sein, wenn die Lebensenergie fließt. Das zeigt sich z.B. bei der Geburt: Neugeborene haben viel freifließende (nicht gebundene) Lebensenergie bei einer verhältnismäßig kleinen Körpermasse. Sie sind deshalb sehr energetisch und extrem reaktiv. Wut und Lust sind Gefühle in der Expansion. Dies geschieht auch bei Wut. Auch Babys toben vor Wut. Sie werden dabei ganz rot und heiß. Wenn das Kind geboren wird, ist alles um es herum neu. Wenn kein schützendes Energiefeld eines anderen Menschen, in erster Linie der Mutter, für es da ist, dann kann es – aufgrund von Schrecken und Angst – sein energetisches Feld verlieren.

Es gibt verschiedene Therapierichtungen, die zuerst eine Expansion bewirken, indem sie Wut durch Körperübungen hervorrufen. Hierbei ist es jedoch wichtig, mit provozierenden Methoden achtsam umzugehen und mit Expansion und Kontraktion differenziert zu arbeiten.

Es gibt Störungen der Lebensenergie bei Menschen (Wilhelm Reich nannte sie Biopathie[5]). Bei meiner therapeutischen Arbeit denke ich energetisch und nicht mechanisch. Ausbalancierte Lebensenergie und Flexibilität sind Zeichen körperlicher und seelischer Gesundheit, die herzustellen von mir angestrebt wird.

Störungen des Lebensenergieniveaus eines Menschen können darin bestehen, dass er zu wenig Lebensenergie (Unterladung) oder zu viel (Überladung) hat. Wenn sehr wenig Lebensenergie vorhanden ist, fühlt sich der Mensch müde und matt. Es gibt Störungen der Lebensenergie, die primär umweltbedingt sind (Atmosphäre, Lebensumstände usw.). Auf jede (auch unterirdische) Atombombenexplosion z.B. reagiert die ganze Erde: Alle lebendigen Wesen, auch die Menschen, fühlen es und werden davon beeinflusst oder auch geschädigt. Verseuchtes Essen, Luft und Wasser schwächen ebenfalls die Lebensenergie.

Nach Wilhelm Reich kann man viele Jahre therapieren, ohne dass eine wesentliche Veränderung eintritt – wenn man das Energieniveau des Klienten nicht berücksichtigt. Jeder sollte selbst seine Lebensumstände so gestalten, dass sie sich auf die Balance der eigenen Lebensenergie positiv auswirken, sie je nach Notwendigkeit steigern oder reduzieren. Besserung geschieht auch aufgrund eines gesunden Lebens (biologisches Essen, frische Luft und viel Bewegung). Es gibt viele Wege, die uns mehr Lebensenergie geben, besonders die Benutzung des von Wilhelm Reich konstruierten Orgonakkumulators[6]. Schon während meiner Klinik- und Praxistätigkeit habe ich selbst Orgondecken gebaut, mit denen ich »unterladene« Babys und Mütter »aufgeladen« habe. Meine Erfahrungen damit sind sehr interessant und zahlreich (bei Frühgeborenen, Babys, bei Frauen nach schweren Geburten, bei Postpartaler Depression, bei Infektionen, wenn wenig Immunität vorhanden ist, nach Verbrennungen, Verletzungen usw.). Der Akkumulator produziert eine Art von Expansion: Es wird einem dabei heiß. Lumination[7] wird erzeugt.

Bei Überladung[8] kann man unter anderem Wasserbäder, Diät oder Aderlass anwenden. Auch beim Orgasmus[9] entlädt sich Energie.

Man kann auch feststellen, in welchem Zustand die Lebensenergie eines Menschen ist. (Eine Möglichkeit dazu ist der Bluttest nach Wilhelm Reich.) Fließt die Lebensenergie nicht, dann entsteht im Körper eine Blockade, ein Energiestau und damit Gefühlsstau (ähnlich dem Yin-Yang-Prinzip). Eine Blockierung tritt gewöhnlich z.B. nach Operationen auf. Häufig habe ich erlebt, dass die Energie aufgrund eines Kaiserschnitts bei der Gebärenden – über dem Beckensegment – steckenblieb, ebenso bei einer Zangengeburt, einer Geburt mit Saugglocke usw. Sehr oft werden Frauen bei der Geburt auch körperlich verletzt (z.B. Dammriss, Dammschnitt), was den Fluss der Lebensenergie gleichfalls stört.

Körperpanzerung: Zur Entstehung der Panzerung bei Babys

Die Körperpanzerung[10] (Muskelpanzerung[11]) im Allgemeinen dient dazu, Gefühle zu unterdrücken. Den Begriff Charakterpanzer kann man mit dem Begriff Abwehr in der Psychoanalyse vergleichen. Körper- und Charakterpanzer haben gemeinsame Wurzeln, die sich in der Lebensenergie (Orgonenergie/Bioenergie) finden. Um die Entstehung der Körperpanzerung kurz beschreiben zu können, muss ich daher noch einmal zur Frage der Energie zurückkommen. Wie schon erwähnt, gibt es zwei grundsätzliche Bewegungen des lebendigen Organismus, Expansion und Kontraktion, die wir bereits am einfachsten Lebewesen, dem Einzeller, beobachten können.

Abb. 1

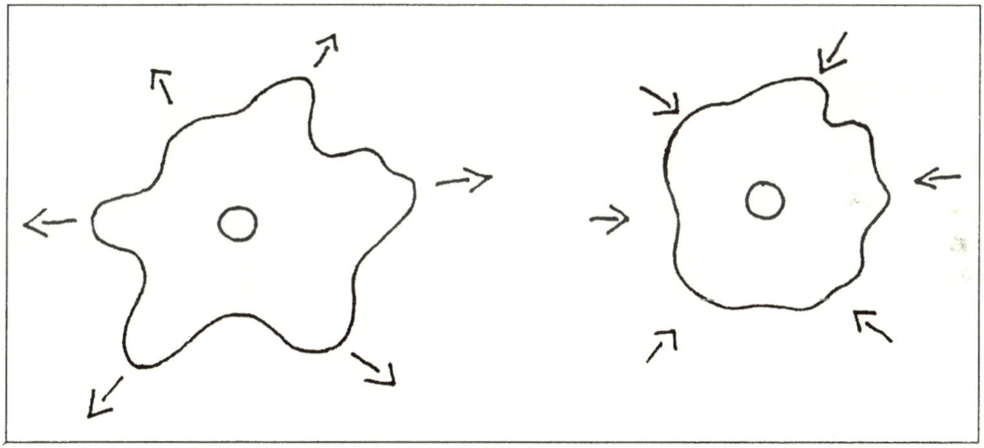

Expansion Kontraktion

Auf äußere Reize reagiert der Körper als Ganzes abwechselnd mit Expansion oder Kontraktion. Panzerung ist eine notwendige Reaktion auf äußere Reize, die im Lauf des Lebens entsteht. In pathologischer Hinsicht ist Panzerung das Verharren in einem dieser Zustände (Immobilität). Verharrt der Körper in einem dieser Zustände, entsteht Panzerung auf der körperlichen Ebene. Wir

kennen am menschlichen Körper z.B. die Dauerkontraktion der Muskulatur (Muskelpanzerung).
Die Panzerung des Körpers geht mit Unterdrückung von Gefühlen einher: In der Körperpanzerung sind Gefühle »eingefroren«. Bei Angstzuständen ist die Muskulatur meistens angespannt, bei Lust ist sie entspannt. Das Energiefeld dehnt sich bei Lust zur Welt hin aus, bei Angst schrumpft das Energiefeld. Wird die Körperpanzerung aufgelöst, erscheinen die »gefrorenen« Gefühle im Erleben und werden allmählich oder blitzartig bewusst.
Es gibt Körpermechanismen, wodurch die Panzerung auf der Körperebene entsteht. Bei der Körperpanzerung unterscheidet Wilhelm Reich verschiedene Möglichkeiten, wie z.B. Atmungsbeschränkung, Hyperaktivität, Unbeweglichkeit (»Anorgonia«), muskuläre Panzerung usw.
Ich selbst habe ca. 15 Formen der Panzerung beobachten können. Der Panzerung geht ein Prozess voraus: Bei Kontraktion verspannen sich zuerst die glatten – unwillkürlichen – Muskeln. Wiederholt sich diese Verspannung durch Erleben von Angst, Schmerz usw., dann entsteht eine (negative) unwillkürliche Reaktion, und in der Folge entwickeln sich vegetative Störungen. Der Körper ist in einem vegetativen Ungleichgewicht. Es bildet die Grundlage der psychosomatischen Störungen. Nach Wilhelm Reich ist die Körperpanzerung die Verankerung der Neurose im Körperlichen, das bedeutet ein Stocken des Lebensenergieflusses.
Andererseits dient der Körperpanzer auch als Schutz der Lebendigkeit, der Authentizität (des So-Seins), der Lebensfähigkeit des wirklichen Inneren Selbst. In einer idealen Welt würde man ja keine Panzerung brauchen. Bereits in der Bibel heißt es, dass man einen Panzer braucht.[12] Es entspricht auch der alltäglichen Erfahrung. Krankhaft ist jedoch, wenn wir aus dem Panzer nicht mehr herauskönnen. Das nennt man Festsetzung der Panzerung.
Ich kann nicht oft genug betonen: Vorsicht bei allen Therapien, die nach dem Prinzip arbeiten, dass man den Panzer aufbrechen soll wie eine Nuss. Dabei besteht nämlich die Gefahr der erneuten Verletzung, und in der Folge entsteht ein neuer, festerer Panzer (zum Schutz vor wiederholter Verletzung) oder möglicherweise ein Auseinanderfallen der Persönlichkeit (psychotische Desintegration). Ich selbst arbeite so, dass durch meine Methoden der Panzer schmilzt.
Ich bin der Meinung, dass Kinder in der Schule über diese Zusammenhänge unterrichtet werden sollten. Themen wie: Was sind Gefühle? Welche Art von

Gefühlen gibt es? Was passiert bei Wut, Lust, Angst oder Trauer im Körper? sollten diskutiert werden.

Das Elementare, Energetische des Menschen ist nach Wilhelm Reich ursprünglich gut. Es ist wichtig, dies zu betonen. Welch große Hoffnungen würde eine neue Generation bieten, die nicht fest gepanzert wäre (d.h. mit einem unveränderlichen Panzer), eine Generation, die wirklich am Leben teilnimmt, also innerlich klar ist, alles fühlen kann, ohne in den Gefühlen unterzugehen! Dann wären Drogen, Alkohol, »Verrücktwerden« nicht notwendig.

Die Körperpanzerung kann bereits ab dem Zeitpunkt der Empfängnis in der Gebärmutter oder im Säuglingsalter beginnen. Das Baby fängt als Reaktion auf Leid an, sich körperlich anzuspannen. Wilhelm Reich stellte fest, dass den Menschen geholfen werden kann, wenn wir diese ersten frühen Störungen studieren und versuchen, sie zu verhindern. Nur aufgrund des Studiums der Faktoren, die die frühe emotionale Gesundheit stören, kann dem erwachsenen Menschen auch effektiv geholfen werden. Wilhelm Reich teilte die Körperpanzerung in Segmente auf. Segmente sind die Orte der Blockaden im Körper, an denen die Lebensenergie nicht mehr richtig strömt. Die Segmente des Körpers sind theoretische Konstruktionen und nicht als statisch zu verstehen, ähnlich den Zentren der Chakren.

1. Das erste sehr wichtige Segment, das **Augensegment**, befindet sich im Kopf, einschließlich der Schädelbasis. Hier kann sich die erste Blockierung des Energieflusses befinden.

Ich arbeitete einmal mit einem Baby, das eine sichtbare Quetschung des Schädels bei der Geburt erlitten hatte. Das Kopfsegment war noch nicht energetisch mit dem Körper verbunden. Das Kind schrie, als ob es sterben müsste. Mit einem Minimum an Berührung – vielleicht eineinhalb Minuten lang – habe ich ganz zart das Stirnbein von den Augen weg massiert. Die Schmerzen besserten sich erheblich. Ich hatte oft kleine Babys vor mir, die irgendwo hinstarrten, in den Raum hinein, schon ganz weit weg mit den Augen. Das Auge nimmt nicht nur die Energie des Lichts auf, es strahlt auch Energie aus. Es ist ein Empfänger- und ein Aussendungsorgan. Besonders Neugeborene brauchen eine Antwort auf ihre »Aus-Strahlung«: Sie brauchen liebevollen Augenkontakt. Fehlt diese liebende Begrüßung, dann kann das zu Blockierungen des Augensegments beitragen.

Aus der Psychosenlehre ist bekannt, dass bei allen Psychosen Störungen der Funktion der Augen und der Schädelbasis vorliegen. Das Bewusstsein ist vom Körper getrennt, es ist im Körper nicht verankert. Die Augen eines Psychotikers schauen nicht hinaus, sie wirken verträumt, weit weg von der Realität, oder sie sind starr und hart (Verteidigung). Manchmal wirkt die Pupille vernebelt. Das sind Phänomene eines blockierten Augensegments.

2. Das zweite Segment ist das **orale Segment**. Verspannungen finden dort bereits unmittelbar nach der Geburt statt. Das orale Segment umfasst alle Impulse des Saugens. Es gibt viele Länder, in denen bei den Babys das Daumenlutschen unterbunden wird, indem man sie dafür bestraft. Oder es werden medizinische Maßnahmen vorgenommen (z.B. Untersuchungen). Das sind traumatische Ereignisse, der Mund- und Atembereich verkrampft sich dabei.
Ich behandelte einmal ein Kind, das bei der Geburt beinahe erstickt wäre. Durch Massage konnte es sich wieder entspannen, zuvor war es ganz blau um die Mundpartie gewesen. Auch nach einem Kaiserschnitt können erste Verspannungen beim Baby auftreten, wo ein wenig Massage bereits helfen kann, indem der Impuls zum Saugen und Nachvornebeugen des Kopfes unterstützt wird.

3. Das dritte Segment ist das **Halssegment**, wo unsere Stimme sitzt. Manchmal gibt es neurologische Störungen, der Schrei des Babys ist dann auffallend schrill. Halssegmentverkrampfungen können aufgrund der verschiedensten Störungen auftreten, sowohl durch eine Mandeloperation als auch z.B. weil ein Kind Gefühle zurückhalten musste, wenn es geschlagen wurde, und Weinen verboten war.
Dazu folgendes Beispiel eines 13-jährigen Jungen, der vollkommen stumm war. Durch meine sanfte bioenergetische Massage begann er, etwas besser durchzuatmen. Dann fing er an zu husten, so, als ob er ersticken müsste. Es stellte sich heraus, dass er im Alter von zwei Jahren beinahe an einem Bonbon erstickt wäre. Er wurde gerettet, indem man ihn mit dem Kopf nach unten hielt, aber sein Körper hatte die Erinnerung daran behalten. Das Halssegment wurde blockiert, und er verstummte. Diese Behandlung fand in einer Gruppe von 35 Lehrern statt, die meine bioenergetische Arbeit nicht kannten. Nachdem wir ihm eine leichte Massage gegeben und über den Vorfall mit der Mutter gesprochen hatten, begann der Junge wieder einige Worte zu sprechen.

Das war der Anfang seiner Heilung, sein Zustand besserte sich nach einiger Zeit vollkommen.

4. Das vierte Segment ist das **Brustsegment**. Es ist sehr groß und umfasst Arme, Hände, Herz und Lunge, den gesamten Brustkorb. Beispiel: Ein zweijähriges Mädchen war in einen Fluss gefallen und beinahe ertrunken. Es machte dabei die Erfahrung, dass es nur überlebte, weil es den Atem angehalten hatte. Seitdem hatte es Atemstörungen verschiedenster Art, weshalb es auch zu mir zur diagnostischen Untersuchung kam.
Im Allgemeinen gilt: Wenn ich in der Therapie feststelle, dass jemand nicht durchatmet, dann stellt sich oft heraus, dass es eine Situation gab, in der es gut oder sogar lebensrettend war, nicht zu atmen. Solche Fälle zeigen immer wieder, dass es eine körpereigene Logik gibt.
Eine körperliche Störung kann also ursprünglich nützlich gewesen sein, sogar um zu überleben. Dadurch entsteht dann eine Blockade, und wenn der Schock nicht gleich erkannt und behandelt wird, sogar eine psychosomatische Störung.

5. Das nächstfolgende fünfte Segment ist das **Zwerchfellsegment**. Beim Zwerchfell handelt es sich um einen querverlaufenden, flachen Muskel, der für die Atmung wichtig ist. Wenn jemand z.B. funktionelle Herzbeschwerden hat (aber noch keine somatischen Störungen), dann löste Wilhelm Reich den Würgereflex aus. Dadurch ging schnell eine Welle durch den Körper, und die Blockade löste sich auf. Ich selbst löse den Reflex sehr sanft, nur ein- bis zweimal hintereinander aus, begleitet von einem Ton des Klienten bei der Ausatmung. Die Blockierung kann bei Babys z.B. durch grobes Halten oder durch zu enge Windeln entstehen. In Marseille habe ich Neugeborene gesehen, die aufgrund der engen Windel keine Bauchatmung haben konnten. Die Atmung verläuft normalerweise wie eine Welle bis hinunter zum Becken.

6. Das sechste Segment ist das **Bauchsegment**. Es umfasst den Darm, den Magen, die Leber, die Milz etc. In diesem Segment können viele Störungen auftreten. Man kann durch Massage die Verspannungen im Darm lösen. In der Biodynamik-Therapie massiert man leicht an der Oberfläche des Körpers, also lediglich auf der Haut, wie bei der Babymassage. Die Peristaltik fängt an zu »gurgeln«, was man mit dem Stethoskop hören kann. Das ist eine wichtige

Entdeckung von Gerda Boyesen. Wenn die Energie wirklich fließt, hört es sich an, als hätte man einen Bach im Bauch.
Durch das Stethoskop auf dem Bauch hört man diese unglaublichen »Gefühlsgeräusche«, der Darm reagiert. Die Geräusche entstehen bei der biodynamischen Massage dadurch, dass sich Verkrampfungen entlang des Magen-Darm-Trakts lösen. Der verkrampfte Bereich bewegt sich wieder besser, und statt sich nach außen in Wut zu äußern, »entgurgeln« sich die verspannten Gefühle, sie entladen sich nach innen. Eine Methode, die sehr empfehlenswert ist.

7. Das siebte Segment ist das **Beckensegment**. Dazu gehören Darmausgang (Anus), Gesäß, Beine, Füße, Zehen. Bei Babys bewirken Beschneidung, Einläufe, Spritzen usw. die Blockierung dieses Segments.

Im Allgemeinen verhält es sich so, dass wenn ein Baby bei der Geburt nicht sanft empfangen und sofort von der Mutter getrennt wird, sein Lebensenergiefluss stockt. Die Anfänge des Lebens sind sehr wichtig; die Panzerung kann aber auch später, im Kindes- oder Erwachsenenalter, einsetzen. Einige Beispiele: In der bulgarischen Armee musste man im Rahmen des militärischen Drills strikt still stehen; wenn man sich bewegte oder auch nur mit dem Gesicht zuckte, wurde man mit Gefängnis bestraft. Durch diese Behandlung entsteht eine späte Panzerung, wie sich in der Arbeit mit ehemaligen Soldaten herausstellte. Ein weiteres Beispiel aus Japan: Die Kleinkinder werden sehr geliebt, sie werden als Babys am Körper getragen, gestillt, überhaupt energetisch gut behandelt. Wenn sie dann in die Schule gehen, werden sie oft traumatisiert. Der Lehrer hat dort das Recht, sie zu schlagen, sie zu unterdrücken. Ich habe in Japan einen sechsjährigen Jungen kennengelernt: Er las gern, er schrieb gern, er war selbstbewusst, weil er sich sehr gut konzentrieren konnte. Das änderte sich auf einmal: In der Schule wurde er bestraft, weil er dem Lehrer nicht gehorchte (er sollte mit dem Schreiben aufhören). Der Lehrer schrieb zur Strafe den Namen des Jungen an die Tafel als abschreckendes Beispiel. Die anderen Schüler lachten ihn aus. Damit war es dann auch mit seinem Interesse am Schreiben vorbei. Die Mutter des Jungen war verzweifelt. Sie wusste nicht, was sie tun sollte. Das Kind war geschockt. Kinder sind sehr gefühlvoll, und sie sind beeinflussbar: Aus Angst tun sie dann das, was ihnen Spaß macht, nicht mehr. Durch den Schrecken bei Unfällen und Gewalttaten gegen Kinder entsteht Panzerung, die viele Formen annehmen kann.

Eine weitere Form der Panzerbildung ist, das »Hinunterschlucken« der Gefühle, was besonders von Jungen verlangt wird. Ein Junge hat z.B. ein klares Gefühl, das er aber nicht ausdrücken darf. Es wird ihm gesagt: Sei still, sei ruhig, weinen ist verboten! Oder das Kind wird geächtet, manchmal sogar bestraft. »Ein Junge weint nicht.« Dadurch wird das Gefühl nicht mehr erlebt, stattdessen entsteht ein Krampf z.B. entlang des Magen-Darm-Trakts. Diese Zusammenhänge sind in der psychosmatischen Medizin bekannt, finden aber in der Praxis oft wenig Beachtung und werden therapeutisch viel zu selten genutzt. Die »heruntergeschluckten« Gefühle bleiben aber in der Erinnerung des Körpers. Sie lösen sich nicht von allein; manche Menschen sind so ihr Leben lang sehr ängstlich.
Auf unserer Welt gibt es immer wieder Kriege. In einigen Ländern habe ich mit älteren Menschen gearbeitet, die innerlich noch immer vor Angst zitterten, weil sie als Baby während der Bombenangriffe in den Luftschutzkeller mussten, immer plötzlich, immer ganz rasch. Dadurch kann man in einem lebenslangen Angstzustand stecken bleiben. Das »Körperbewusstsein« bleibt lebendig. Ich sehe manchmal Menschen, die als Baby sofort von der Mutter getrennt wurden, die unterernährt und verängstigt aufgewachsen sind. Sie sind fast »grau«, ich kann sie auf der Straße erkennen, sie haben keine Ausstrahlung, z.B. Flüchtlingskinder aus Kriegsgebieten. Es sind junge Menschen ohne Glanz, ohne Lebensfeuer.
Bei meiner vegetotherapeutischen Arbeit beobachte ich, ob die Energie vom Kopf bis zum Fuß fließt bzw. wo sie zu fließen aufhört. Wie ist die Energie im Körper verteilt? Warum ist sie stecken geblieben? Was ist diesem Menschen lebensgeschichtlich geschehen? Dann frage ich: »Sind Sie in Ihrem Körper, oder sind Sie ›weggeflogen mit der Seele‹?« Diese Frage ist ganz wichtig, ebenso: »Sind Sie versteift, verkrampft?« und »Wie sind sie verhärtet?« Es zeigen sich bei jedem Menschen ganz spezifische Mechanismen, vor allem die hart angespannten Körperpartien oder der ganze Körper, der nichts mehr fühlt. Das kommt von körperlich und seelisch erlittener Gewalt.
Anhand des Atems überprüfe ich, wo die Energie blockiert ist, und fordere den Klienten auf, dem Atem auch mit den eigenen Händen zu folgen. Meistens kann genau beschrieben werden, an welcher Stelle der Atem stockt. Eine meiner Interventionen ist es, bereits beim ersten Mal beim Durchatmen zu helfen. Durchatmen ist erlernbar.
Wilhelm Reich hat in einer Fallgeschichte einer Schizophrenie beschrieben, dass das Fließen der Lebensenergie zuerst als etwas Fremdes im Körper erfahren

wird. Es fühlt sich so an, als ob Ameisen über die Haut liefen. Das ist besonders bei Psychiatrie-Klienten der Fall, die die eigenen Empfindungen nicht mehr erkennen, denen das Erleben eines eigenen Körper-Ichs fehlt. Sie haben meistens sehr schlimme Lebensläufe mit vielen Traumata hinter sich.
Gesund ist es, wenn man im Lebensenergiefluss beweglich bleibt. Dieses Körpererleben drückte ein sechsjähriger Junge, der frühgeboren war, am Ende einer Energiebalance-Behandlung ganz spontan folgendermaßen aus: »Der Bach fließt wieder.«

Das Prinzip der »Erinnerungskassette«

Dieses Prinzip besagt, dass im menschlichen Körper sämtliche Lebensereignisse gespeichert sind: Der Körper erinnert sich an alles, was ein Mensch bisher erlebt hat. Entsprechend dieses Prinzips kann man – symbolisch gesprochen – die »Erinnerungskassette zurückspulen«. Dieses Zurückspulen geschieht in der Sanften Bioenergetik durch die Arbeit am Körperpanzer. Dabei werden die im Körper »eingefrorenen« Gefühle mobilisiert. In der Sanften Bioenergetik kann die Erinnerungskassette bis zum Anfang, d.h. bis zur Geburt, in die pränatale Zeit und auch manchmal sogar konkret bis zur Empfängnis zurückgespult werden.
Eine bemerkenswerte Entdeckung in der Neurologie liefert zu diesem Prinzip Beweise: Wilder Penfielt[13], kanadischer Gehirnchirurg, hat bei Epilepsie-Operationen folgende Beobachtung gemacht: Es gibt eine Art von Epilepsie, die durch kleine Narben auf der Gehirnrinde (die gewöhnlich durch Verletzungen entstehen) verursacht werden. Penfield behandelte Epilepsien dadurch, dass er diese Narben operativ entfernte. Da das Gehirn schmerzunempfindlich ist, konnte er seine Operationen bei vollem Bewusstsein der Patienten durchführen. Durch die elektrische Stimulation an gewissen Zonen der Gehirnrinde erlebten diese plötzlich frühe Lebensereignisse wieder. In seinen darauffolgenden klinischen Versuchen stimulierte er dann dieselbe Zone wieder – und dieselben Erinnerungen erschienen abermals: frühe Erlebnisse, Farben, Gerüche, motorische Abläufe.

Penfields Versuche liefern plausible Beweise dafür, dass es im Gehirn ein Gebiet gibt, in dem unsere Erlebnisse gespeichert sind. Durch elektrische Stimulation dieses Gebiets tauchten diese »inneren« Bilder, Emotionen usw. wieder auf. Man kann also annehmen, dass alle Erinnerungen im Körper sinnlich vorhanden und abrufbar sind. Das Phänomen des plötzlichen Auftretens von frühen Erinnerungen ist auch aus anderen Zusammenhängen bekannt (Drogeneinfluss, Hypnose usw.). Meine eigenen Erfahrungen bestätigen Penfields Entdeckung.
Das Wichtige ist, dass ich nicht nur mit dem Körper, den Blockaden der Körperpanzerung arbeite, um zu heilen, sondern dass ich auch das Prinzip der Erinnerungskassette bei meiner therapeutischen Tätigkeit berücksichtige. Die (Körper-)Erinnerungen, die wiedererlebten Emotionen werden lebensgeschichtlich eingeordnet, verbalisiert und dadurch auch integriert.

Logarithmus der Anfänge

Der Logarithmus der Anfänge besagt, dass von der Empfängnis bis zur jetzigen Lebenssituation die Entwicklung eines Menschen in ihrem Ablauf einer Regelmäßigkeit folgt, wobei den Anfängen seines Lebens besondere Bedeutung zukommt. Die Kraft, die einen kleinen Baum umknickt, bricht einem großen Baum vielleicht nur einen Ast ab. Der Einfluss derselben Kraft ist gänzlich unterschiedlich.
Die Sanfte Bioenergetik als therapeutische Methode eignet sich zur Behandlung von Störungen in allen Lebensphasen, arbeitet aber am besten mit Störungen aus den Anfängen des Lebens, von der Empfängnis bis zum zweiten Lebensjahr. Sie erreicht ganz frühe Schichten der menschlichen Entwicklung, die aus einer Zeit stammen, in der Erlebnisse noch nicht sprachlich artikuliert werden konnten, also aus der vorsprachlichen (nonverbalen) Phase, die durch rein verbal arbeitende Therapien nicht zugänglich ist.
Was mit uns am Anfang – an der Basis – unseres Lebens geschieht, bestimmt ganz wesentlich, wie wir heute sind: ob wir z.B. glücklich sind, uns allgemein wohl fühlen, ob wir Urvertrauen haben (meines Erachtens ist Urvertrauen ein Menschenrecht) oder ob wir immerzu besorgt sind, jemand könnte uns

schaden. Gute Anfänge sind entscheidend für das weitere Leben. Natürlich können trotz eines guten Anfangs auch in späteren Lebensphasen Störungen entstehen. Der Erwachsene hat die Funktion, nährend und beschützend zu sein. Babys sind wie Vögelchen: Sie sollen zuerst behütet und dann, wenn die Zeit reif ist, losgelassen werden.

Die Sanfte Bioenergetik versucht, die vorsprachliche Phase zu erreichen. Bildlich gesprochen heißt das, die Arbeit sollte dem Schälen einer Zwiebel ähnlich sein: Man entfernt die äußeren Schalen, um schließlich an den Kern der Person heranzukommen. Es ist daher wichtig, in der konkreten Arbeit sehr vorsichtig zu »schälen«, zu entpanzern, indem man all die historischen Schichten des Körperpanzers schrittweise löst.

Das ist natürlich ein Konzept; in Wirklichkeit arbeiten wir damit, was in der Therapie aktuell geschieht. Wir können nicht von vornherein wissen, was passieren wird; oft kommt eine andere Reaktion als die, die wir erwartet haben. So war ich z.B. sehr erstaunt, als vom Krieg traumatisierte Erwachsene bereits in der ersten Therapiestunde Erstickungszustände aus der Zeit ihrer Geburt wiedererlebten, denn ich hatte eher mit dem Wiedererleben ihrer Kriegstraumata gerechnet. In meiner Arbeit stieß ich häufig direkt auf die Wurzeln der Störungen.

Abb. 2 Lebenslinie

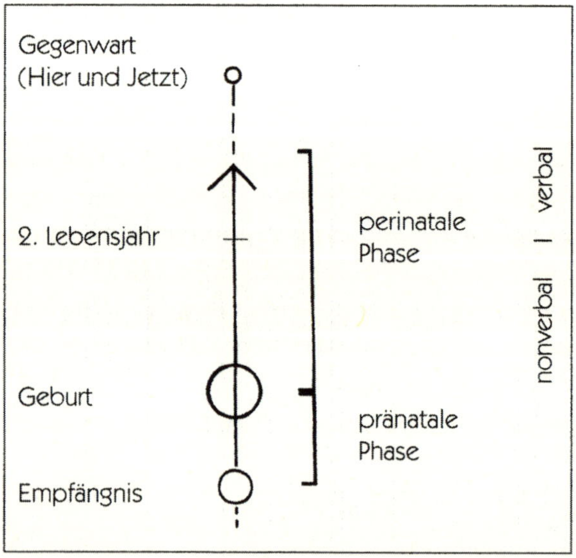

Die pränatale Zeit, die Geburt und die darauffolgende »sensible Periode« spielen offensichtlich eine größere Rolle bei der späteren Entwicklung, als die Wissenschaft dies lange Zeit angenommen hat. Die ganz frühe Entwicklung ist – bildlich gesprochen – das Fundament, auf dem das Haus steht. Es ist eigentlich eine uralte Erkenntnis; bereits in der Bibel steht, dass man sein Haus nicht auf Sand bauen solle.

In meiner Studienzeit (40er Jahre) nahm man allgemein an, dass der Fetus kein Seelenleben hat. Ein Argument für diese Behauptung war z.B., dass das Nervensystem des Fetus noch nicht vollständig entwickelt ist. Das Gegenteil zu erfahren, war für mich eine wesentliche Erkenntnis. Neben meinen eigenen Primärtherapie-Erlebnissen (denen in meiner Kinder- und Jugendzeit eine langjährige Psychoanalyse vorausging) habe ich das meiste auf diesem Gebiet von den Babys (Neu- und Frühgeborene) gelernt. Auch durch meine spätere therapeutische Arbeit wurde ich immer mehr davon überzeugt, dass die frühen vorsprachlichen Erlebnisse sehr wichtig sind.

In ihrem sehr informativen Buch sammelten Thomas Verny und John Kelly[14] zahlreiche bisher vorhandene wissenschaftliche Beweise, um eindringlich darauf hinzuweisen, dass der Fetus schon ein relativ differenziertes Seelenleben hat und dass er auf seine Umwelt, vor allem auf seine Mutter, intensiv reagiert. Einige Beispiele: Wenn die Schwangere gestresst ist, dann schlägt das Herz des Fetus schneller; er reagiert auf Schreck der Mutter mit Bewegungen. Wir wissen auch, dass Töne zum Fetus »durchdringen«.

Ich selbst bin überzeugt davon, dass alles, was in Anwesenheit der Schwangeren gesagt wird, auf der »Erinnerungskassette« des Fetus aufgenommen wird. Es gibt Hinweise darauf, dass die Inhalte des Gesagten, die natürlich von Gefühlen begleitet werden, den Fetus erreichen. Das kann schon die Grundlage für spätere Lebensthemen darstellen. Ein Beispiel nach Leboyer: Es gibt ein psychiatrisches Syndrom (»Tourettes Syndrom«), das eine Störung von Menschen benennt, die übermäßig viel fluchen. Dieses Syndrom kommt – bewiesenermaßen – bei jenen Klienten häufig vor, bei deren Geburt die Anwesenden (Arzt, Klinikpersonal usw.) während einer mit Narkose durchgeführten Entbindung geflucht haben. Auch deshalb spricht Leboyer über die Wichtigkeit der »heiligen Stille« bei der Geburt. Es ist sehr wichtig, dass wir bei dem großen Umwandlungsprozess, den die Geburt darstellt, nicht stören. Wir sollten nichts Unnötiges in die »Erinnerungskassette« hineingeben. Doch leider wissen nicht alle Geburtshelfer, dass die Anfänge so wichtig und sensibel sind.

Überwiegend verbale Therapiemethoden haben ihren Schwerpunkt in der »Hier-und-Jetzt-Situation« der Klienten. Sie können lebensgeschichtlich bis ca. zum zweiten Lebensjahr zurückreichen (bis zum Beginn der verbalen Phase). Durch meine Arbeit weiß ich, dass die vorsprachlichen Erlebnisse prägend sind und es gewisse Abreaktionen gibt, die aus diesen frühen Erlebnissen herrühren. Es kann relativ schnell, innerhalb von wenigen Minuten, passieren, dass Klienten in die allererste Phase ihres Lebens regredieren, d.h. sie wiedererleben. In der Primärtherapie erleben sie manchmal intensive Gefühle, von denen sie zuerst nicht wissen, woher sie kommen und was sie bedeuten: Sie sind vollkommen unbewusst. Gleichzeitig können sie als »Thema« ein Leben lang wirksam sein.

Minimum-Stimulus-Prinzip (Auster-Prinzip)

Das wichtigste Prinzip der Sanften Bioenergetik ist das Minimum-Stimulus-Prinzip, d.h. wenn wir den Körper des Klienten berühren, soll diese Berührung nicht schmerzhaft sein: Die Arbeit findet unter der Schmerzgrenze statt. Der menschliche Körper reagiert auf Berührung sehr differenziert, die Berührung setzt jedoch in jedem Fall einen energetischen Prozess in Gang. Ist die Berührung über der Schmerzgrenze, dann kann es geschehen, dass dieser energetische Prozess blockiert wird, d.h. der Körper wehrt sich gegen den »Angriff«. Es ist daher äußerst wichtig, auf diese Schmerzgrenze zu achten. Diese Vorgehensweise nenne ich auch »Auster-Prinzip«: Eine Auster öffnet sich und bleibt offen bei sanfter Berührung, bei zu starker Berührung jedoch schließt sie sich.

Abb. 3

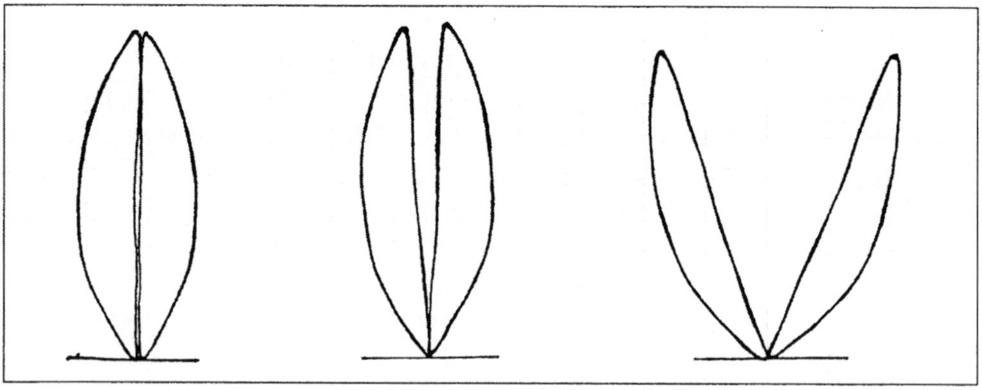

Minimum-Stimulus-Prinzip (Auster-Prinzip)

Durch meine Arbeit mit Neugeborenen weiß ich, dass das noch ungepanzerte Baby auf einen harten Stimulus mit »Rückzug« antwortet. Und meine Erfahrung zeigt, dass auch bei erwachsenen Klienten durch einen zu hart eingreifenden Stimulus der Panzer »zumacht«, es kann sogar eine festere Panzerung entstehen. Wenn die Energie im Körper in Bewegung kommt, soll man den Prozess so weit als möglich von allein geschehen lassen und nicht vorantreiben. Diese Vorgehensweise ist ähnlich der Filmentwicklung. Beim Eintauchen in die (Entwickler-)Lösung erscheinen langsam die Bilder, und ohne weiteres Dazutun entwickeln sie sich selbständig. Wenn das Bild entstanden ist, dann sollte man mit dem Prozess nicht fortfahren, sonst verschwindet es wieder. (Nach diesem Prinzip arbeitet auch weitgehend die Psychoperistaltik von Gerda Boyesen.)

»Das Baby im Erwachsenen wecken« – Therapie der Primärzeit

Die Anwendung des Minimum-Stimulus-Prinzips bewirkt, dass die allererste Begegnung eines Menschen mit der Außenwelt wiedererlebt wird. In dieser ersten Begegnung spielen sich außerordentlich zarte Prozesse ab, die sich aber durchaus sehr intensiv äußern können. Dieses Reaktivieren ist deshalb möglich, weil das Baby und auch der Fetus im erwachsenen Menschen noch immer lebendig sind. Das Baby – und damit auch das im Erwachsenen noch lebendige Baby – zieht sich zurück, wenn die Berührung zu hart und nicht liebevoll ist. Durch meine Erfahrung in der Arbeit mit Frühgeborenen und Schwangeren wurde meine therapeutische Berührung sanft wie ein Schmetterlingsflügel oder das Streicheln einer weichen Daunenfeder.

»Flow-Glow-Prinzip«

Das In-Bewegung-Kommen von inneren Prozessen hat seine Entsprechung im körperlichen Ausdruck: Das Fließen der Lebensenergie (flow) wird dadurch deutlich, dass der Körper warm wird, er »glüht« (glow). Gleichzeitig werden starke Emotionen freigesetzt und geäußert. Ein Ziel der Sanften Bioenergetik ist es, die Gefühle aus der Primärzeit, der vorsprachlichen Zeit in der Entwicklung eines Menschen, wiederzuerleben. Das allein reicht aber nicht aus. Es geht auch darum, eine Veränderung des Erlebten möglich zu machen, soweit es notwendig ist. Es kommt dadurch eine Wieder-Verbindung[15] (Re-bonding) zustande.

»Flow« heißt, die energetischen Bewegungen gehen wie eine Welle vom ersten bis zum siebten Körpersegment. »Flow« ist nicht verständlich ohne das Konzept der segmentalen Panzerung nach Wilhelm Reich (s.S. 45ff.). »Glow« ist die Kapazität zur Expansion des energetischen Feldes. Dies kann auch mit einem Orgonakkumulator und durch Lumination erreicht werden. Die Energie bleibt beweglich, der Körper wird warm, er strahlt und glüht.

Frühkindliche Selbstregulierung

Dieses Prinzip geht auf die Theorie des »selbstgesteuerten Charakters« von Wilhelm Reich zurück.[16] Kurz zusammengefasst hat nach ihm derjenige einen selbstgesteuerten Charakter, der aus einem inneren Motivations- und Belohnungssystem heraus handelt. Er ist interessiert und arbeitet ohne inneren und äußeren Zwang, d.h. er ist nicht »wie ein Sklave mit der Peitsche« angetrieben, und er braucht – so glaube ich jedenfalls – auch keinen festen Stundenplan.

Die frühkindliche Selbstregulation wird durch eine unterstützende Umgebung ermöglicht. Das beinhaltet auch, Grenzen zu setzen – aber niemals mit Gewalt. Und es bedeutet zudem, dass das Kind die Möglichkeit zur freien Wahl erhält. In der therapeutischen Arbeit ist die Selbstregulation das Ziel. Ich erreiche sie damit, dass ich in der Behandlung mit den Stimuli ohne das Einverständnis

des Klienten nie weiter gehe. Dadurch kann sich ein Sich-Selbst-Spüren von innen, aus dem eigenen Körper heraus, entwickeln.
Selbstregulation wird in den verschiedenen Therapierichtungen auch in einem anderen Sinn benutzt, z.B. die selbständige Arbeit mit der Psychoperistaltik (bei Selbstmassage werden mit dem Stethoskop die Töne im Magen-Darm-Trakt abgehört). Ein anderes Beispiel: In Australien habe ich gehört, dass der Begriff Selbstregulation für das Biofeedback angewendet wird. Ein Biofeedback-Gerät, das mit Hilfe von Elektroden den Hautwiderstand misst, gibt elektrische Signale an ein Oszilloskop zur Aufzeichnung von Stress weiter. Durch Bewegung – oder besser gesagt Beherrschung – der Gesichtsmuskeln sollen die aufgezeichneten Wellen zum Stillstand gebracht werden. Dieses Verfahren ist ein Biofeedback im ursprünglichen Sinn und gleichzusetzen damit, wenn in der Therapie jemandem ein Feedback gegeben wird.
Selbstregulation ist auch ein allgemeineres, umfassenderes Prinzip: Ich nenne es Demokratie in allen sozialen Bezügen, in der Familie, in der Schule usw. Es bedeutet, dass alle, die Teile eines Systems und davon betroffen sind, auch eine Stimme bei gemeinsamen Entscheidungen haben.

4 Theoretische Überlegungen

Intuition

Die Intuition ist in der Körperarbeit außerordentlich wichtig, doch ist es schwierig, sie zu beschreiben. Sie ist gleich zu Anfang bedeutend, bei der ersten Begegnung mit den Klienten. Diese kommen ja in die Behandlung, weil sie nicht genau wissen, was mit ihnen geschehen ist, woran sie unbewusst leiden und was sie wie in ihrem Leben ändern können, damit sie gesund werden.

Als Therapeutin vergleiche ich mich aufgrund meiner intuitiven Vorgehensweise mit einem »schnüffelnden Hund«: Ich gehe herum, ich suche, ich beobachte, höre gut zu. In erster Linie achte ich auf die Körpersignale des Klienten, wo seine Atemwelle steckenbleibt, wo sein Körper verspannt ist. Sind seine Augen klar, drückt er seine aufsteigenden Gefühle aus oder nicht? Genauso wichtig ist es, auf seine Körperhaltung zu achten. Manchmal ist z.B. die Haltung des Kopfes charakteristisch: Er ist nach vorne gebeugt, wie beim geschädigten Fetus. Im ganz jungen Embryo ist alles gekrümmt. Bei der weiteren Entwicklung bekommt der Körper seine spätere Form. Ich erkenne bei Klienten oft an der Kopfhaltung, ob sie z.B. in der embryonalen Phase stecken geblieben sind oder nicht (ob sie eine frühe Störung haben). Dann gibt der Klient vielleicht einen Anhaltspunkt, er erzählt z.B., dass er ganz früh eine Operation hatte. Das verschafft mir einen weiteren Eindruck; dann versuche ich, zu konkretisieren, um herauszufinden, was zu tun ist. Das ganze Bild der möglichen Störung ist noch nicht entstanden, aber es kann mich auf diesem Weg zur Lösung führen. Es hat einen noch nicht ganz geformten, noch nicht ganz definitiven Ausdruck. Man kann es mit dem Entstehen einer Skulptur vergleichen: Zuerst nimmt man die Tonerde, dann zeichnet sich allmählich die Struktur ab.

Die Intuition bezieht sich auch auf die Wahl der entsprechenden Methoden, die ich bei der jeweiligen Behandlung anwende; dabei bin ich sehr flexibel. Ich behandle nicht nur mit der energetischen Massage. Sie ist lediglich ein

Mittel, ein Weg, eine Möglichkeit, den Energiefluss im Körper des Klienten von oben nach unten wieder herzustellen.
Wenn ich z.B. mit Psychodrama arbeite, sage ich zum Klienten: »Imitiere, wie dein Vater war, als er dich geschlagen hat!« Das kann sehr heilend wirken. Klienten sind oft schüchtern geworden, sie dürfen sich nicht erinnern und die Wahrheit sagen, aber sie können es körperlich imitieren. Es ist eine gute Methode, die Therapie z.B. bei körperlich misshandelten Klienten mit Psychodrama zu beginnen, weil sie oftmals unbewusst weitergeben, was ihnen angetan wurde: So können Opfer zu Tätern werden.
Ab und zu gerät der Klient ins Lachen (ich habe erlebt, dass es sich nach ca. 45 Minuten ins Weinen umdrehte). Durch das Lachen kommt die Energie ins Fließen: Es ist eine Emotion. Lachen betrachte ich nicht als Therapiemethode, es zeigt aber, dass die Energie des Klienten sich bewegt.
Ich berücksichtige alles, was aus dem Körper des Klienten kommt, bei der Behandlung lege ich mich jedoch nicht auf eine bestimmte Methode fest. Aus dem Körper will etwas heraus, will sich äußern. Dieser Vorgang geschieht in einem Prozess, der während der Behandlung entsteht.
Es ist natürlich auch wichtig zu sehen, woher diese Störung kommt. Der Prozess in der Therapie geschieht aber von allein, »etwas zeigt sich«. Der Mensch zeigt sich und auch seine Körperlogik. Ich glaube, zu viele Worte sind bei meiner Arbeit eher hinderlich. Wir arbeiten, wo wirklich etwas energetisch geschieht.
Ich nehme mir am Ende jeder Sitzung Zeit (ca. 20 bis 25 Minuten) für Integration. Dafür wende ich z.B. in Gruppen Folgendes an: Ich lasse einen Innenkreis bilden von jenen, die eine ähnliche Situation erlebt hatten wie der Klient, mit dem ich therapeutisch gearbeitet habe (Trennung, Scheidung der Eltern, Tod usw.). Dann machen wir eine Gesprächsrunde, und jeder sagt etwas über seine Gefühle in einer ähnlichen Situation. In einer Gruppe ist meistens jemand dabei, der etwas Ähnliches erlebt hat. Ich bilde dann komplementäre Paare (z.B. jemanden, der ein Kind weggegeben hat, und jemanden, der adoptiert wurde), damit zwischen ihnen ein Dialog entstehen kann.
Sobald ich mich für eine Methode entschieden habe, versuche ich, sehr konzentriert dabei zu bleiben. Die intuitive und flexible Arbeit erfordert große Konzentration.

Trauma

Mit der Sanften Bioenergetik werden in erster Linie Traumata behandelt. Der Therapeut sucht nach den lebensgeschichtlich gewichtigen Verletzungen. Traumata sind körperliche oder seelische Erschütterungen, Schocks, die jemandem widerfahren sind. Diese haben oft den Charakter eines Schicksalsgeschehens. Wilhelm Reich hat in seiner bahnbrechenden Arbeit dargestellt, dass die Neurose im Körper verankert ist (wie alle neurotisch-unbewussten zwischenmenschlichen Konflikte, die auf der vegetativen Ebene wirken), und Wege zu deren Behandlung aufgezeigt.

Traumata wirken auf das ganze Vegetativum schockierend. Soweit sie nicht erkannt, bearbeitet und geheilt werden, bewirken sie ein langsames Versiegen des Lebensenergieflusses. Folgendes ist wichtig zu wissen: Menschen, die zusammenbrechen, die im Leben nicht mehr weiterkommen (z.B. durch schwere Depressionen oder schwere körperliche Erkrankungen), haben gewöhnlich viele Traumata erlebt.

In der Behandlung erkennt man Traumata in erster Linie anhand starker körperlicher und emotionaler Reaktionen auf die Behandlung. Die Traumata werden manchmal aufgrund bewusster (verbaler) Mitteilungen der Klienten diagnostiziert, häufiger jedoch durch weitgehend unbewusste (z.B. Körperreaktionen) intuitiv gesucht und aufgespürt. Als Allgemeinärztin frage ich beim Erstgespräch stets nach der medizinischen Geschichte des Klienten und nach traumatisierenden Lebensereignissen. Immer wieder staunen Therapeuten darüber, wie schnell ich durch meine Vorgehensweise in der Behandlung zum Wesentlichen komme.

Die verschiedenen Traumata können sich in der Primärzeit, aber auch in einer späteren Phase des Lebens ereignet haben. Es gibt sehr viele Arten von Traumata, z.B. Unfälle: Es fällt jemand ins Wasser und ertrinkt fast; Brandwunden; Verbrühungen usw. Es gibt aber auch prozesshafte Ereignisse, die den Körper in Schockzustände versetzen. Sie wirken wie der stete Tropfen, der den Stein höhlt: Es kann viele Jahre dauern. Das ist z.B. der Fall, wenn ein Kind nie tun darf, was es möchte, oder wenn Armut herrscht und man nie genug zu essen hat. All das bewirkt ein langsames Versiegen des Lebensenergieflusses.

Mit jedem Trauma wird sehr viel emotionale Energie gebunden, um sich vom Erleben und Fühlen fernzuhalten. Auch in den neurotischen Symptomen ist viel Lebensenergie gebunden. Ich habe im Verlauf meiner therapeutischen Tätigkeit erkannt, dass die ganz frühen, vorsprachlichen Lebensereignisse eigentlich die wichtigsten sind. Diese formen einen Menschen am intensivsten und können daher am nachhaltigsten traumatisieren. Körperliche und seelische Gewalt verursachen schwerste Traumata – bei Erwachsenen und, vor allem, bei Kindern.

Es ist eine wichtige Aufgabe, in der ganzen Welt Kinder vor Misshandelnden zu schützen. Kinder sollten die Möglichkeit erhalten, bei nicht gewalttätigen Menschen zu leben. Doch es wird immer noch geduldet, dass Eltern ihr Erziehungsrecht missbrauchen und Gewalt gegen ihre Kinder ausüben.

Andere Traumata können z.B. Kriegserlebnisse sein. Eine der schlimmsten Formen davon sind Vergewaltigungen im Krieg. Dabei entsteht für die Frau und wenn sie schwanger wird auch für den Fetus eine schwerste Traumatisierung. Das gilt ebenso für Vergewaltigungen im Alltag in Ländern, in denen es keine legale Abtreibung gibt.

Ein Beispiel für ein frühes Trauma, wie es sich in der Behandlung darstellte: Ein Mann, mit dem ich bioenergetisch arbeitete – zuerst nur mit der Atmung – wurde sehr aggressiv und wütend: Er hatte Schaum vor dem Mund, er spuckte, er ging auf eine Matratze los, gegen eine Wand usw. Er schlug mit seinem Kopf umher. Er war außer sich. Ich schaute ihn nur an (die Behandlung war schwierig, weil ich durch Übersetzer arbeiten musste) und fragte intuitiv: »Warst du gewollt, als du gezeugt wurdest?« (Ich habe nicht suggestiv gefragt, ob er das Resultat einer Vergewaltigung war.) Er brach zusammen, weinte, die ganze Gruppe umarmte und hielt ihn. Es stellte sich heraus, dass während des Krieges seine Mutter in einem Park, in dem sie allein spazieren ging, überfallen und vergewaltigt wurde. Es war ein tiefes und schreckliches Geheimnis, das weder er noch jemand außerhalb der Familie wusste. Das also war sein Lebensthema. Noch in der weiteren Sitzung war er vollkommen verändert, nachdem er es erfahren hatte. Er war erleichtert und wurde allmählich liebenswert.

Dazu nur noch eine Anmerkung: Dass es viel sexuellen Missbrauch gibt, ist leider schreckliche Wahrheit. Meine therapeutische Tätigkeit (Traumatherapie) in vielen Ländern liefert dazu eine traurige Bilanz. In Familien wird dieses Geschehen durch die dort herrschenden Machtstrukturen begünstigt und erst überhaupt möglich. Die Therapie des Missbrauchs wird dadurch erschwert, dass die körperliche Misshandlung meistens mit einer seelischen – in Form von Drohungen, z.B. »Wenn du etwas verrätst, bringe ich dich um!« – von Seiten des Gewalttäters verknüpft ist. Diese Drohung bewirkt – meistens bei Kindern – ungeheuer starke und dauerhafte Blockierungen im Kehlkopfbereich.

Das Wichtige aus meiner Sicht ist: Viele Menschen wissen noch immer nicht, dass sich der Körper an alles erinnert, was einem von der Empfängnis an widerfahren ist! Vom psychoanalytischen Standpunkt aus reflektieren wir (vielleicht 30 Jahre später), wie wir als Kind behandelt worden sind. Ich muss hinzufügen: Wir sind behandelt worden, wie unsere Mütter und Väter selbst behandelt worden sind. Die tiefe – vegetative – Ebene meiner Körpertherapie macht deutlich, dass ein Einfluss von mindestens zwei zurückliegenden Generationen existiert. War dieser Einfluss überwiegend negativ oder gar traumatisierend, dann muss das therapeutisch bearbeitet werden. Auch deshalb, damit diese Verletzungen nicht auf die nächste Generation unverändert weitergegeben werden. Denn wenn ein Trauma (ähnlich eines bewussten oder unbewussten Konflikts, aber körperlich und seelisch tiefgreifender) »unter den Teppich gekehrt« wird, ist der Zwang zur Wiederholung sehr groß: der Zwang, selbst jemanden zu traumatisieren.

Wilhelm Reich hat – im Gegensatz zu Sigmund Freud – immer wieder betont, dass der Mensch in seinem Wesenskern ursprünglich liebend ist. Dies ist auch ein tiefer Glaube in mir und zugleich die Basis meines therapeutischen Optimismus – auch bei sehr traumatisierten Menschen.

Es gibt Menschen, die sehr viele Traumata erlebt haben. Da muss man vorsichtig vorgehen und nur das anrühren, was die Klienten selbst wollen, ganz langsam, sonst können sie die Behandlung nicht aushalten. Meine Erfahrung zeigt, dass wir zum authentischen Kern der Persönlichkeit über die eventuelle traumatische Primärerfahrung am sichersten kommen, wenn wir sanft, nicht offensiv, stufenweise »entpanzern«, ohne gewaltsame Einmischung. Wenn wir Respekt vor dem ursprünglichen Panzerungsprozess haben, dann zeigt der Körper seine eigene Logik, der Panzer offenbart seinen Sinn.

Selbstregulierung des Klienten im therapeutischen Prozess

Ein wichtiges Prinzip bei der Behandlung in der Sanften Bioenergetik ist die Selbstregulierung des Klienten. Sie bestimmt sowohl den Umgang mit der Methode als auch den therapeutischen Kontakt, und sie ist Ziel der Behandlung. Jeder Mensch hat ursprünglich dafür ein Gespür, wann die energetische Ladung im Körper ausreichend ist, wann sie zu wenig oder zu viel ist.

Meine Behandlungsmethode bewirkt, dass die Blockaden der Körperpanzerung gelöst werden und die Lebensenergie anfängt, wieder frei zu fließen. Es entstehen Verbindungen: Der Körper verbindet sich energetisch. Die Reaktionen auf die frei fließende Energie sind bei jedem Menschen anders. Die Körpersignale sagen im Allgemeinen: »Jetzt ist es genug.« Daher ermutige ich alle Klienten am Anfang der Behandlung, in ihren Körper hineinzufühlen und mitzuteilen, wenn sie in der Behandlung nicht weiter gehen wollen. Die Grenze ziehen die Klienten selbst, wenn sie sich, aus welchem Grund auch immer, in der Behandlung nicht mehr wohl fühlen.

Das Prinzip der Selbstregulation ist aber, wie gesagt, auch Ziel der Körpertherapie. Einige Klienten kommen gerade deshalb in die Behandlung, weil sie ihre eigene körperliche Erlebnisgrenze nicht mehr spüren oder diesem inneren Gefühl nicht mehr vertrauen. Sie lernen dann schrittweise, die Signale ihres Körpers wahrzunehmen und sie mitzuteilen. Daher ist es wichtig, dass der Therapeut auf die Körpersignale des Klienten achtet. Ich versuche immer, dabei zu sein, wenn die »Verbindung« das erste Mal zustande kommt, damit jeder – Klient und Therapeut – lernt, wann die energetische Ladung ausreichend ist. Zunächst mache ich die Behandlung (bei Schwangeren) möglichst nicht länger als eine halbe Stunde, dann erhöhe ich ganz allmählich diese Zeitspanne, da man die energetische Ladung erst einmal auszuhalten lernen muss.

Die Selbstregulierung bezieht sich auch auf die klare Formulierung der Motivation des Klienten für die Behandlung. Ich arbeite oft auf Reisen für kurze Zeit mit mir bis dahin unbekannten Klienten, daher treffe ich eine klar definierte Vereinbarung: Der Klient kann sich entscheiden, ob er mit mir arbeiten will, und ich kann mich meinerseits entscheiden. Das erste Treffen soll Klarheit über das »Wie« und »Warum« schaffen. So werden die Klienten nicht zu hohe Erwartungen an die Behandlung stellen und dann vielleicht enttäuscht sein. Erst danach arbeiten wir gemeinsam an ihren Problemen. In für mich nicht bekannten Gruppen wird die Selbstregulation wirksam, wenn ich zuerst an einem Abend (zwei bis drei Stunden) die Prinzipien der Sanften Bioenergetik darstelle. Danach beende ich gewöhnlich die Sitzung mit der Babymassage, die die Teilnehmer sich gegenseitig geben und somit am ersten Abend erfahren und in Ansätzen erlernen können. Es ist eine gute Möglichkeit zu vermitteln, was ich mache. Besonders für Klienten, denen als Kind nicht erlaubt wurde, sie selbst zu sein, ist dieser Zugang sehr wichtig.

Die Strukturen der Sitzungen werden von mir nicht festgesetzt: Flexibilität (vor allem zeitlich) ist manchmal notwendig. Als Beispiel fällt mir eine Klientin ein, deren Vater im Ausland gearbeitet hatte und dort gestorben war. Sie war tief traurig, weil sie ihn vor seinem Tod nicht wiedersehen konnte. In einem solchen Fall sollte man die Behandlung nicht unnötig zeitlich beschränken, denn mit akuter Trauer muss man arbeiten, und alles andere hat zu warten. So wird die Sitzung vielleicht um eine Stunde länger. Ich interveniere erst dann, wenn ich feststelle, dass der Zeitrahmen aus zwingenden Gründen nicht mehr ausdehnbar ist.

Selbstregulierung z.B. im Psychodrama: Die Rollen im Psychodrama werden an verschiedene Personen verteilt. Diese wissen aber nicht, was beim Klienten ursprünglich passiert war, daher bringen sie eigene Elemente hinein. Einer jedoch, der alles selbst erlitten hat, kennt sämtliche Rollen ganz genau – er ist der Experte in dieser einmaligen Situation. Daher kann er am besten die verschiedenen Aspekte in den Rollen zeigen. Er korrigiert vielleicht eine Körperhaltung, er zeigt die passenden Bewegungen usw.

Es ist ein großes Problem, selbstregulatorisch mit Klienten zu arbeiten, die Krankheitsbilder wie Borderline-Persönlichkeit oder psychotische Störungen zeigen. Ein noch nicht entwickeltes Selbst muss hier erst aufgebaut werden. Diese Störungen können in Kliniken ggf. besser behandelt werden, daher arbeitete ich damit kaum. Ansonsten überließ ich die Entscheidung jedem selbst, ob er zu mir in die Behandlung kommen und bleiben wollte oder nicht. Es zeigte sich in meiner Arbeit, dass jeder – abgesehen bei schweren Störungen – von seiner Entscheidungsfreiheit die Therapie betreffend Gebrauch machen kann.

Eine klare, strukturierende Vorgehensweise im Umgang mit Regression und Progression ist bei meiner Methode notwendig. Ich greife regulierend ein, wenn jemand dabei ist, seine Erwachsenen-Ebene zu verlassen, und auf dieser Ebene nicht mehr bereit ist, mit mir zu kommunizieren. Man kann mit dem Klienten vor der Behandlung eine Vereinbarung treffen, dass er auf Bitten »zurückkommt« und mit seinem Bewusstsein nicht »wegbleibt«. Ich behalte stets den Kontakt zu den erwachsenen Anteilen des Klienten, oder ich behandle nicht weiter. Grenzfälle auf diesem Gebiet sind Klienten, die für mich unerwartet in tiefe Regression gehen. Ich habe öfter mir nicht bekannte Klienten behandelt, manchmal haben sie sich hingelegt und waren »weg« (regredierten), bevor ich auch nur fragen konnte, wie sie heißen. Durch die Veränderung des Settings (sitzen, sprechen, Augen öffnen) ist es meistens möglich, die Regression zu beenden.

Glaube, Religiosität, Heilung, innere Heilung

Durch meine therapeutische Tätigkeit machte ich Erfahrungen, die mir zeigten, dass, wenn man sich auf der tiefsten Ebene menschlicher Existenz bewegt, die Frage des Glaubens und der Religiosität auftaucht. Zwar haftet dem oft das Nicht- oder Unwissenschaftliche an, doch für mich steht außer Zweifel, dass der Glaube eine wesentliche menschliche Dimension ist, die heilende Funktion haben kann. Damit kam ich in den 60er Jahren in Berührung.
Meine Erfahrung kann man am ehesten und einfachsten so beschreiben: Ich, mein Ego, mein Körper, meine Seele haben nicht das letzte Wort auf dieser Erde! Es gibt etwas, das größer ist als ich! Dies wirklich zu fühlen, war meine persönliche Konversionserfahrung – die Erfahrung einer Kraft in mir und außer mir, auf der alles beruht. Dieses Wissen schafft eine Verbindung, ein Verbundensein oder Eingebettetsein in einen größeren Zusammenhang. Es beinhaltet auch die Sicherheit, dass alles nach einem höheren Prinzip funktioniert. Auf der Grundlage dieser Erfahrung therapeutisch tätig zu sein, kann man »Heilen« nennen.

Seit 1964 arbeite ich in der Therapie auch mit Heilung. Die Heilung bietet bei Traumata, deren Wiedererleben beinahe unerträgliche Schmerzen verursacht, eine Möglichkeit, damit leben zu können, ohne in den schmerzhaften Erfahrungen unterzugehen oder daran zu sterben. Viele Suizidversuche oder andere Arten von Selbstzerstörung geschehen vor dem Hintergrund, dass man den Schmerz darüber, was einem angetan wurde, nicht mehr aushält und deshalb nicht mehr leben will. (Bei diesem Lebensthema verabreiche ich die Bachblüte »Sweet Chestnut«.)

Das Ausgraben der alten, oft lebensbedrohlichen Traumata und deren Therapie ist manchmal nicht ausreichend. Wir brauchen die Heilung der Erinnerung. Heilung, die über das Verständnis hinausgeht, kann dazu beitragen, dass man ertragen kann, was einem im Leben widerfahren ist. Man kann den Schmerz aushalten, die alten Verletzungen klar anschauen, ohne darin unterzugehen. Nur etwas zu wissen, was versteckt, vergraben, also gänzlich unbewusst ist, reicht allein oft nicht aus, damit der Mensch sich besser und »ganz« fühlt.

Ich habe persönlich erlebt, dass man für die Heilung beten kann, wodurch man die Erinnerung heilt.[1] Es ist in meiner Arbeit zunehmend eine neue Dimension geworden, über das hinauszugehen, was gewöhnlich ein Psychotherapeut oder Arzt tut. Ich beschreibe meine heilende Arbeit am besten mit dem folgenden Bild: Durch das Erwecken früher und frühester Körpererinnerungen wird ein Massengrab geöffnet, das eventuell noch voller Skelette ist. Es tauchen oft Erinnerungen auf, die verschollen waren. Das sind in Körper und Seele lebendig gehaltene Ereignisse und Personen, die Traumata verursacht haben. Zuerst hilft es, bei der therapeutischen Arbeit bewusst zu machen, was von unseren Leichen in uns noch lebendig ist und daher in unserem jetzigen Leben wirkt.

Zwischen dem Wissen über und dem Erinnern von Traumata und deren Heilen durch Glaube besteht ein wesentlicher Unterschied. Agnes Sanford[2] war eine Schlüsselfigur für mich auf diesem Weg. In die »Dunkelheit« der Erinnerung scheint ein »Licht hinein«, und das Erinnerte wird geheilt. Dieser Prozess hat für mich etwas mit dem »Bewusstwerden auf der Körperebene« zu tun: Die erlittenen Schmerzen werden weniger, die Traumata werden integriert, sie beeinflussen einen nicht mehr so stark. Ich arbeite bei Heilung mit der Vorstellung, dass die Erinnerungen geheilt werden. Die Auffassung von »Licht«, das Sehen von »Licht«, Lichterfahrung ist von verschiedenen wissenschaftlichen und religiösen Beschreibungen bekannt.[3] Ebenso das Verbundensein mit dem Kosmos, mit der kosmischen Energie. Ich selbst als Therapeutin oder Heilerin finde durch Körpersignale mittels »heilenden Gebetes« Zugang zu dieser Lichterfahrung oder kosmischen Erfahrung.

Ich brauchte Jahre, um herauszufinden, was meine eigenen Traumata waren, die mich manchmal an den Rand meines Lebenswillens brachten. Dann ist es einfach geschehen: Ich habe die Traumata ohne Therapie wiedererfahren und auch die Heilung davon.

Meine Konversion geschah ohne Kirchenzugehörigkeit, ohne Dogma, ohne die Bibel gelesen zu haben: Sie ist mir widerfahren während eines Kurses der »School of Pastoral Care« mit Agnes Sanford. Von da an konnte ich heilend tätig sein. Für mich existiert seitdem ein »heilendes Gebet«, wo »Jesus in diese Erinnerungskassetten hineinkommt« und den Schmerz heilt. Auf dieses Gebet konzentriere ich mich bei der Heilung. Das Gebet ist für mich ein Mittel der Heilung; ich danke Jesus, dass es möglich ist, sich mit ihm verbunden zu fühlen. Dann bitte ich für das, was der Klient für die Heilung seiner Erinnerungen braucht, was immer es sein mag. Dann kann ich es körperlich fühlen: Irgend etwas »zittert« in der Atmosphäre, und es vibriert in meinem Rücken, es fließt durch mich wie durch einen Verlängerungsdraht eine »größere Kraft« und bringt Linderung.

Ich werde oft gefragt, woher ich meine Sicherheit bei der Heilung nehme. Ich gehe folgendermaßen vor: Ich sage ein kurzes Gebet und rufe Jesus damit. Eine andere Verbindung brauche ich nicht. Ich habe Jesus gewählt, weil er mir nahe steht und ich ihn in mir zu leben eingeladen habe. Vor allem, weil er der einzige Philosoph ist von all den Philosophen und Denkern, die ich kenne, der wirklich darauf geachtet hat, was mit Kindern geschieht, und ermahnt hat, Kinder ernst zu nehmen und ihnen nicht wehzutun. Die Spiritualität der Berührung heißt für mich: Vor jeder Behandlung widme ich mich Jesus, damit eine gute Berührung von Mutter und Kind spürbar wird. Die zustande gekommene Verbindung ist das Wichtigste, was ich anstrebe, wenn ich mit Klienten arbeite.

Durch meine heilende Tätigkeit bin ich auf verschiedene Ansätze gestoßen, die mit meinen Erfahrungen Ähnlichkeiten aufweisen.[4] Ich habe aus verschiedenen Quellen gelernt, heilend zu arbeiten. Rudolf Steiner und die Antroposophie finde ich – trotz guter praktischer Aspekte – zu mystisch und wirklichkeitsfremd. Die institutionalisierten Formen des Glaubens sind mir fremd (z.B. Kirchen, sogar die Charismatiker). Es gibt auch Vereinigungen (z.B. Order of St. Luke), die in Krankenhäusern das heilende Gebet praktizieren. Ich hatte davon gehört und war bereit, ihnen beizutreten. Doch bei der Durchsicht ihres Programms entdeckte ich einen merkwürdigen Satz, so dass ich einen Brief schreiben musste mit etwa folgendem Inhalt: Es tut mir leid, aber ich glaube, wir alle sind Kinder von Gott. Jeder Mensch hat etwas Göttliches in sich. Daher war Jesus nicht Gottes einziges Kind. Bei institutionalisierten Glaubensformen komme ich immer zu einem Punkt, den ich nicht akzeptieren kann. Mein Glaube ist etwas ganz Persönliches.

Schamanistische Heilung ist in diesem Zusammenhang auch bekannt. Es existiert für mich die innere Heilung, aber Schamanismus lehne ich ab. Meine Erfahrung ist nämlich, dass die beschwörten »Seelen« noch viel Leid in sich bergen, unvollendet sind und daher gefährlich sein können. Nur die Seele von Jesus ist für mich gut und gütig.

Ich habe charismatisch gearbeitet, isoliert von der Kirche und anderen Institutionen, und es ging mir nicht gut dabei; es sind Dinge passiert, die unheimlich waren. Ich gebrauche diese Form der Arbeit daher nicht mehr.

Meine Erfahrung mit Heilen hat eine Verbindung zur Meditation und Tiefenentspannung. In einem Film von Michel Odent über Wassergeburt schwimmt ein Neugeborenes zur Oberfläche des Wassers und strahlt diese Ruhe und Glückseligkeit aus – es ist »verbunden«. Der zufriedene, »verbundene« Säugling sieht wie Buddha aus.

Das Thema Heilung berührt noch einen weiteren wichtigen Punkt jeder therapeutischen und heilenden Tätigkeit: die Frage der Beeinflussung. Jeder therapeutische Kontakt ist eine Beeinflussung, im Idealfall eine liebevolle (anders könnte die Therapie gar nicht wirken, was leider nur allzu oft der Fall ist). Die Art der Beeinflussung bei der Heilung kann gemessen werden. Dr. med. C. Maxwell Cade hat interessante Forschungsstudien über Bewusstseinszustände veröffentlicht. Er hielt mit EEG die Gehirnwellen z.B. während verschiedener Therapieformen fest. Das EEG-Bild zeigte die »Lebendigkeit« des Gehirns, aber auch die getrennten Funktionen der rechten und linken Hemisphären. Er studierte u.a. den Hypnosezustand und die Veränderungen bei Hypnotiseur und Hypnotisiertem und fand heraus, dass beide während der Hypnose eine identische Wellenform aufwiesen. Auf einem Diagramm zeichnete er die Gehirntätigkeit in den verschiedenen Bewusstseinszuständen (von Koma bis meditative Konzentration) und die entsprechenden Veränderungen des Hautwiderstands auf. Dies zeigte u.a. die Intensität der Gefühle, wonach er die Bewusstseinszustände klassifizierte.

1980 war ich in Genf Teilnehmerin einer Gruppe, in der der »mind-mirror« benutzt wurde. Es wurde ein Heiler gesucht, und ich meldete mich. Man legte die Elektroden auf meinen Kopf, und die Veränderungen der Gehirntätigkeit wurden im EEG aufgezeichnet. In der Gruppe war eine Frau anwesend, die starke Schmerzen in ihren Schultern hatte. Diese rührten von einem Unfall, über den sie nicht hinwegkommen konnte. Mit geschlossenen Augen habe ich dann heilend gebetet, und als ich das tat, erschienen Delta-Wellen auf dem Monitor, die sonst z.B. im Tiefschlaf vorhanden sind. Ich hatte Delta-Wellen während meines Gebets (in tiefer Konzentration) und die behandelte Frau ebenfalls. Dies betrachte ich als interessanten Hinweis darauf, wie Heilung wirken kann.

5 Meine Vorgehensweise bei der Behandlung

Allgemeines zum Behandlungsverlauf

Als Ärztin bin ich gewohnt, bei der Behandlung mit einem Klienten allein zu sein. Im Prinzip arbeite ich daher auch in einer Gruppe so, als ob ich mit dem Klienten allein wäre. Ich beziehe aber die Gruppe in die Arbeit mit ein, wenn ich das Gefühl habe, dass die Gruppenmitglieder etwas Wichtiges zu dem Fall zu sagen haben, sowie am Ende der Sitzung zur kognitiven Integration und zum Harmonisieren.

Wilhelm Reich hat nicht mit Gruppen gearbeitet, doch seine Schüler konnten ab und zu bei seiner Einzelarbeit zusehen und durch Beobachten lernen. Bei seiner Arbeit achtete er sehr auf Sauberkeit und Hygiene. Jeder Klient brachte sein eigenes Laken und Handtuch mit, die er, in einem Papiersack verstaut, auf einem Regal lassen konnte. Auf das Individuelle und das Hygienische zu achten, ist auch bei meiner Arbeit sehr wichtig (z.B. Händewaschen).

Im Allgemeinen arbeite ich so, dass der Klient – zumindest zu Beginn der Arbeit – liegt. Er kann aber auch seine Lage verändern, etwa wenn er Wut ausdrückt und dabei um sich schlägt. Wichtig dabei ist, dass er sich nicht verletzen kann, indem er z.B. gegen die Wand schlägt. Aus diesem Grund achte ich besonders darauf, dass der Raum »gut gepolstert« ist, und lehne z.B. eine große Matratze an die Wand. Therapeuten sind verantwortlich für die körperliche Sicherheit des Klienten. Das ist aber leider nicht immer gewährleistet. Ich habe schon erlebt, dass sich der Klient bei einer Körperarbeit einen Zeh gebrochen hat, weil die bereitgelegte Matratze zu dünn war.

Beim Unterrichten meiner Methode habe ich die Erfahrung gemacht, dass es einfacher ist, Körpertherapeuten beizubringen, wie man mit den entstandenen Gefühlen arbeitet, als Psychotherapeuten klarzumachen, was man tut, wenn ein Gefühl körperlich ausgedrückt wird. Genauso verhält es sich zwischen Hebammen und Psychotherapeuten: Ich finde es leichter, Hebammen die

Therapie der Primärzeit zu lehren, als Psychotherapeuten den Geburtsprozess nahe zu bringen. Denn die Hebammen sehen bei ihrer Arbeit das Weinen und Lachen der Babys, sie erleben, dass die Gefühle bei der Geburt fließen.

Struktur einer ersten Sitzung

Die folgende Beschreibung ist eine schematische Darstellung. In meiner praktischen Arbeit passe ich diese Struktur – zeitlich und strukturell – der jeweiligen Situation des Klienten an: seinen Lebensthemen, Problemen und seiner Art, wie er die Veränderungen in der Sitzung äußert. Die graphisch dargestellte Grundstruktur eines ersten Sitzungsablaufs (s. Abb. 4, S. 72) hat sich während meiner 10-jährigen Arbeit in der Landarztpraxis herauskristallisiert und beruht auf der Vegetotherapie von Wilhelm Reich. Eine Weiterentwicklung davon, sowohl diagnostisch als auch methodisch, stellt Abb. 5 (s.S. 75) dar, die ich während meiner internationalen Arbeit entwickelte.
In meine Arztpraxis in Maine kamen Klienten aus der Umgebung mit medizinischen Problemen jeglicher Art. Daraus ergaben sich Schwierigkeiten: Die freie Wahl des Behandlers war für sie nicht gegeben, und ich als Ärztin konnte Klienten nirgendwo anders hin überweisen oder gar ablehnen. Der Idealfall jedoch ist, dass die Klienten zu einem Arzt ihrer Wahl gehen, genügend Motivation für die Zusammenarbeit mitbringen; genauso sollten sie vom Behandler willkommen geheißen werden, damit die Behandlung erfolgreich werden kann. Für mich war diese Arbeit aber gerade auch deshalb eine große Herausforderung und ein wichtiger Lernprozess. Nach gründlicher medizinischer Untersuchung stellte sich oft heraus, dass die Erkrankungen psychosomatischer Art waren. In solchen Fällen arbeitete ich mit den Klienten auch vegetotherapeutisch.
Die Sitzungen führte ich zunächst auf einer Couch, später auf dem Boden (auf einer weichen, großen Matte) durch. Die Klienten behielten ihre Kleidung an, lockerten sie ggf. (gewöhnlich war es in Maine zu kalt, um auf Kleidung zu verzichten). Dann hörte ich mir zuerst einfach ihre Probleme an und ermutigte sie, ihre aufsteigenden Gefühle so gut sie eben konnten auszudrücken, bei Wut

z.B. in ein Handtuch beißen, auf Gegenstände schlagen usw. Dies war bereits eine Körperarbeit an der Panzerung. Ich lockerte ihre Kinnmuskulatur, machte Augendiagnose, zeigte ihnen ihre »Masken« (starren Gesichtszüge) in einem Spiegel, ließ sie ihre eigene Atmung beobachten usw. Die Atmung habe ich niemals forciert. Sobald sie angefangen hatten, tiefer zu atmen, legte ich sie auf die Seite, so dass ihr Becken frei lag und die Atemwelle durchgehen konnte. Diese Methode hatte ich von den Schwangeren und Gebärenden gelernt.
Ganz zu Anfang meiner Therapien wendete ich auch harte Stimuli an, wie es in der Vegetotherapie auch heute noch teilweise praktiziert wird. Diese harte Methode habe ich aber bald aufgegeben, denn meine Arbeit mit Säuglingen und Schwangeren lehrte mich, dass das Sanfte, nicht Forcierende für meine Behandlungen effektiver war.

Grundstruktur einer ersten Sitzung (überwiegend vegetotherapeutisch)

Abb. 4

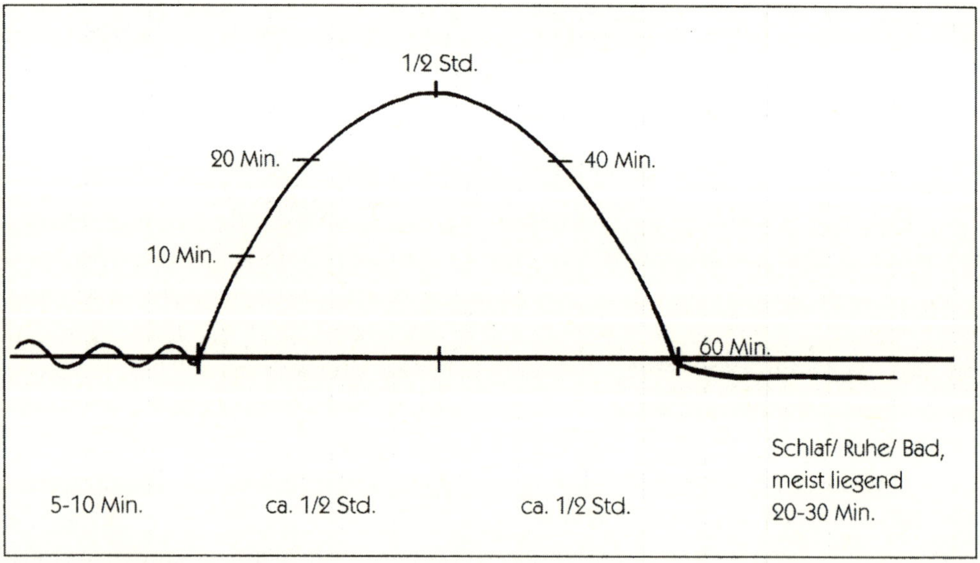

Grundstruktur eines ersten Sitzungsablaufs

Dauer der Sitzung: am besten 1½ Stunden.
In der *ersten Phase* (Dauer ca. 5-10 Minuten) liegt der Klient auf einer weichen Unterlage, gut gepolstert, damit er sich nicht verletzen kann, wenn starke und plötzliche Bewegungen auftreten. In dieser Phase diagnostiziere ich die Panzerung: Augendiagnose; ich versuche sanft, das Kinn zu lockern; ich fordere den Klienten auf, sich auf seine Atmung zu konzentrieren, ohne sie zu verändern oder mit Gewalt beeinflussen zu wollen. Bei der Atmung gebe ich körperliche Unterstützung, indem ich meine Hand leicht auf das Brustsegment lege und beobachte, wie weit die Atemwelle geht. Dann bitte ich darum, die Grenze der Atemwelle zu erspüren und die eigenen Hände auf die Barriere zu legen. Ich versuche zu erfassen, in welchem energetischen Zustand der Klient ist und welche Form der Körperpanzerung (im Sinn von Körperwiderstand) bei ihm vorhanden ist. Hier spielt die Intuition – bedingt durch den energetischen Zustand des Therapeuten – eine enorm große Rolle. Die Regression ist nicht Ziel beim ersten Treffen, aber ab und zu kann dies nicht verhindert werden und der Klient schließt seine Augen, obwohl ich darum gebeten habe, wenn möglich mit offenen Augen und im »Hier und Jetzt« zu bleiben.
Auf den energetischen Zustand des Klienten zu achten, ist unglaublich wichtig, denn zum einen können Menschen bioenergetisch überladen, zum anderen extrem unterladen sein. Im Fall der Überladung muss der Therapeut dafür sorgen, dass dieser »Berg von Gefühlen« abgetragen wird. Das kann z.B. dadurch geschehen, dass die Entladungskanäle des Klienten (Augen, Stimme, Arme, Beine) geöffnet werden. Eine expressive Gefühlsentladung pro Sitzung ist ausreichend. Dann wird über die weitere Vorgehensweise gemeinsam entschieden. Einige Klienten zeigen während und nach der diagnostischen Phase eine extreme Immobilität; sie werden still und unbeweglich. Andere verspüren einen starken Widerstand gegen eine weitere Behandlung: »Ich will nicht!« In diesem Fall soll der Widerstand besprochen und akzeptiert werden, was meistens zur Beendigung der Sitzung führt. Die Antwort »Ich will weitergehen« hingegen bedeutet eine Einladung für mich, und es folgt die zweite Phase.
Die *zweite Phase* der Sitzung dauert ca. ½ Stunde. Hier werden die Klienten ermutigt, ihre Gefühle zu äußern, ihren spontanen Bewegungen und Körperreaktionen zu folgen. In dieser Phase geschieht eine Steigerung des inneren Impulses, die in einer Entladung der Emotionen gipfelt. Die Klienten zeigen

vegetative Reaktionen, sie sind aber jederzeit ansprechbar und in Kontakt mit dem Therapeuten. Der Therapeut begleitet diesen Prozess und sorgt für die körperliche Unversehrtheit des Klienten.
Darauf folgt die *dritte Phase* (Dauer ca. ½ Stunde), die ich die Entspannungsphase nenne. Hier wird das Erlebte integriert (verstanden, besprochen). Diese Phase beinhaltet auch freie Assoziationen zu den körperlich-emotionalen Erlebnissen der vorhergehenden Phase. Mögliche Fragen sind: Was hast du erlebt? Wie fühlst du dich? Woran erinnert dich dieses Erleben? Warum ist das so? Was bedeutet es für dich?
In der darauf folgenden *vierten Phase* (Dauer ca. 20-30 Minuten) geschieht die Harmonisierung des Erlebten: schlafen, ausruhen, ein Bad nehmen. (»Harmonisierung« ist ein wichtiger Begriff, den Gerda Boyesen einführte und der in der Reichschen »Orgonomie« fehlt; alle physiologischen Symptome der bioenergetischen Erregung kehren zum normalen Grundzustand zurück.) Der Schlaf kann sogar stundenlang dauern. Daher braucht man einen zweiten ungestörten Ruheraum. Dies ist ein heilender Aspekt der Behandlung, weil er die klare Aufnahme der »realen Funktionen« in der Wirklichkeit ermöglicht. Der Therapeut soll – ggf. mit Hilfe der Gruppenmitglieder oder Familienangehörigen – diese Phase begleiten.

• Grundstruktur einer Sitzung bei stark immobilen Menschen

Ich habe viele Klienten behandelt, die immobil (sehr in sich zurückgezogen) waren. Immobilität entsteht durch unbewusste Zustände, Narkosen, Operationen, medizinische Schocks, lange Krankheiten, die einen zur Bettruhe zwingen. Immer war ein »wirklicher« Grund im Leben vorhanden, der die Immobilität im Körper verursachte.

Abb. 5

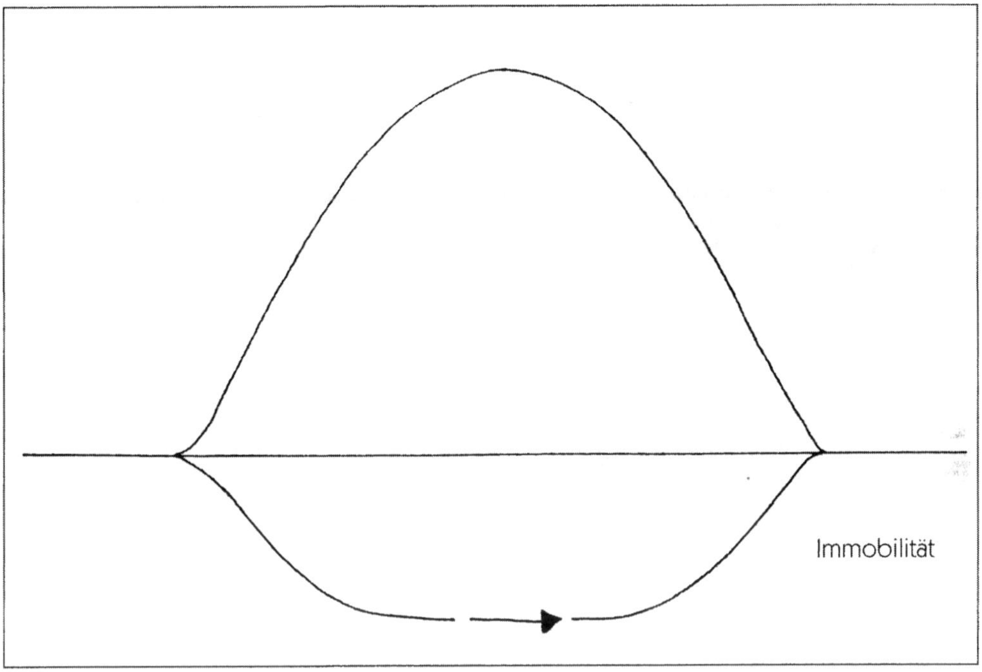

Immobilität

Schon während der Diagnose oder danach werden einige untergeladene, immobile Klienten ganz still und regungslos – sie ziehen sich zurück und machen den Eindruck, als ob sie bewusstlos wären. (Sie sind es nicht!) Die Struktur der Sitzung ist im Wesentlichen die gleiche wie bei der vegetotherapeutischen Behandlung. Die Sitzung ist aber in den meisten Fällen vollkommen still (nonverbal). Ich ermuntere den Klienten hier auch, alle aufkommenden Emotionen und Bewegungen zu äußern. Die verbalen Mitteilungen sind dann eher Beschreibungen über das körperliche und emotionale Befinden während der Behandlung. Meistens stellt sich nach der Sitzung ein Wohlbefinden ein. Dies deutet darauf hin, dass bei dem Klienten eine frühe Störung oder ein späteres Trauma vorliegt. In diesen Fällen benutze ich solche Methoden, die den Klienten energetisch aufladen und ausgleichen: in erster Linie die Schmetterlingsmassage/Babymassage, weiterhin die Energiebalance (Passive Polarity) und die Metamorphose-Massage.

Diagnose

Das diagnostische Mittel, das ich hier beschreibe, ist die Trauma-Lebenslinie. Während meiner späteren Arbeiten stellte ich immer fest, wie nützlich in der Praxis die Anwendung der Trauma-Lebenslinie ist. Bei ihrer Verwendung ist zu beachten, dass die Schmetterlings-/Babymassage sich zur Therapie aller Lebensphasen eignet. Die hier dargestellte Einordnung ist nicht strikt anzuwenden, sondern flexibel, den Signalen des Klienten entsprechend.

Trauma-Lebenslinie und die Werkzeuge der Sanften Bioenergetik

Behandlungsmethoden (schwepunktmäßige Anwendung)	**Lebensalter**
Abwehrmechanismen: Verbale Therapien	Gegenwart (Hier und Jetzt)
Traumata und Panzerung, unbewusste und Trancezustände: Energiebalance (Passive Polarity) stellt den Energiefluss wieder her, erhöht das Körperbewusstsein und hilft, die Panzerung aufzulösen und die Segmente zu verbinden; kann Erinnerungen an präverbale Traumata auslösen Segmentale Auflösung der Körperpanzerung ist bei allen Traumata anwendbar. Sie ist die Grundlage der Sanften Bioenergetik	

	2. Lebensjahr (Sprache beginnt)
Schmetterlings-/Babymassage ist bei allen Traumata anwendbar	
Psychodrama der Geburt für Probleme während des Geburtsvorgangs	Geburt
Metamorphose-Massage (Fußreflexzonenmassage) bei Traumata während Schwangerschaft und Empfängnis (mit geschlossenen Augen in Stille)	Empfängnis

Bei der Diagnose suche ich bei jedem Klienten nach seinen individuellen Eigenarten, die ich auch Mechanismus (das Spezifische der Panzerung oder das Reaktionsmuster) nenne. So mache ich z.B. immer Augendiagnose, denn das Auge ist das »Fenster der Seele«. Es ist nicht nur Empfänger des Lichts, sondern auch selbst ein »Scheinwerfer«, ein energetischer Strahl nach außen, ein Lichtfeld.

Dr. Charles Kelly ist Neoreichianer. Von ihm habe ich eine Übung gelernt, die mir sehr lieb ist. Es gibt zwei Arten des Sehens: eine, bei der wir den Blick empfangen, und eine, bei der wir den Blick aussenden. Es ist manchmal wichtig zu wissen, ob jemand beides kann oder ob eine von diesen Funktionen gestört ist. Dann schauen wir zwei bis drei Minuten in die Augen des Klienten, nicht länger, nicht zu nahe, möglichst ohne Brille, zuerst in das eine Auge, dann in das andere. Diese Übung bedeutet auf der Körperebene: senden – empfangen, aktiv – passiv.

Weiterhin prüfe ich bei der Diagnose, wie die Augenmuskeln beschaffen sind. Wenn sich die sechs äußeren willkürlichen Augenmuskeln verspannen, dann ist die Beweglichkeit des Augapfels vermindert. Zudem stelle ich Kurz- oder Weitsichtigkeit fest. Ich frage zuerst immer: »Sind Sie kurzsichtig?« oder »Was ist mit Ihren Augen?«

Dann erfühle ich, wo die Muskeln am Körper verspannt sind. Ich vergleiche das Energiefeld und die Temperatur der Haut vom Kopf bis zu den Füßen. Dann löse ich vorsichtig die Verspannung (ich arbeite an den Stellen, wo ich Verspannung spüre), bis Emotionen entstehen. Die Emotionen äußern sich in »Wellen«. Ich beobachte, ob diese Wellen durch Weinen, Lachen etc. vorbeigehen oder ob sie sich stets wiederholen. Ein immerwährendes Wiederholen der Wellen kann man mit einer Schallplatte vergleichen, die einen Sprung hat.

Es wäre – nebenbei bemerkt – sehr interessant, diese Muster mit elektronischen Methoden visuell sichtbar zu machen und sie dann zu analysieren, weil sie sehr viel über die Lebensgeschichte und entstandene Reaktionsweisen (Panzerung) eines Menschen aussagen. Ich bin nämlich zu der Erkenntnis gekommen, dass z.B. ein Weinen, das sich wiederholt und nicht aufhören will, lebensgeschichtlich ganz früh entstanden ist, also durch das Erziehungsprinzip, Babys weinen zu lassen, manchmal stundenlang, weil man sie nicht »verwöhnen« wollte. In der Therapie kommt dieses Muster wieder zum Vorschein. Ich komme darauf, dass dieses wiederholte, nicht-aufhören-wollende Weinen das Weinen eines Babys ist, weil ein Erwachsener den Hier-und-Jetzt-Schmerz (ausgenommen bei Trauer) nach etwa 10 bis 15 Minuten »ausweint« oder in eine andere Emotion umwandelt, z.B. Wut.

Abb. 6

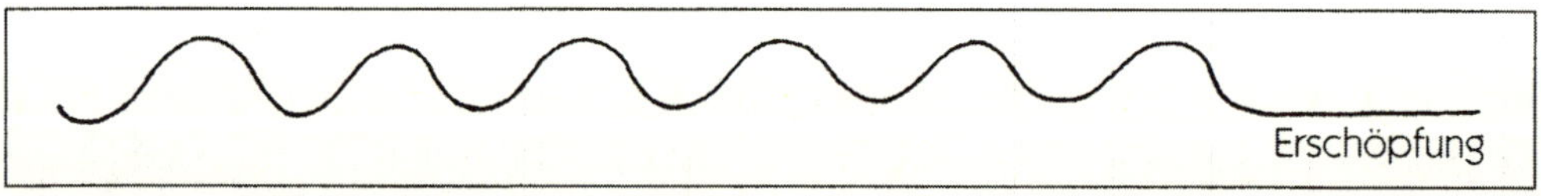

Weinen eines alleingelassenen Babys

Das Weinen hört nicht auf, sondern verläuft wellenförmig bis zur völligen Erschöpfung, d.h. der Klient weiß nicht, warum er weint, die Emotion ist vorsprachlich oder präverbal.

Abb. 7

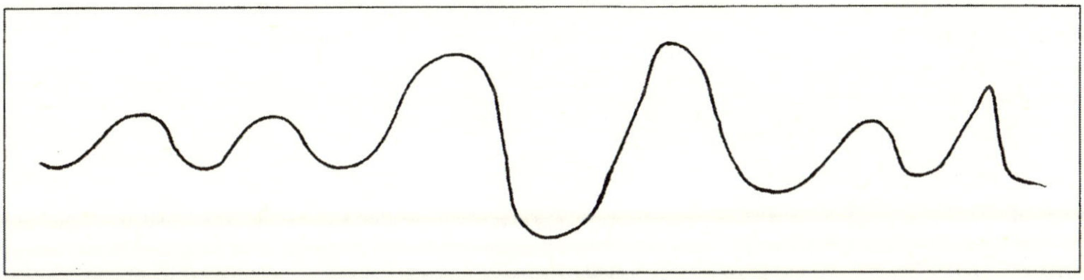

Weinen eines Erwachsenen

Das Weinen hört nach bestimmter Zeit auf bzw. verwandelt sich in eine andere Emotion, z.B. Wut, Lachen. Der Klient kann den Grund für die Emotion benennen, das, was ihn lebensgeschichtlich (in verschiedenen Phasen seines Lebens) mit diesen Emotionen verbindet (aus einer verbalen Phase). Wenn der Klient den Grund nicht weiß, dann kann es sich um eine Narkose, einen unbewussten Zustand oder um einen Primärschmerz handeln.

Zur Beschreibung der Methoden

Die Beschreibung der Methoden stellt ein flexibles Schema dar. Die Umsetzung erfolgt in der konkreten Therapiesituation immer wieder auf unterschiedliche Weise, denn es ist sehr wichtig, auf die sprachlichen und körperlichen Signale des jeweiligen Klienten zu achten, ebenso auf die eigenen Reaktionen darauf. Das bedarf energetischer Sensibilität und keiner mechanischen Nachahmung. Ich selbst gehe mit meinen »Werkzeugen« frei und intuitiv um, daher sind verschiedene »Variationen zu jedem Thema« möglich.

Schmetterlingsmassage/Babymassage

Allgemeines zur Methode

Diese von mir entwickelte Massage ist eine spezifische Form der Vegetotherapie. Der Name weist auf die Qualität der Berührung, die hier angewendet wird (zart wie die Berührung eines Schmetterlings), und auf ihren Ursprung (Entwicklung bei früh- und neugeborenen Babys) hin. Die Massage arbeitet an der segmentalen Panzerung immer von oben nach unten (vom Kopf zu den Füßen). Sie ist sehr sanft und wirkt sowohl an der Hautoberfläche als auch in den tiefsten Schichten des Muskelgewebes. Ich beginne immer mit der Berührung der Haut (ggf. sogar nur mit der Berührung des Energiefeldes, der Aura) und gehe dann zur leichten Muskelmassage über.

Die Massage findet Anwendung
a) bei Babys,
b) als Familieninteraktion (Erwachsene und Partner, Eltern und Kinder usw.),
c) in der Therapie,
d) bei Schwangeren,
e) allgemein bei Stress- und Schocksituationen.

Zu a)
Die Massage ist sehr geeignet für Neugeborene und Babys bis zu drei Monaten. Das Zimmer sollte sehr warm sein, die Hände sauber, die Nägel kurz. Nur einmal am Tag massieren. Wird das Kind unruhig, so sollte die Massage beendet oder abgekürzt werden. Wichtig ist, stets auf die Signale des Babys zu achten.
Bei Babys ist die beste Zeit für die Massage nach einem Bad. Es soll satt und nackt sein (offene Windel). Fängt das Kind an zu weinen, sollte man sofort mit der Massage aufhören. Bei Neugeborenen ist die Massage relativ kurz, sie dauert etwa fünf Minuten. Wenn das Baby sich wohl fühlt, kann die Zeitspanne allmählich verlängert werden auf maximal 20 bis 30 Minuten.

zu b)
Die Massage eignet sich auch für die gesamte Familie zur Familieninteraktion und allgemein zur Lösung von Körperverspannungen. Ein Erwachsener soll bei der Durchführung lockere Kleidung tragen, damit er gut durchatmen kann (z.B. keine engen BHs), das Zimmer soll warm sein. Im Gegensatz zu den Babys soll bei Erwachsenen die Massage in jedem Fall in der vorgegebenen Reihenfolge weitergeführt und nicht vorzeitig beendet werden. Werden versehentlich oder aus Zeitmangel Schritte weggelassen, so sollten wenigstens die kürzeren Verbindungen und die letzte lange Verbindung durchgeführt werden.

Zu c)
In der Therapie wird die Massage z.B. bei sehr in sich zurückgezogenen Menschen angewendet, dann wirkt sie »lösend«, so dass nach der Massage der Klient besser erreicht werden kann. Der Klient sollte ermuntert werden, alle Gefühle und Körperbewegungen, die während der Massage spontan entstehen, auszudrücken.

Bewegungen

Alle Bewegungen gehen von oben nach unten bzw. von der Mitte zur Seite und werden möglichst symmetrisch (links und rechts) ausgeführt, zwei- bis dreimal hintereinander. In der Schmetterlings-/Babymassage gibt es grundsätzlich drei Arten von Bewegungen, die auch kombiniert werden können.

Streichen: Diese Bewegung ist ein verbindendes, leichtes, ziemlich schnelles Abstreifen. Finger leicht gespreizt, damit die ganze Hautoberfläche berührt werden kann.
Schütteln: Wir schütteln mit unserer ganzen Hand die Muskeln von oben bis unten, besonders bei den Extremitäten. Diese Bewegung ist ziemlich schnell und sehr zart. Man denke an Gelatine, die man bewegt, aber nicht bricht.
Kreisen: Diese Bewegung probieren wir am besten an den eigenen geschlossenen Augen (Nie die Augen von anderen Menschen massieren!), um zu

spüren, wie zart sie sein soll: Mit einem Finger schreiben wir ein winziges »O« auf die geschlossenen Augenlider. Der Druck darf nur so fest sein, dass es für die Augen noch angenehm ist.

Schütteln und Kreisen ist eine Kombinationsbewegung, bei der zwei Bewegungen zur selben Zeit ausgeführt werden.

Abb. 8

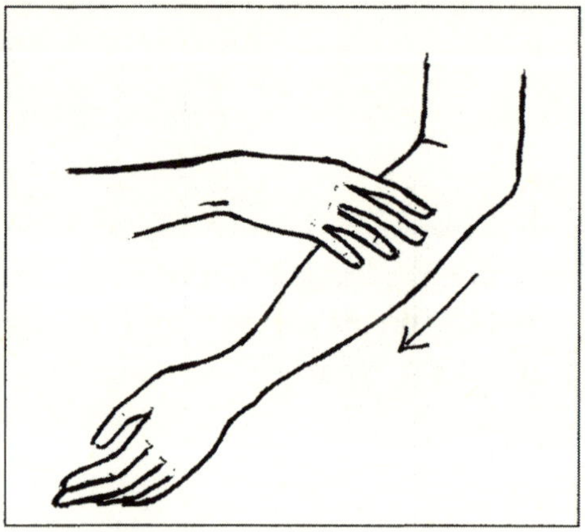

Streichen (Haut)

Abb. 9

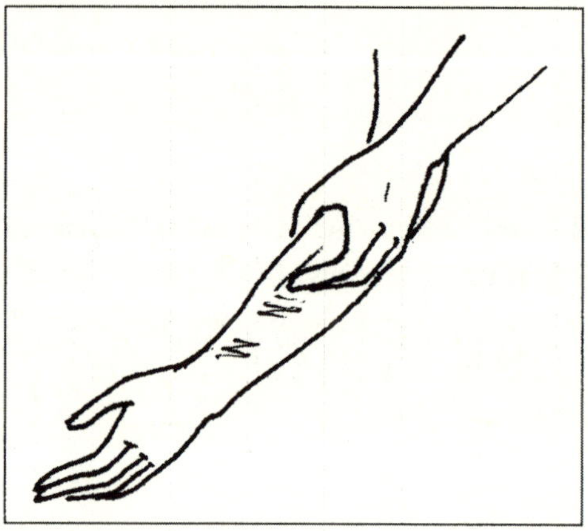

Schütteln (Muskel)

Abb. 10

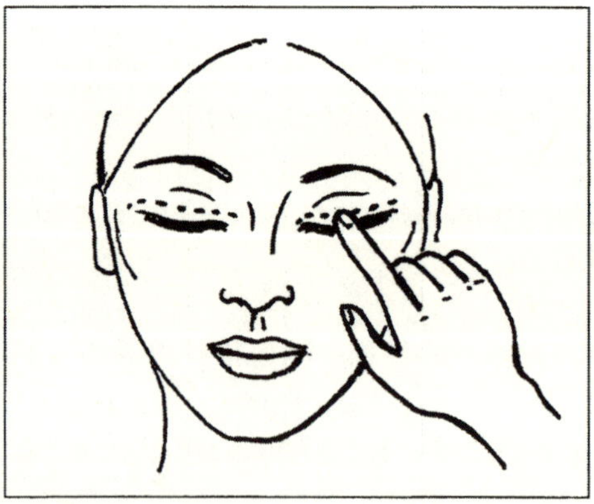

Kreisen

Abb. 11

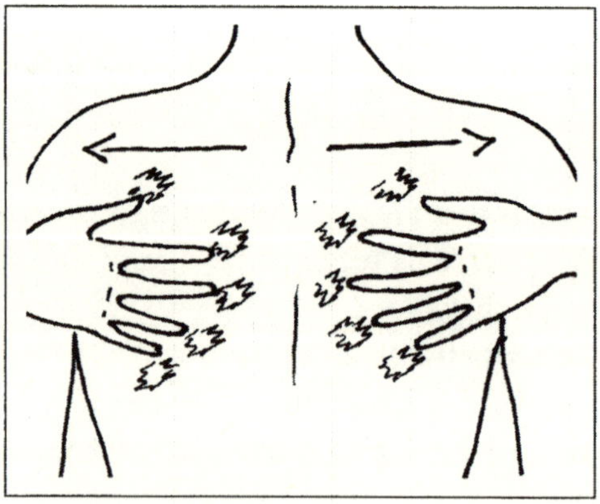

Schütteln und Kreisen (Kombinationsbewegung)

Beschreibung des Massageablaufs

Zuerst wird immer die streichende und dann die Kombinationsbewegung (bzw. Schütteln oder Kreisen) in derselben Reihenfolge ausgeführt. Nach gewissen Sequenzen folgt eine (kürzere oder lange) Verbindung, die mit der streichenden Berührung ausgeführt wird. (Zur Erinnerung: Die hier beschriebenen Schritte der Massage sind nicht strikt zu befolgen, sie sind lediglich ein Raster, das durch die Signale des Massierten – im energetischen Dialog mit ihm – verändert werden kann. Wir arbeiten immer flexibel damit.)

A. Vorderseite des Körpers I.

Der Klient liegt bequem auf dem Rücken.

Abb. 12

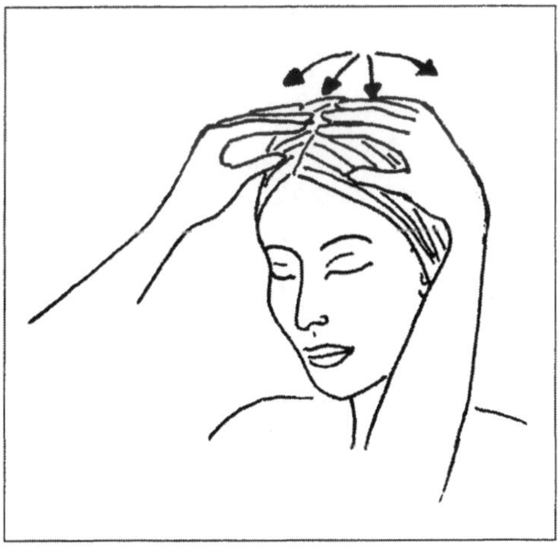

Wir streichen am Kopf von oben nach unten, so, als ob wir eine Haube formen würden.

Abb. 13

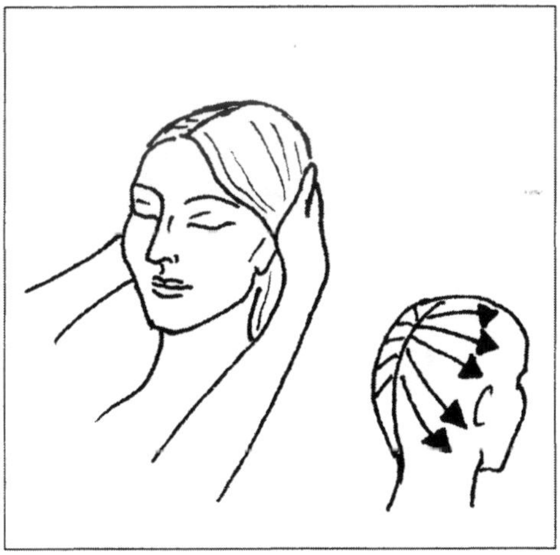

Dann »schlüpfen« wir unter den Kopf, ohne ihn zu heben, und streichen am Hinterkopf entlang.

Abb. 14

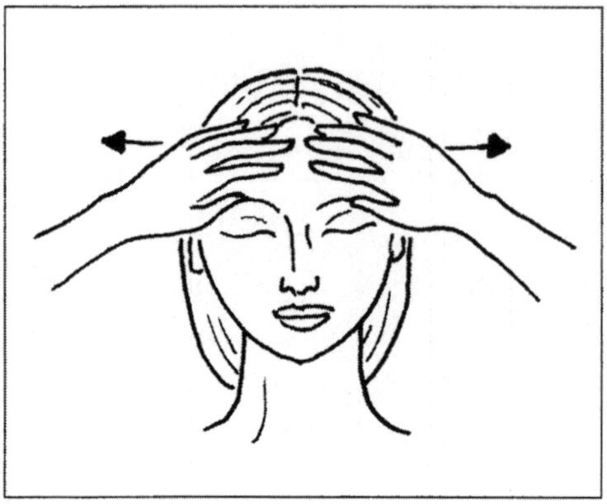

Anschließend gehen wir nach vorne zur Mitte der Stirn und streichen seitlich bis zu den Schläfen hin entlang.

Abb. 15

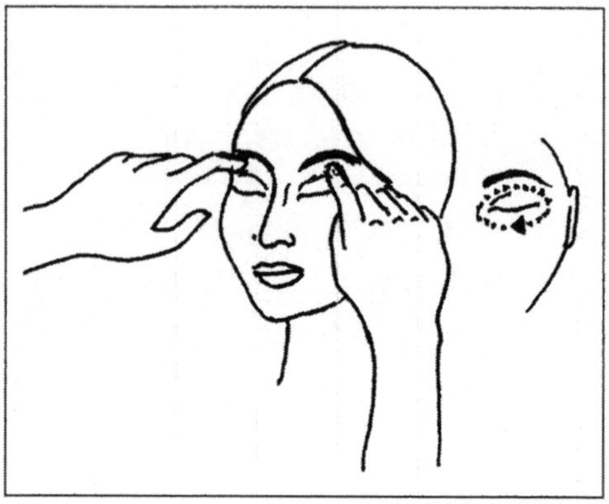

Nun ziehen wir große Kreise um die Augen herum, immer von der Mitte beginnend nach oben und seitwärts.

Abb. 16

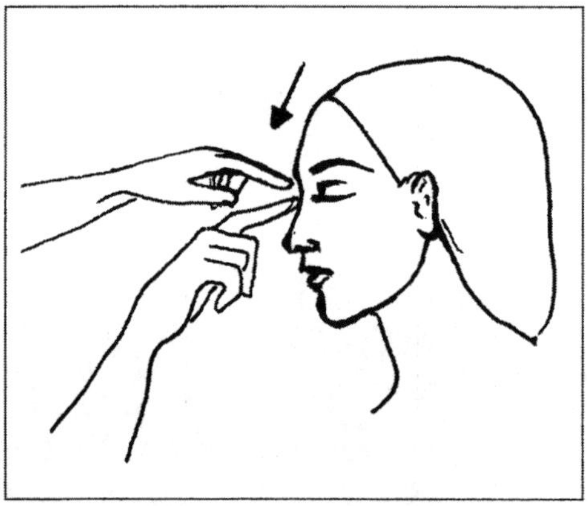

Wir streichen mit beiden Zeigefingern die Nase entlang, von der Wurzel bis zur Spitze.

Abb. 17

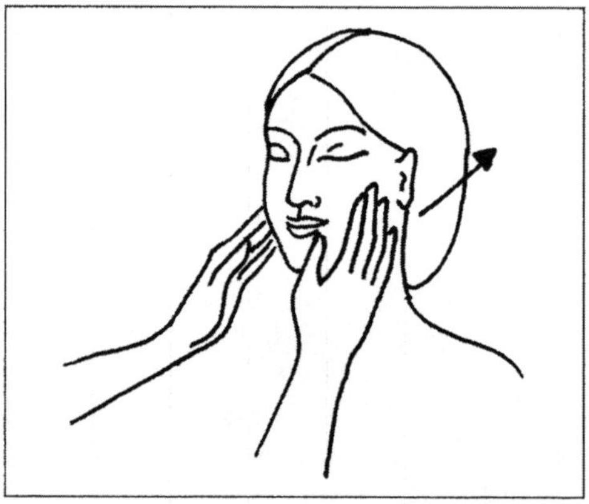

Dann streichen wir von der Nase über die Wangen zur Seite, bis zu den Ohren.

Abb. 18

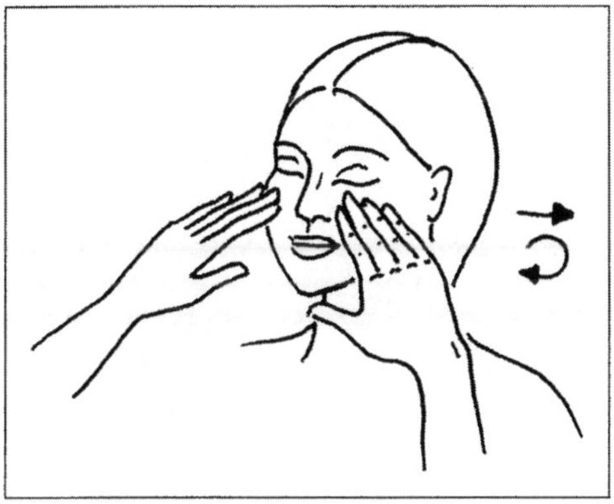

Beginnend an der Nasenwurzel, streichen wir in einem Kreis zum Kiefergelenk und dann zurück zur Nasenwurzel.

Abb. 19

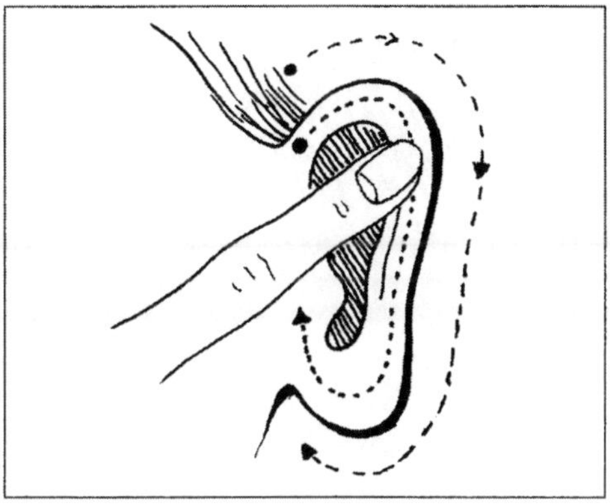

Nun streichen wir auf den Ohren und um die Ohren.

Abb. 20

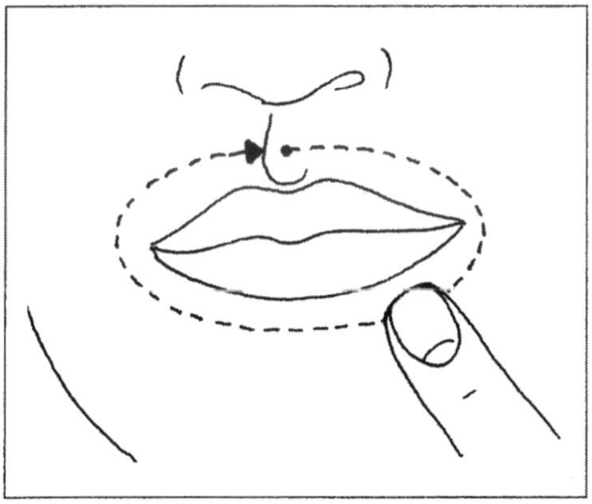

Danach ziehen wir große Kreise um den Mund.

Abb. 21

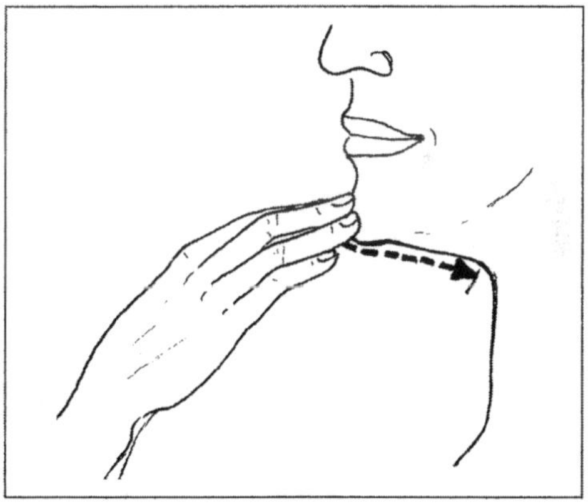

Wir streichen vom Mund über das Kinn bis zum Hals.

Abb. 22

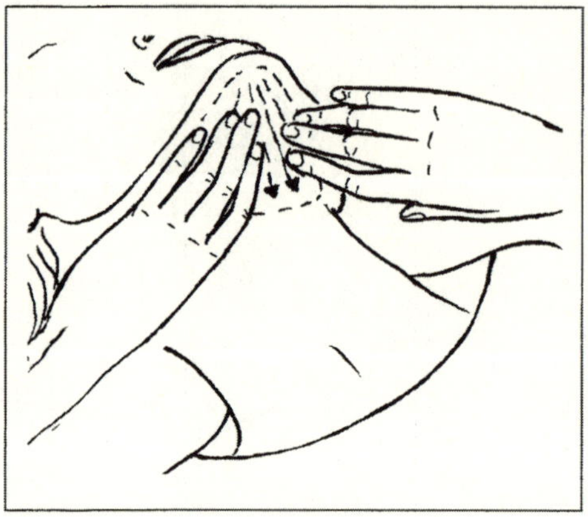

Wir streichen unter dem Kinn.

Abb. 23

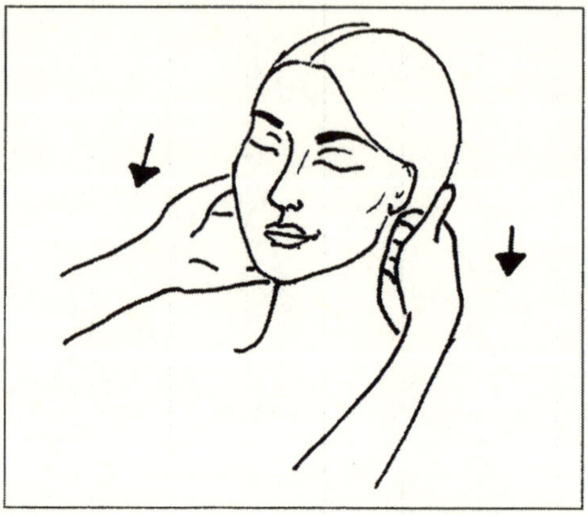

Dann streichen wir vom Hinterkopf die Halsmuskeln entlang (das sind die Muskeln, die den Kopf aufrecht halten).

Abb. 24

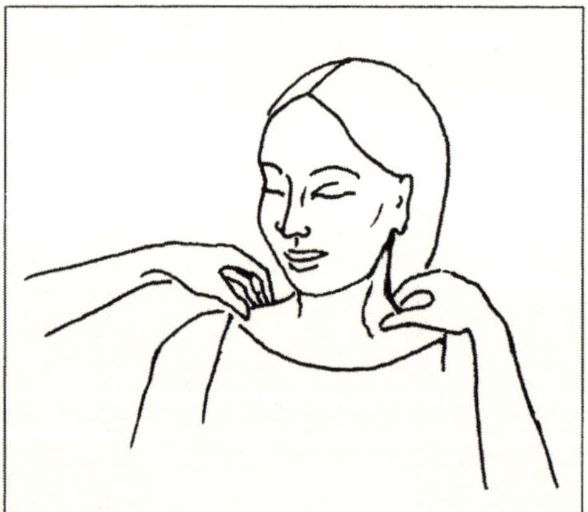

Wir streichen vom Hals Richtung Schultern.

Abb. 25

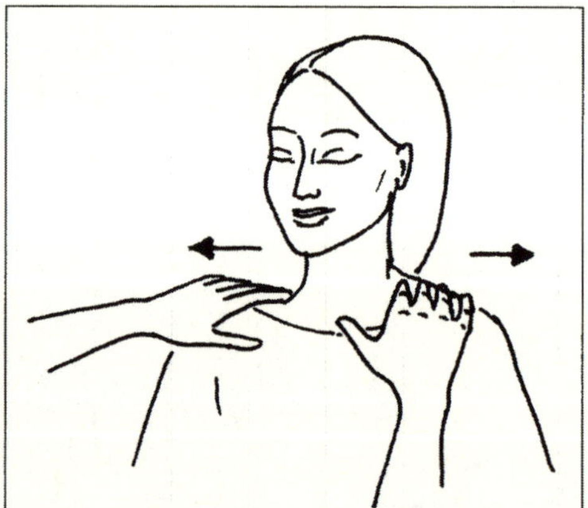

Jetzt streichen wir seitlich vom Hals ausgehend über die Schultern.

Darauf folgt in denselben Schritten die schüttelnde, kreisende bzw. kombinierte Bewegung. Wir schütteln mit sanften Bewegungen die Muskeln unter dem Kopfhaar, dann »schlüpfen« wir wieder unter den Kopf, ohne ihn zu heben, und machen kleine Kreise entlang des Hinterkopfs. Danach gehen wir nach vorne und schütteln die Muskeln auf der Stirn und die an den Schläfen. Dann schütteln wir die Kaumuskeln vom Kiefergelenk bis hin zum Kinn, wir schütteln auf, über und unter dem Kinn. Um Mund und Augen benutzen wir die kreisende Bewegung. Am Mund können die kreisenden Bewegungen etwas kräftiger sein als bei den Augen, sie sollen aber auf keinen Fall schmerzen. Nun schütteln wir die Halsmuskeln von oben bis unten, gehen vom Hals zu den Seiten hin und schütteln leicht bis zu den Schultern. Abschließend machen wir die erste kürzere Verbindung:

Abb. 26

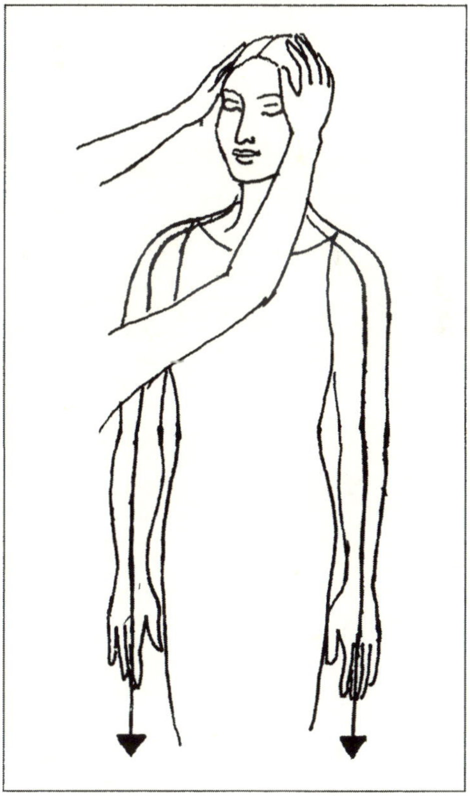

Mit einer Bewegung streifen wir vom Scheitel um das Gesicht, über die Halsmuskeln und die Schultern und Arme bis zu den Fingerspitzen.

Abb. 27

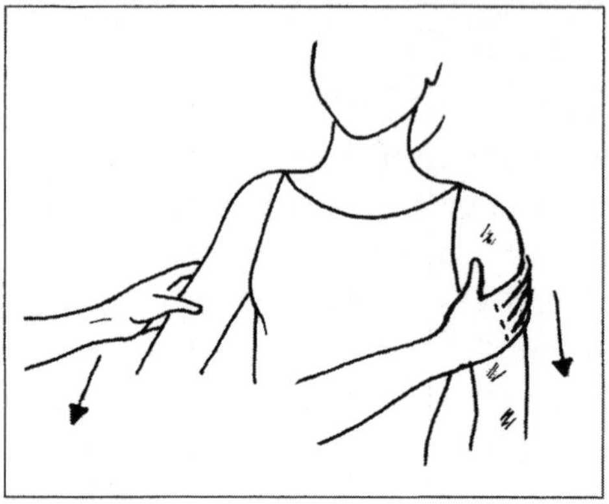

Wir streichen die Arme herab, dann schütteln wir die Muskeln der Arme von der Schulter bis zur Hand.

Abb. 27 a

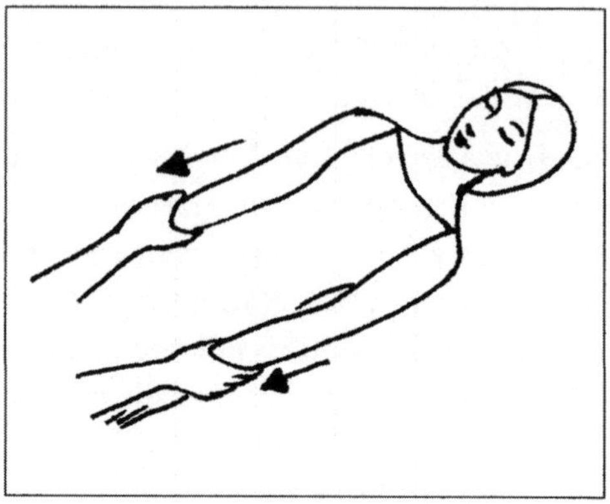

Die folgenden drei Schritte sind besonders bei Babys wichtig. Wir nehmen beide Hände gleichzeitig, ziehen die Arme sanft nach unten, damit die Schultern tiefer liegen.

Abb. 27 b

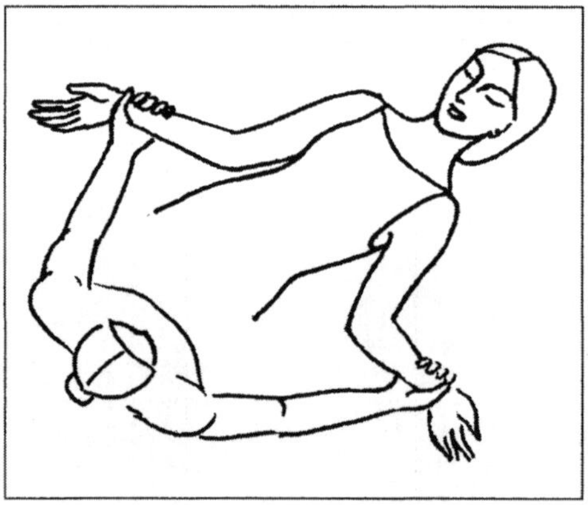

Dann öffnen wir die Arme

Abb. 27 c

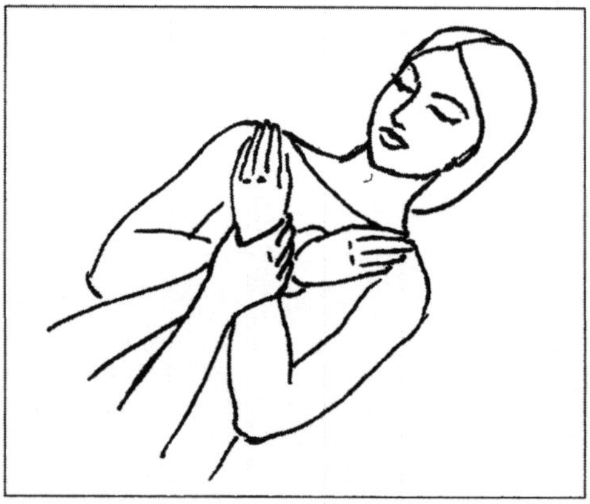

und kreuzen sie anschließend über der Brust. Diese Bewegung belebt die Atmung und heißt »Umarmung«.

Abb. 28

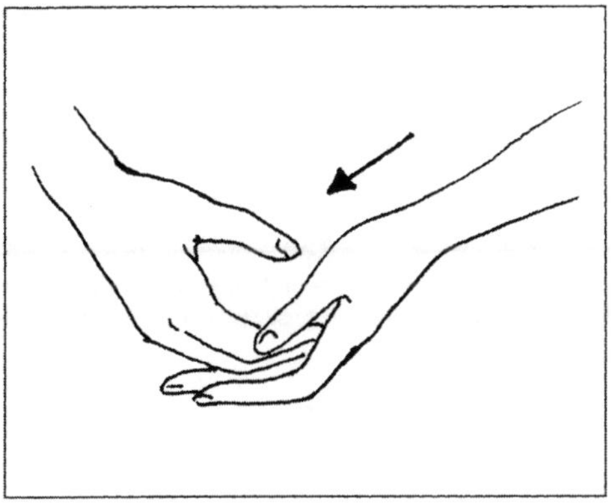

Danach nehmen wir die Hand und öffnen sanft die Faust, indem wir unsere Finger quer über die Handinnenfläche ziehen.

Abb. 28 a

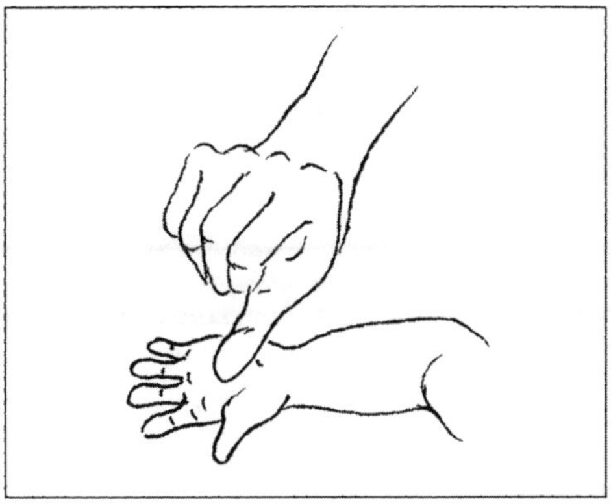

Bei Babys ziehen wir den Daumen quer über ihre Handinnenfläche.

Abb. 28 b

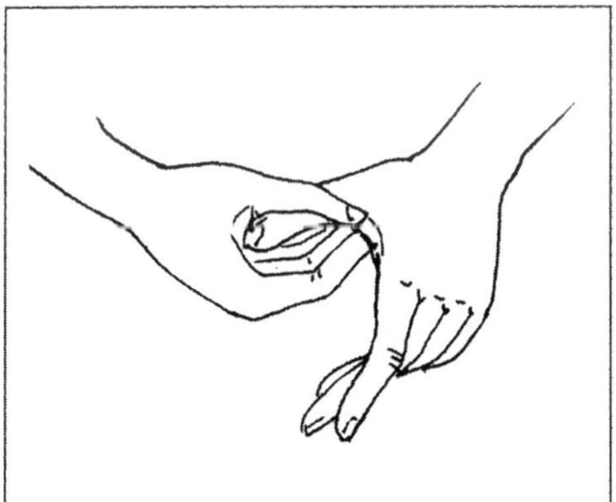

Wir »tupfen« ein wenig die Muskeln der Handinnenfläche und die Fingerzwischenräume vom Daumen bis zum kleinen Finger

Abb. 28 c

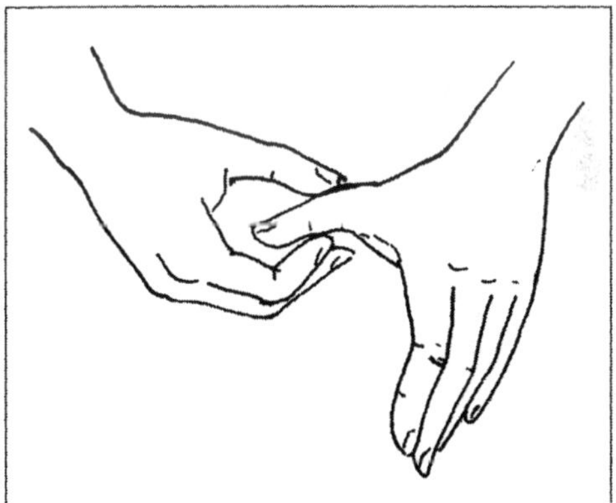

und »schlüpfen« jeden Finger einzeln hinunter.

Abb. 29

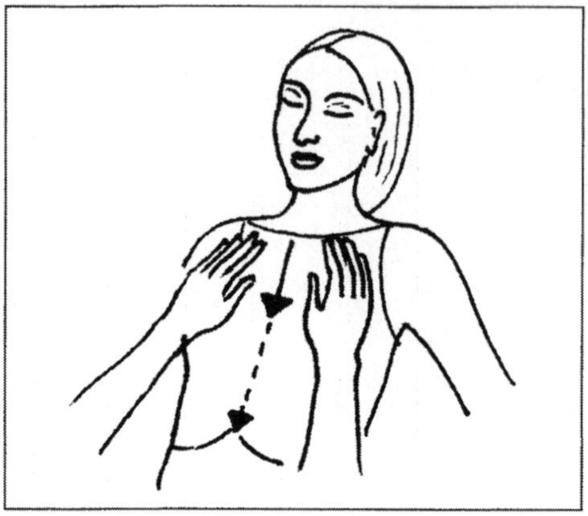

Nun streichen wir den Brustkorb hinunter von der Mitte an die Seiten, danach schütteln wir ihn in dieser Bewegungsrichtung.

Abb. 30

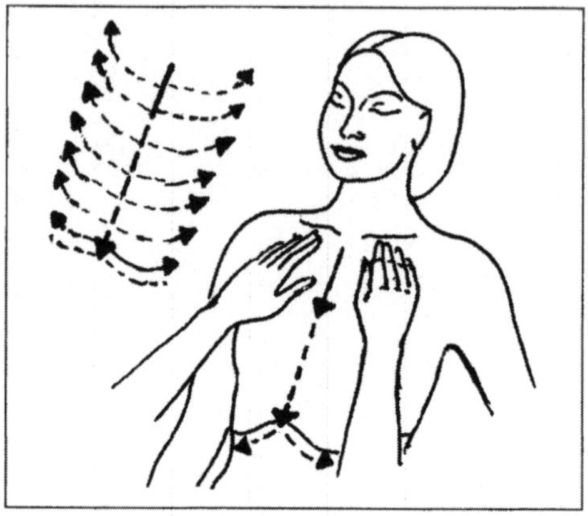

Anschließend gehen wir zurück zum Brustbein und »zeichnen« – zart wie eine Feder – die Rippen in einem geschwungenen Bogen vom Schlüsselbein bis zum Rippenbogenende (bis an die Unterlage) nach (s. Abb. 31).

Abb. 31

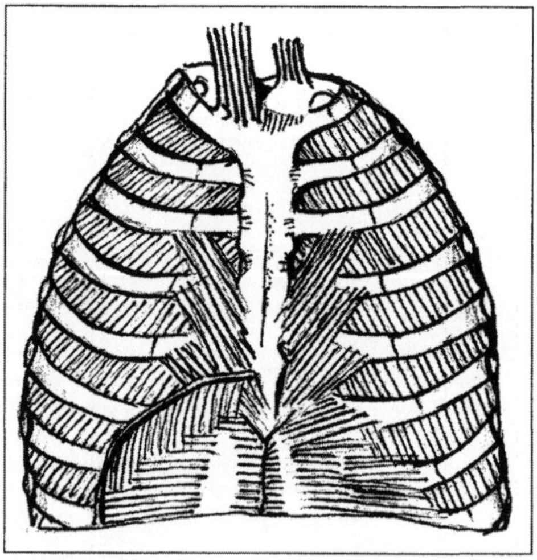

Rippenbogen und Muskeln

Abb. 32

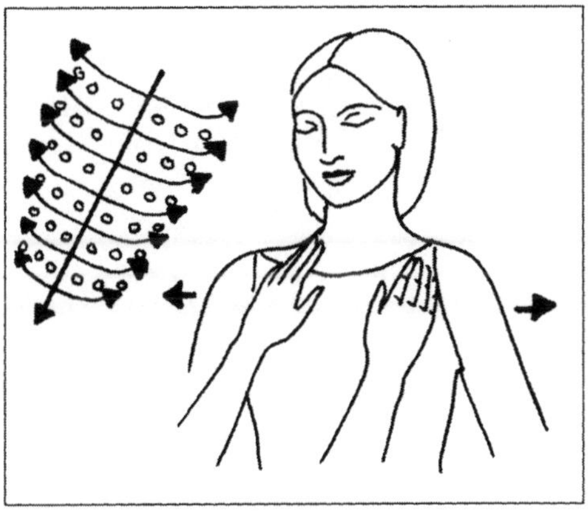

Durch kleine Kreise zwischen den Rippen wird die Atmung belebt, was bei Atembeschwerden sehr hilfreich sein kann.

Abb. 33

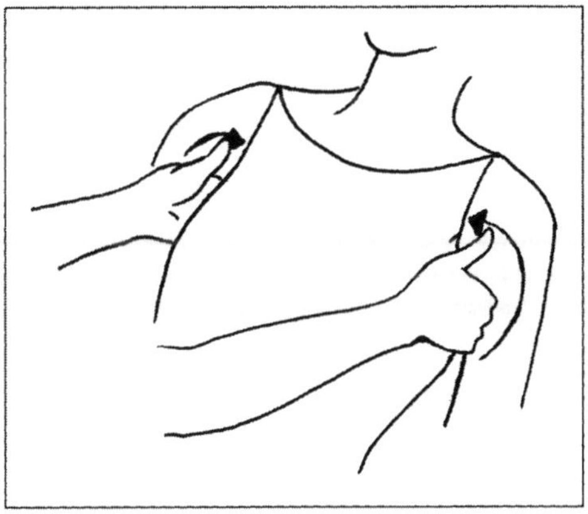

Als nächstes schütteln wir die Brustmuskeln, ausgehend von der Brust bis zur Achselhöhle (Pectoralis major, s. Abb. 34).

Abb. 34

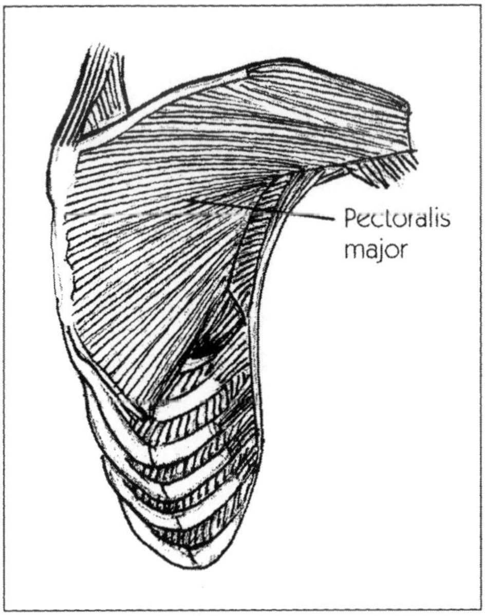

Pectoralis major

Abb. 35

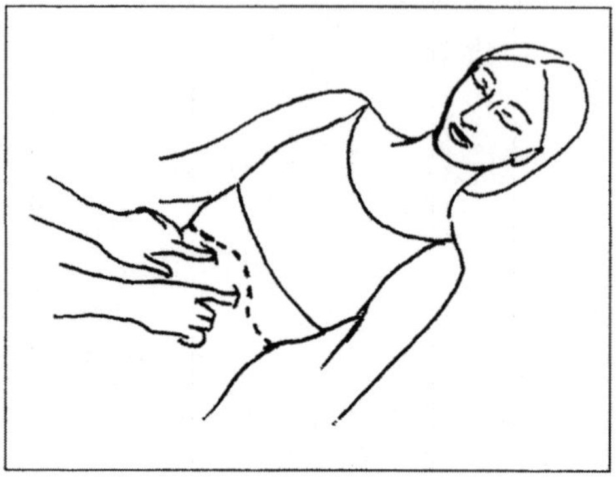

Im Anschluss gehen wir unter das Rippenbogenende (Zwerchfellbereich) und gehen mit kreisenden Bewegungen von der Mitte zur Seite. Die Berührung geht ein wenig tiefer als die vorangegangenen und kann Spannungen im Zwerchfellbereich lösen.

Abb. 36

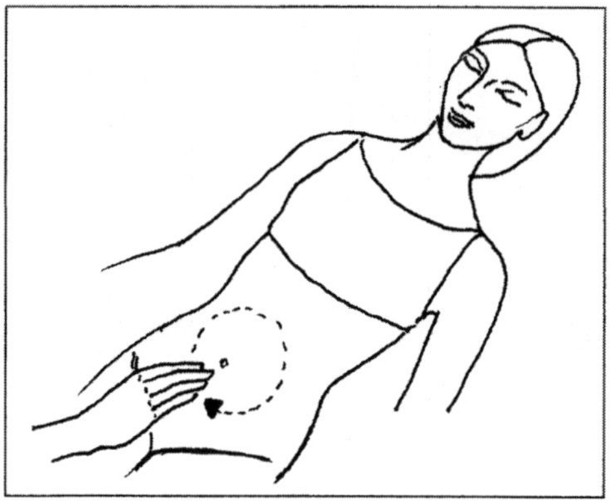

Dann machen wir große streichende Bewegungen auf dem Bauch in Richtung der Darmbewegung, d.h. im Uhrzeigersinn. Danach erfolgt die Schüttelbewegung in dieselbe Richtung. (Bei Babys den noch nicht verheilten Nabel nicht berühren.)

Abb. 37

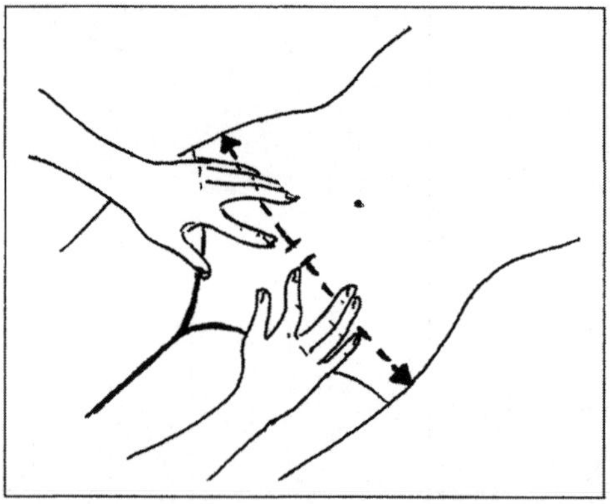

Auf der »Bikinifalte« (der Linie zwischen Bauch- und Beckensegment) streichen und kreisen wir dann von der Mitte zu den Seiten.

Die zweite kürzere Verbindung:
Wir streichen vom Bauch über die Genitalien an den Hüften entlang und über die Ober- und Unterschenkel bis zu den Zehenspitzen.

Abb. 38

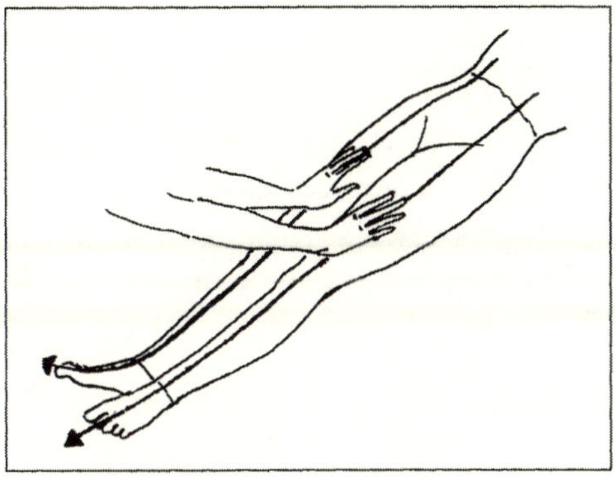

Über die Vorderseite der Beine von oben nach unten bis zu den Zehenspitzen streichen.

Abb. 39

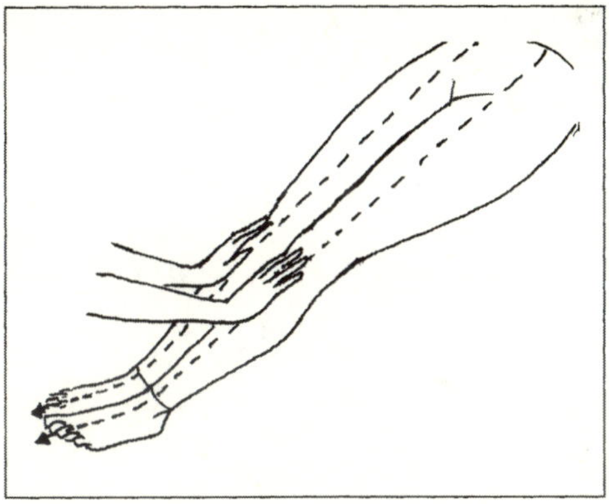

Dann die Beinmuskeln schütteln.

Abb. 40

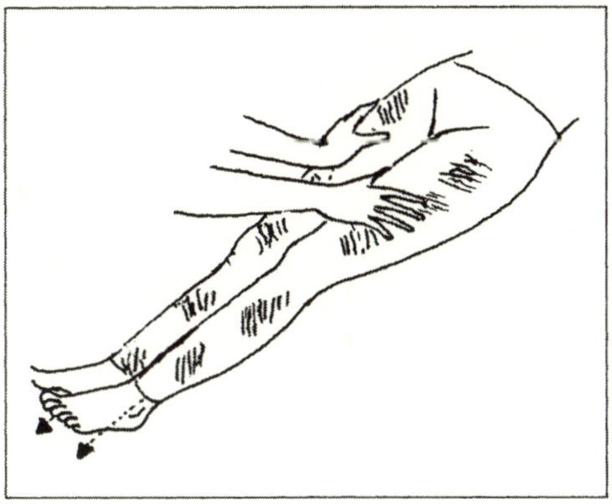

Abb. 41

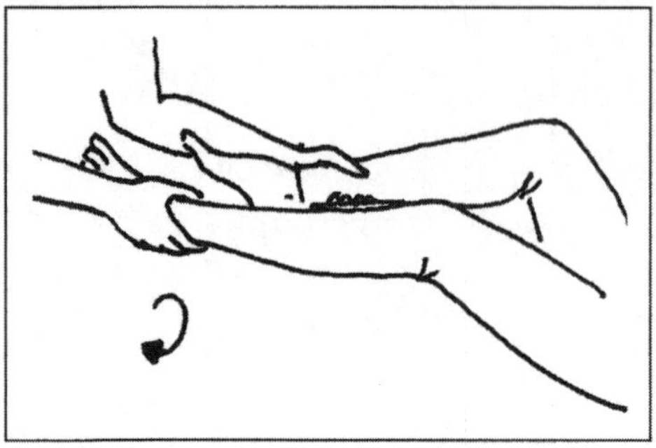

Beine heben und spielend zum Bauch drücken und bewegen wie beim Radfahren.

Abb. 41 a

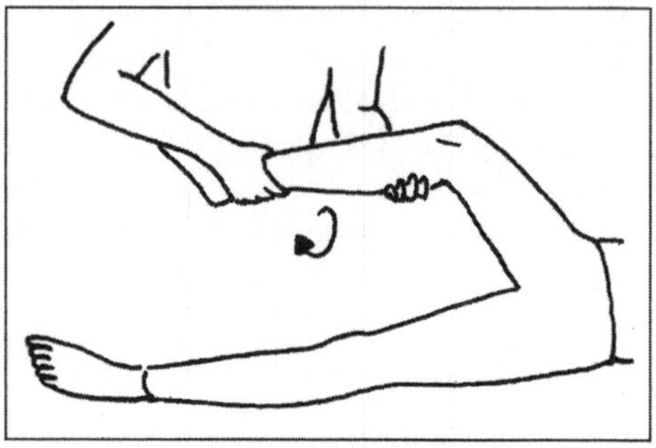

Mit einer Hand einen Fuß am Knöchel halten, die andere Hand stützend unter das Kniegelenk legen und das Bein kreisen.

Abb. 42

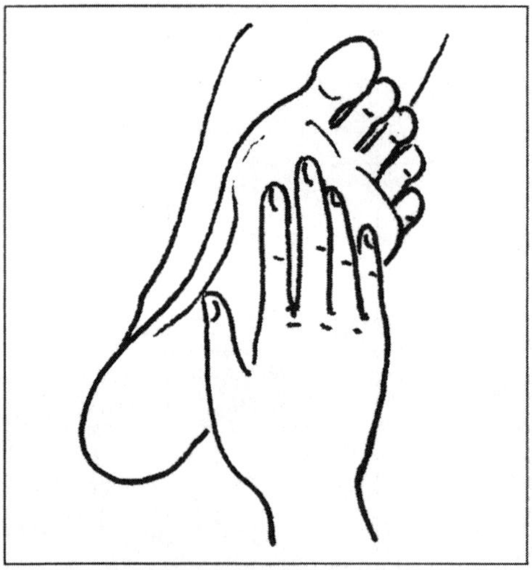

Nun die Muskeln an den Fußsohlen mit kleinen kreisenden Bewegungen massieren.

Abb. 42 a

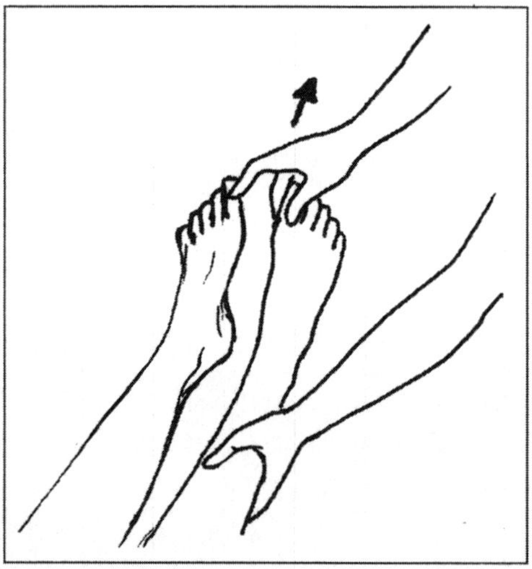

Dann jede Zehe einzeln »hinunterschlüpfen« wie bei den Fingern.

a) Die lange Verbindung:
Die ganze Körpervorderseite hinunterstreichen: über den Kopf, um das Gesicht, über Hals, Brust, Bauch, Beine, Zehenspitzen.

b) Die kürzere Verbindung:
Vom Scheitel über die Schultern bis zu den Fingerspitzen streichen.

Abb. 43

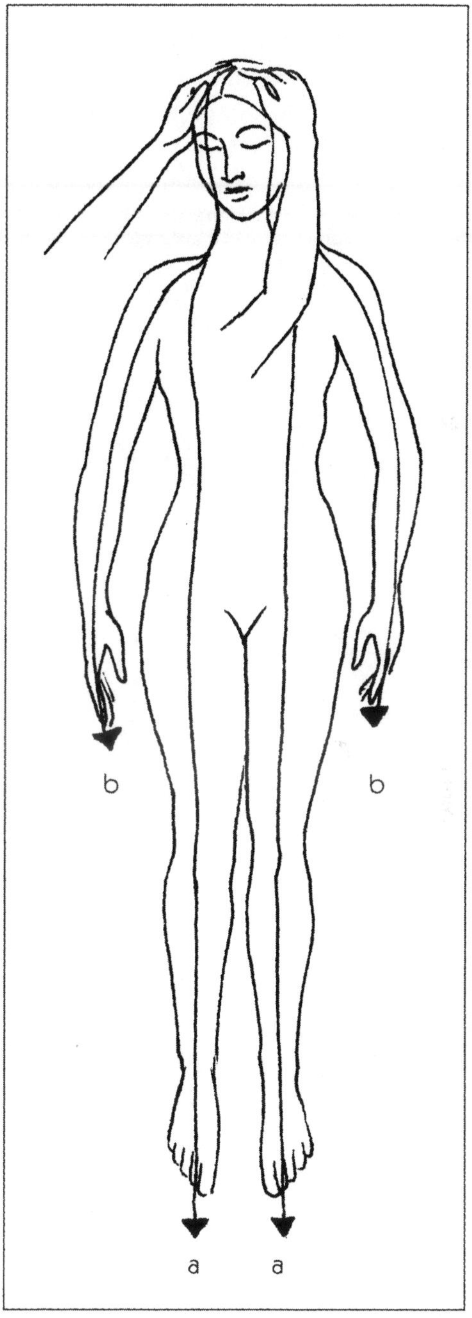

B. Rückseite des Körpers

Der Klient liegt auf dem Bauch. Es ist darauf zu achten, dass der Kopf entspannt und bequem liegt und die Atmung nicht behindert ist.

Abb. 44

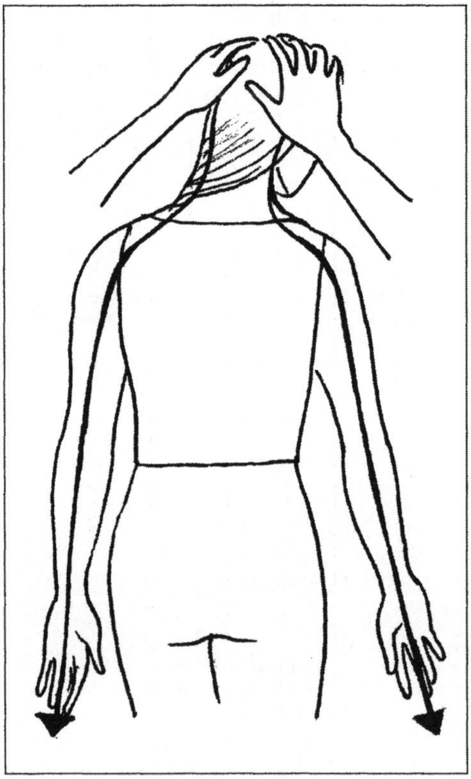

Vom Scheitel über den Nacken, die Schultern, die Arme hinunter bis zu den Fingerspitzen streichen.

Abb. 45

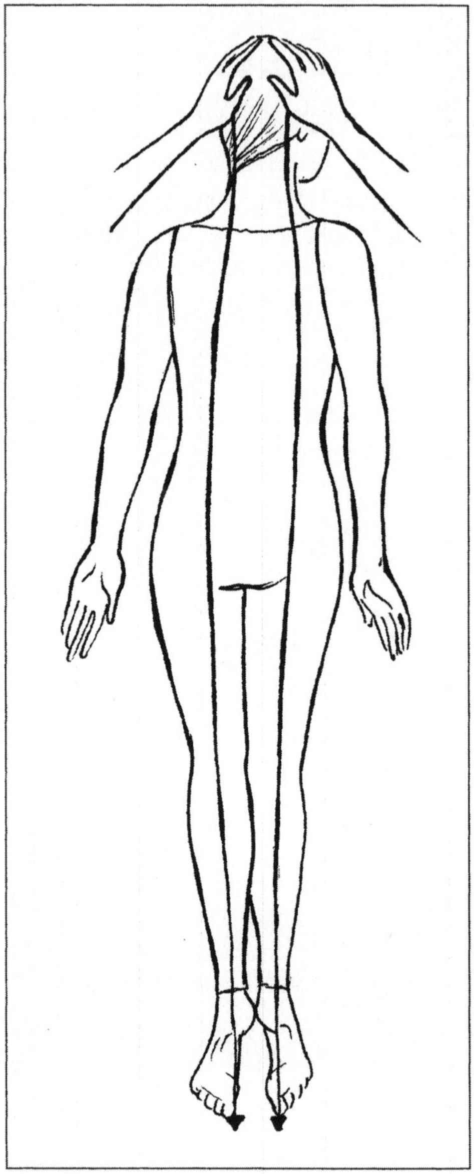

Vom Scheitel über Nacken, Rücken, Gesäß, Beine bis hin zu den Zehenspitzen streichen.

Abb. 46

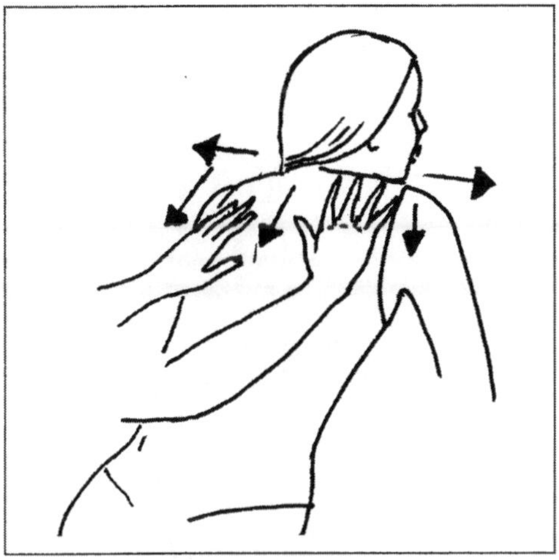

Die Schulterblätter von oben nach unten und zu den Seiten hin streichen.

Abb. 46 a

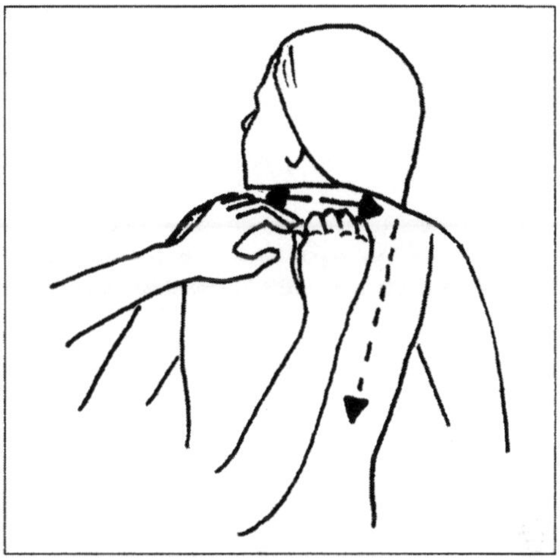

Die Muskulatur um die Schulterblätter schütteln und kreisen (Kombinationsbewegung).

Abb. 47

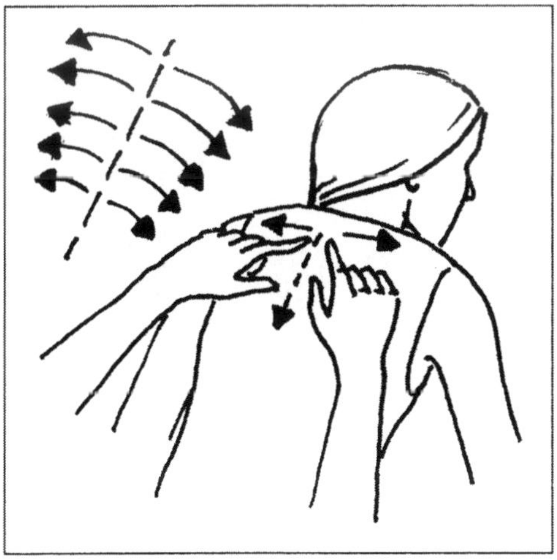

Im Anschluss daran die Rippen streichen (»nachzeichnen«), ausgehend von den einzelnen Wirbeln bis zur Unterlage.

Abb. 48

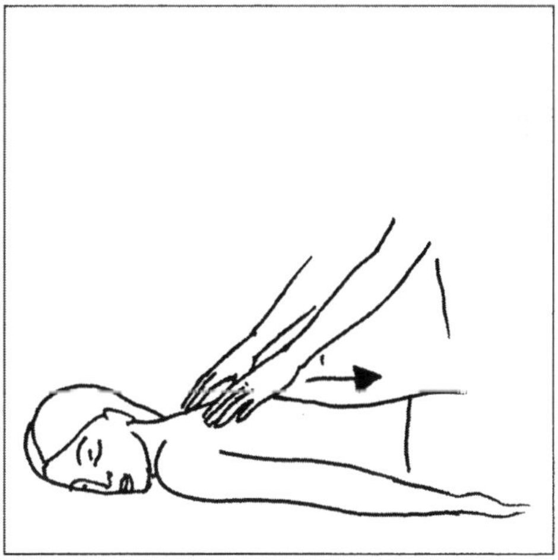

Die Muskelstränge links und rechts der Wirbelsäule (s. Abb. 50) von oben bis zum Gesäß schütteln.

Abb. 49

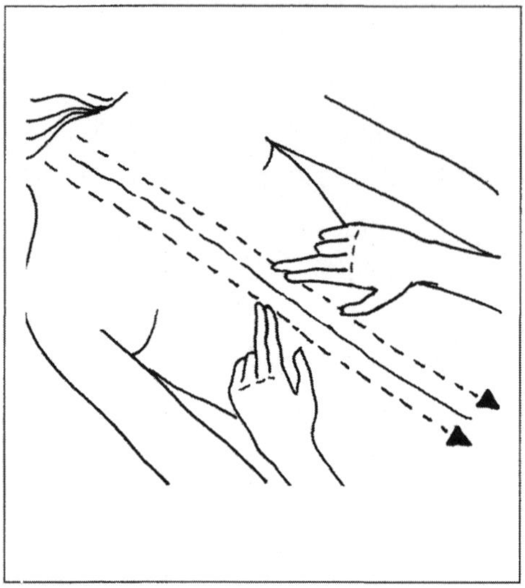

Dann kreisende Bewegungen entlang der Muskelstränge machen.

Abb. 50

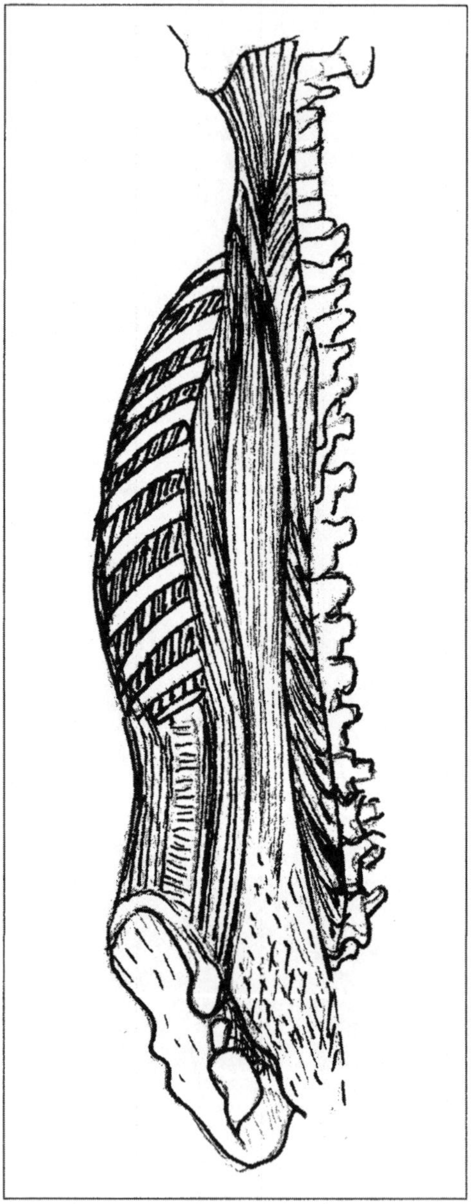

Muskelstränge entlang der Wirbelsäule (paravertebrale Muskeln)

Abb. 51

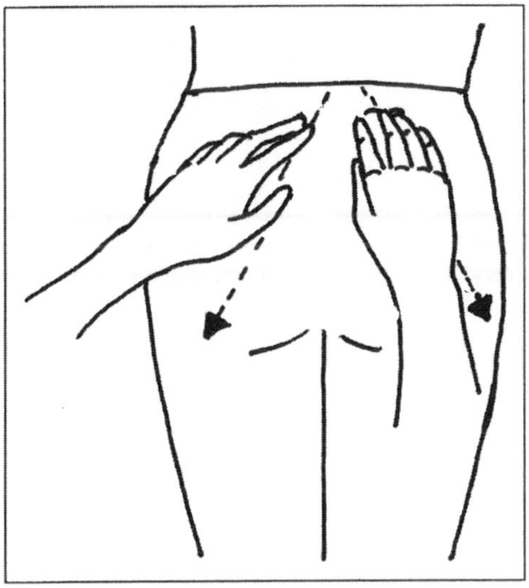

Mit leicht gespreizten Fingern über das Gesäß seitlich nach unten streichen.

Abb. 52

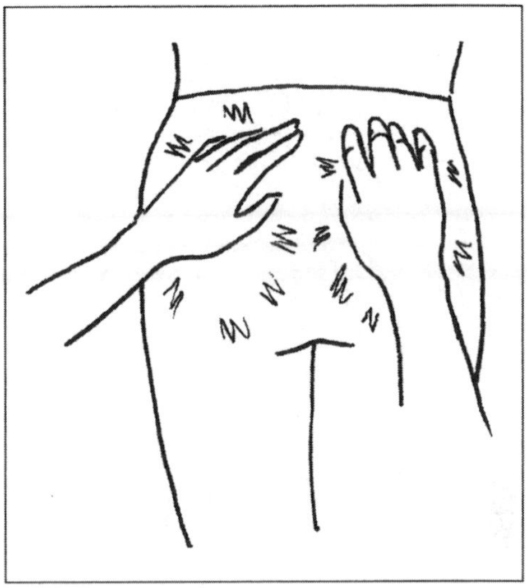

Nun mit allen Fingern sanft die Gesäßmuskeln seitlich nach unten schütteln und kreisen (Kombinationsbewegung).

Abb. 53

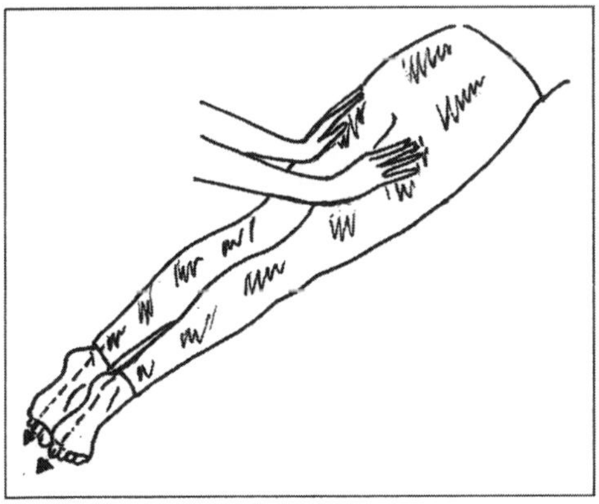

Die Beine von der Hüfte bis zu den Zehen streichen und danach schütteln.

Abb. 54

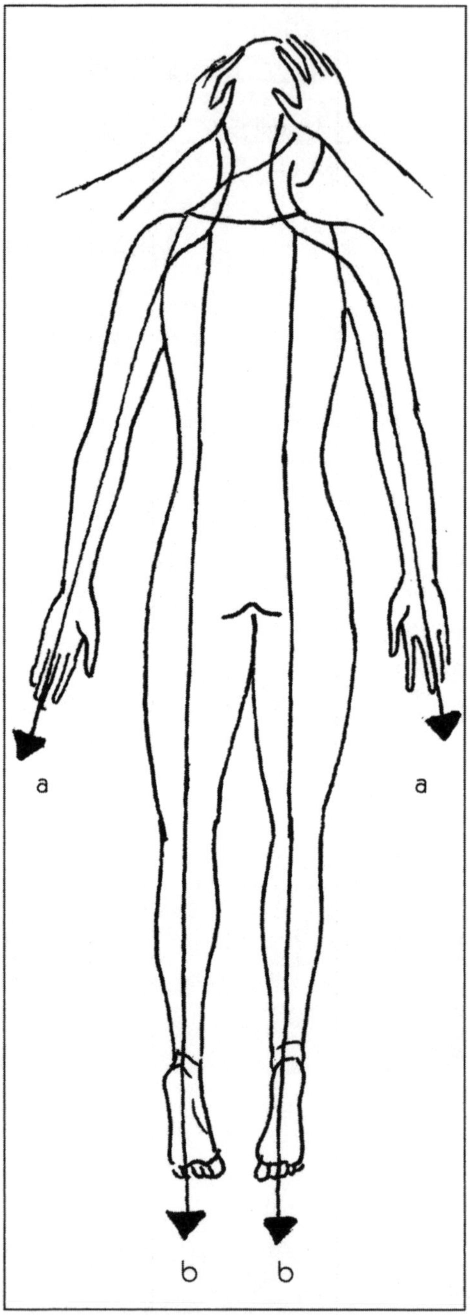

Die letzte lange Verbindung:
a) Vom Scheitel über die Schultern, die Arme bis zu den Fingerspitzen streichen.

b) Vom Scheitel über Nacken, Rücken, Gesäß, Beine bis hin zu den Zehenspitzen streichen.

6 In die Sanfte Bioenergetik integrierte Behandlungsmethoden

Energiebalance (Passive Polarity)

Die Passive Polarity[1] wurde von Randolph Stone entwickelt. Der Ablauf der Behandlung, eine ganz bestimmte Reihenfolge von Schritten, die nachfolgend dargestellt werden, wurde mir mündlich weitergegeben. Er hat das für ihn Wesentliche aus verschiedenen östlichen »hands-on«-(»Handberührungs«-) Methoden zusammengefügt und brachte es Paco Irvine in Venezuela bei, der es an seine Frau, Deborah Knight, weitergab. Deborah kannte ich bereits seit den 70er Jahren aus Maine, wo ich lebe und auch die Familie ihres Vaters lebt. 1979 nahm ich an einem Workshop von ihr in Perth (Westaustralien) teil, lernte dort die Passive Polarity und schrieb die Reihenfolge der Schritte auf. Deborah Knight benutzt die Sequenz, die sie damals gelehrt hatte, heute nicht mehr, nur einzelne Griffe davon.
Dieser Workshop hatte für mich auch eine ganz wichtige persönliche Bedeutung. Das kam so: 1979 hatte ich eine gute Freundin verloren. Wir wollten uns in diesem Jahr in Neuseeland am Flughafen treffen, sie kam aber nicht. Stattdessen erschien ihre Tochter und sagte mir, dass ihre Mutter gestorben sei. Sie war bei einem Flugzeugunglück ums Leben gekommen. Das war für mich ein schwerer Schock; ich konnte nicht einmal weinen. Ich hatte mein Gefühl zurückgehalten, weil ich nicht wollte, dass die Trauer der jungen Frau dadurch noch einmal aufbricht. Ungefähr fünf Monate nach dieser Nachricht erhielt ich im Workshop in Perth von Deborah eine Polarity-Behandlung. Ich fing plötzlich an, ganz fürchterlich zu weinen, ich glaube, ich brüllte sogar. Alles, was sich in mir an schmerzlicher Trauer aufgestaut hatte, kam jetzt heraus. Danach fühlte ich mich gut.
Das war ein eigenes Beispiel für ein wichtiges Grundprinzip: Wenn man Gefühle unterdrückt, kann die Lebensenergie nicht fließen und umgekehrt; im Gefühlsfluss drückt sich die Lebensenergie aus. Wenn der Energiefluss

stockt, dann sind die Gefühle unterdrückt. Ein Hauptteil meiner Arbeit ist es, die eingefrorenen Gefühle wieder zum Fließen zu bringen, um wieder ins Gleichgewicht zu kommen – ein Ausbalancieren der Energie im Körper zwischen links und rechts und zwischen oben und unten.
Meine eigene Polarity-Erfahrung war sehr dramatisch, doch ich fühlte mich nach diesem »Ausbruch« erleichtert. Das Erlebnis war für mich persönlich wichtig und stellte eine Wende in meinem Verständnis von Trauma dar. Mir wurde klar, dass durch das Wiedererleben von Traumata die Energie im Körper sich wieder verbindet. Die Gefühle, die das Trauma auslösten, werden durch das Wiedererleben während der Polarity-Behandlung transformiert.
Meine Beschreibung der Polarity-Methode – die einzelnen Schritte – ist also auf den handschriftlichen Notizen aufgebaut, die ich mir damals gemacht habe, und ist in dieser Form bisher, soweit mir bekannt ist, nirgendwo aufgezeichnet. Die Passive Polarity ist eines meiner »Werkzeuge« bei meiner Arbeit mit Gefühlen geworden.
Ich erlebte diese Methode als sehr fruchtbar. Sie ist z.B. sehr hilfreich für Frauen nach Geburtsverletzungen und besonders nach einem Kaiserschnitt. Die Wiederherstellung der energetischen Verbindungen im Körper hilft den Müttern dabei, diese Traumata aufzulösen. Das Beckensegment wird wieder mit Gefühlen belebt, so dass die Frauen wieder orgasmusfähig werden. (Zwar verlieren nicht alle Frauen mit Kaiserschnitt ihre Orgasmusfähigkeit, aber doch eine große Anzahl von ihnen - es wäre eine Studie wert, dies zu untersuchen. In den USA sind nahezu 25 Prozent aller Geburten Kaiserschnitte!)

Allgemeines zur Methode

Gewöhnlich wird Polarity wortlos durchgeführt. Die therapeutische verbale Bearbeitung mache ich daher nach und nie während der Behandlung. Es ist dabei sehr wichtig, nicht abzubrechen, sondern die begonnene Sequenz zu beenden, was immer auch geschieht. Mit dem Klienten soll daher vor der Behandlung klar abgesprochen werden, dass er mit der Weiterführung der Sequenzen einverstanden ist.
Bei manchen Therapieformen arbeitet man häufig sehr lange, ohne dass die Auswirkung von z.B. Narkosen bei Operationen an die Oberfläche kommt.

Bei Polarity hingegen kann es geschehen, dass solche gleich zu Beginn einer Behandlung wiedererlebt werden.

Man soll den Klienten ermutigen, seine Gefühle wahrzunehmen und auszudrücken. Denn für jeden kommt es darauf an, zu erkennen: »Wo stehe ich in der Welt?« und »Was bedeutet dieses Erlebnis für mich?« Einerseits ist in unserer Kultur im Allgemeinen die Erziehung der Kinder immer noch gefühlsunterdrückend. Dazu gehören Mahnungen wie: »Sei still!« Andererseits gibt es aber auch Menschen, die in ihrer Kindheit viel zu viele unruhige, heftige Gefühlsausbrüche miterleben mussten, z.B. in Familien mit brüllenden Alkoholiker-Vätern oder in ihren Stimmungen schwankenden manisch-depressiven Müttern. Wenn wir Menschen aus solchen Familien in der Therapie auffordern, in sich hineinzuhorchen, dann kann es geschehen, dass sie unvermittelt zu toben anfangen, hysterisch werden, noch bevor ein Augenkontakt mit dem Helfer zustande gekommen ist.

Das Wesentliche beim Erstkontakt (Diagnose) liegt darin, zu erkennen, was das Spezifische in der Problematik dieses Menschen ist, d.h. was in seinem Leben traumatisch und verletzend war, was seine unerledigten Traumata sind. Diese Traumata hinterlassen Spuren, und die Spuren enthalten das, was an diesem Menschen einmalig ist – beladen mit erstarrter, eingefrorener Lebensenergie. Wenn ich die Passive Polarity anwende, dann erkenne ich oft sehr rasch diese Spuren. Eine Heilung findet dann statt, wenn die gestockte Lebensenergie, die jahrelang notwendig war, um die Panzerung aufrechtzuerhalten, ins Fließen kommt. Dadurch fühlt sich der Mensch befreit, erleichtert und wie neu belebt.

Bei der Durchführung der Energiebalance beleben wir die Lebensenergie, indem wir als »Verlängerungsdraht« wirken: Wir lassen die Energie des Klienten durch unseren eigenen Körper fließen. Dabei entsteht ein energetischer Kreislauf zwischen Helfer[2] und Klient. Die Polarity ruft auch bei sehr gepanzerten Menschen Gefühle hervor. Wenn wir sie anwenden, arbeiten wir direkt mit den Gefühlsströmungen, wir lassen sie durch unseren Körper im Kreislauf zirkulieren, wir gehen mit ihnen mit.

Nach der Beendigung der Behandlung kommt es manchmal vor, dass ein Klient noch immobil (sehr still) ist, er ist noch nicht bei vollem Bewusstsein. In diesem Fall ist es besonders wichtig, eine Chakra-Balance (die dritte Sequenz im Polarity) hinzuzufügen, was ich eigentlich immer mache, wenn genug Zeit dafür ist. Bei der Polarity werden früher erfahrene Narkosen oft mit Bewusstseinsverlust wiedererlebt. Am Ende einer Sitzung kommt der Klient gewöhnlich wieder zu vollem Bewusstsein, spätestens aber am Ende der Chakra-Balance. Nach der Narkose ist kein bewusstes gefühlsmäßiges oder körperliches Erinnern an den narkotisierten Zustand vorhanden, doch während der Polarity wird offenbar, dass alles, was unter Narkose geschah, im Körper gespeichert ist. Die damals gestockte Körperenergie kommt während der Polarity-Behandlung wieder in Fluss, d.h. das Geschehen unter der Narkose wird nun bewusst nacherlebt. Kehrt auch nach der Chakra-Balance das Bewusstsein nicht vollständig zurück, so ist das besorgniserregend: Es ist wahrscheinlich ein Zeichen von psychotischen Tendenzen der Persönlichkeit (Absplitterung); die Erholungsphase kann dann manchmal Stunden dauern. Hier benutze ich zusätzlich auch Bachblüten (insbesondere »Rescue« oder »Clematis«).

Die Arbeit mit der Polarity-Methode vergleiche ich mit einer alten Geschichte aus Holland: Ein Junge stopfte mit seinem Finger ein Loch im Deich und verhinderte dadurch eine Flut. Bei Polarity ist es allerdings genau umgekehrt: Eine kleine Öffnung in der energetischen Dynamik des Körpers verändert die Dynamik der Panzerung, und als Folge davon kann man Veränderungen des ganzen Charakters sehen, die nach einiger Zeit von selbst spontan auftreten.

Ähnliches wie bei der Polarity passiert, energetisch betrachtet, während der Schwangerschaft: Hier kommt zur Energie der Mutter die Energie des Babys hinzu. Die bisherige Energiepanzerung reicht daher nicht mehr aus, um die Gefühle zurückzuhalten. Schwangere scheinen tatsächlich sehr verletzlich zu sein, sie weinen leicht und sind sehr empfindlich.

Neben der Polarity sind auch andere Methoden geeignet, energetisch sehr immobile Menschen zum Ausdrücken von Gefühlen anzuregen, wenn sie den Haushalt der Körperenergie beeinflussen, z.B. das Aufladen des Körpers mit der Orgondecke (bis zur Lumination, doch längstens eine halbe Stunde am Tag).

Beschreibung der Energiebalance

Diese Selbsthilfe-Technik kann nach Unfällen, Verletzungen, Operationen, schwierigen Geburten, Anästhesie, Schock, Bewusstlosigkeit, Koma, bei körperlicher Asymmetrie und bei Bewusstseinsstörungen angewendet werden.

Sie sollte möglichst bald, als Erste Hilfe sozusagen, erfolgen. Sie ist aber auch noch effektiv, wenn sie Jahre später zur Anwendung kommt.
Das Ziel der Methode ist, dass das Fließen der Lebensenergie von Kopf bis Fuß wiederhergestellt und die Energie in der rechten und linken Körperhälfte ausbalanciert wird. Die Körper der Helfer fungieren dabei als »Verlängerungskabel«. Der Helfer sollte selbst ausbalanciert sein und nicht erschöpft oder körperlich krank. Schwangere sollten keine Energiebalance geben.
Gewöhnlich dauert die Behandlung 1 bis 1½ Stunden. Es ist wichtig, dass sich der Klient am Ende der Behandlung ausruht, schläft oder sich entspannt, bis er wieder bereit ist, »in die Welt zurückzukehren«. Nachdem sich der Energiestrom normalisiert hat, dauert eine wiederholte Durchführung nur ca. eine halbe Stunde. Lumination ist fast sofort da. Das Intervall zwischen den Behandlungen beträgt etwa eine Woche. Gewöhnlich sind zwei Behandlungen ausreichend. Passive Polarity ist auch wertvoll vor Beginn einer bioenergetischen Therapie. Der Energiefluss wird durch eine Serie von Knochen-zu-Knochen-Kontakten geleitet (der Kontakt sollte fest sein, aber nicht schmerzen). Dadurch kommt die energetische Verbindung zustande, so als ob ein Stecker in die Steckdose gesteckt werden würde.
Es ist effektiver, die Behandlung zu zweit durchzuführen, wenn auch nicht unbedingt notwendig. Im Idealfall sollten die beiden Helfer in sich ausbalanciert, gesund, nicht müde und von gleicher bioenergetischer Stärke sein. Die Helfer sollten sitzen, ihre Körperhaltung kann verändert werden, um die entsprechenden Kontaktpunkte zu erreichen. Der Klient sollte auf einer ausreichend dicken Matratze liegen, damit er sich bei heftigen Bewegungen, die bei der Wiederherstellung des blockierten Energieflusses auftreten können, nicht verletzt. Es ist wesentlich, den schon begonnenen Teil der Behandlung nicht abzubrechen, wie auch immer der Klient auf die Behandlung reagiert. Ich ziehe eine große, weite und dicke Matratze am Boden einem Massagetisch vor.
In der Abfolge der fortlaufenden Serie fester Knochen-zu-Knochen-Kontakte vollziehen die Helfer erst dann den nächsten Schritt, wenn sie eine Lumination (»Aufglühen« des Energiefeldes, das sich als Wärme bemerkbar macht) in beiden Händen oder ein Pulsieren an den Kontaktpunkten wahrgenommen haben.
Nach der Polarity braucht der Klient unter Umständen psychische Unterstützung (z.B. durch tägliche Anrufe von Gruppenmitgliedern – falls die Behand-

lung in einer Gruppe stattfand – oder durch Freunde), da der Prozess der Veränderung des bioenergetischen Flusses mehrere Tage dauern kann.
Für die Helfer kann die Durchführung der Polarity sehr ermüdend sein. Ist das der Fall, dann hilft es, lange zu duschen, sich in die Badewanne zu legen oder zu schwimmen. Rasche Hilfe schafft auch eine Aura-Massage. Dabei stellen sich mehrere Personen um den stehenden Helfer und bilden mit ihren Händen in einer Entfernung von etwa 30 Zentimetern vom Körper des Helfers einen Ring. Die Handflächen zeigen zum Körper des Helfers. Der Ring wird langsam vom Kopf zu den Füßen herabgezogen, bis der Boden berührt wird. Dies sollte höchstens dreimal erfolgen.
Weitere Punkte, auf die geachtet werden sollte, sind: Helfer und Klient sollten während der Sitzung von keiner anderen Person berührt werden. Wird ein Baby behandelt, kann es auf der Brust oder dem Bauch seiner Mutter liegen. Niemand sollte einen Gegenstand aus Metall tragen. Der Klient sollte weder Arme noch Beine kreuzen. Lockere und bequeme Kleidung ist notwendig (keine dicken Pullover). Man sollte mehrere Decken zur Verfügung haben, falls dem Klienten kalt wird. Wenn ein Mann und eine Frau Polarity gemeinsam als Helfer durchführen, sollte sich der Mann auf der rechten Seite des Klienten befinden.

Beschreibung des Ablaufs der Sequenzen

Die Polarity besteht aus drei Sequenzen, die durchgeführt werden können (zur Ablösung s.S. 133f.):

Teil 1: Kopfbalance – danach *kann* abgelöst werden
Teil 2: Körperbalance – danach *kann* abgelöst werden
Teil 3: Chakra-Balance – danach *muss* abgelöst werden

Kopf- und Chakra-Balance werden in jedem Fall nur von einer Person durchgeführt, bei der Körperbalance geht es jedoch schneller und sie ist effektiver, wenn zwei Personen arbeiten. Arbeitet man aber allein, sollte die Körperbalance zuerst auf der rechten und dann auf der linken Seite gemacht werden. Es darf nie vergessen werden, die Körperbalance auf beiden Seiten durchzuführen. Ist das nicht der Fall, bringt man den Klienten noch mehr aus der Balance, als er es bereits vorher war. Es gibt eine Kurzversion der Körperbalance, bei der man die Hand- und Fußmassage weglassen kann; es ist aber auch möglich, die Griffe nach jedem dritten Atemkreis (ein Atemkreis besteht aus einem Zyklus von Ein- und Ausatmen) zu verändern, d.h. auch wenn noch keine Lumination erfolgte. Diese schnelle Version sollte aber nur dann angewendet werden, wenn ein Notfall vorliegt und man wenig Zeit zur Verfügung hat.

Teil 1: Kopfbalance

Der Klient liegt auf dem Rücken. Der Helfer sitzt hinter seinem Kopf mit Blick auf die Füße des Klienten. Der Kontakt wird gewöhnlich mit den knochigen Spitzen der Finger des Helfers hergestellt. Bei der folgenden Beschreibung (s.S. 108ff.) werden die Finger mit Nummern benannt, wobei der Daumen Finger 1, der kleine Finger 5 ist.
Man kann dem Klienten die Anweisung geben, während der Kopfbalance an sein Hauptproblem zu denken. Ein Feedback am Schluss über das Erfahrene kann sehr hilfreich sein.

Abb. 55

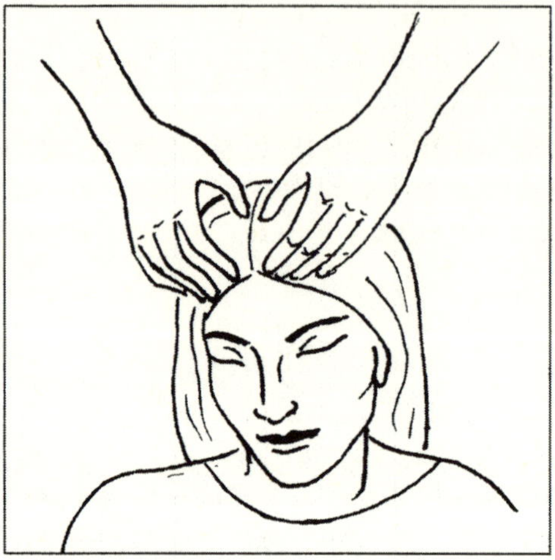

Die Daumen des Helfers befinden sich nahe dem Scheitel des Klienten, wo der Haarwirbel beginnt; sie berühren einander aber nicht. Der 2. bis 5. Finger befinden sich vorne, wo die Stirn zur Seite hin abfällt. Der Helfer bleibt mit seinen Fingern in dieser Position, bis er ein deutliches Pulsieren gleichzeitig in beiden Händen spürt. Dann werden die Hände abgehoben.

Abb. 56

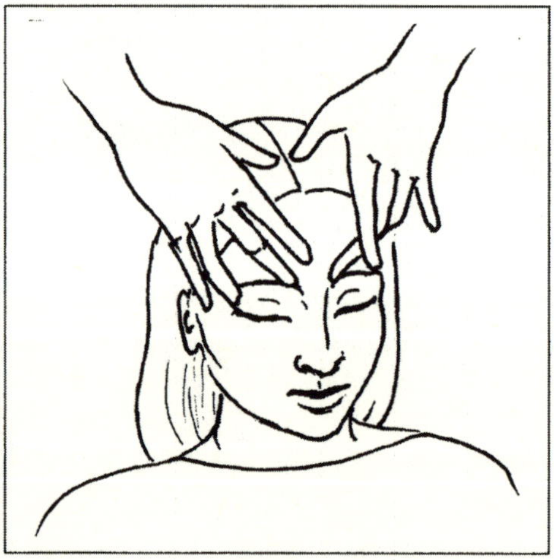

Die Daumen befinden sich wieder am Scheitel, ohne einander zu berühren. Der 3. Finger jeder Hand befindet sich in der Mitte, am Ende der Augenbrauen.

Die 3. Finger behalten Kontakt mit den Augenbrauen, die Daumen werden hochgehoben.

Abb. 57

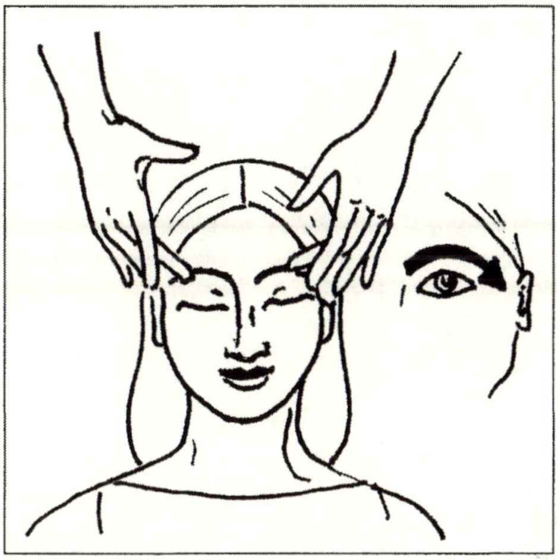

Abb. 57 a

Die 3. Finger fahren an den Augenbrauen seitwärts entlang und dann weiter in Richtung Gehörgang und bleiben am Jochbein stehen. Die beiden 3. Finger sind Endpunkte einer geraden Linie durch den Kopf.

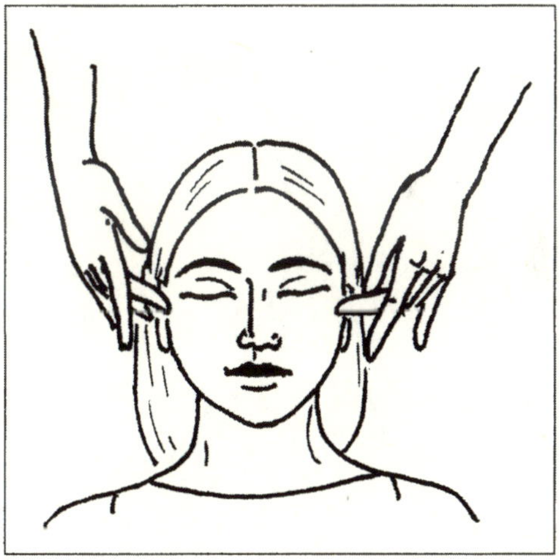

Abb. 58

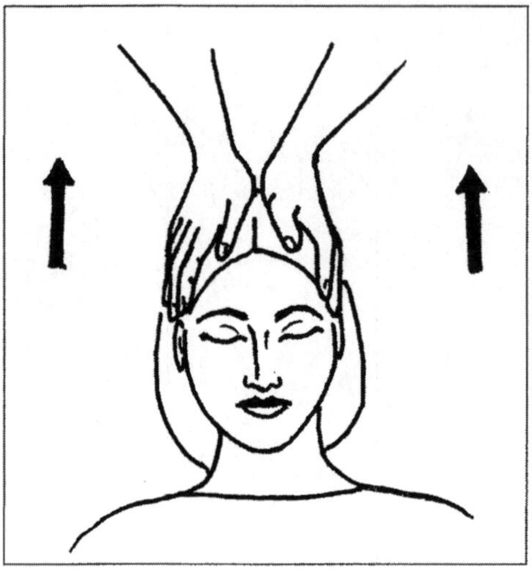

Um den Kopf zu verlassen, streichen die Hände zum Hinterkopf.

Abb. 58 a

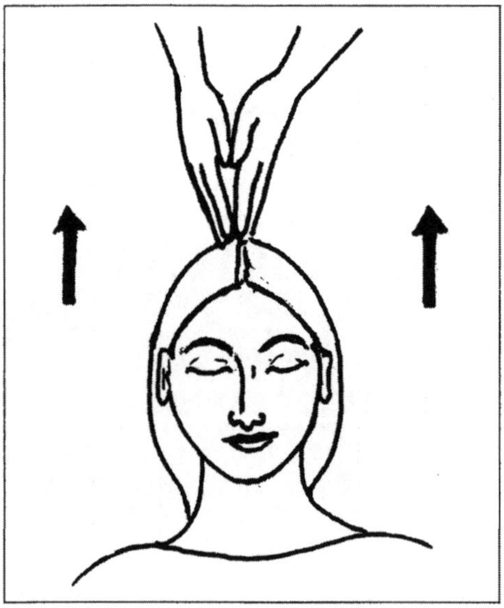

Der Helfer führt die Hände langsam zu seinem eigenen Körper zurück, bis alles Haar des Klienten durch die Finger geglitten ist. Beide Handflächen werden zusammengebracht.

Gesichtsmassage:
Der Helfer legt die Finger jeder Hand so zusammen, dass seine ganze Hand eine geschlossene Fläche bildet. Beginnend bei den Wangenknochen, wird dann mit der flachen Hand leicht über die Wangen und über das Kinn gefahren (s.a. Abb. 59 a).

Abb. 59

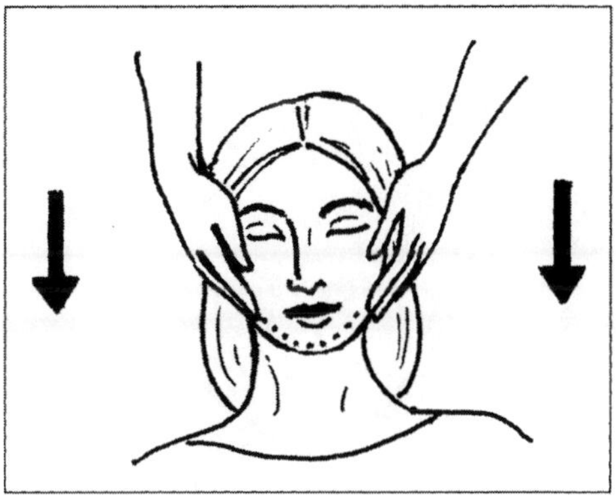

Dann ändert sich die Richtung: Die Hände gleiten hoch in Richtung des Helfers, unter das Kinn und hinter die Ohren des Klienten (s.a. Abb. 59 b).

Abb. 59 a

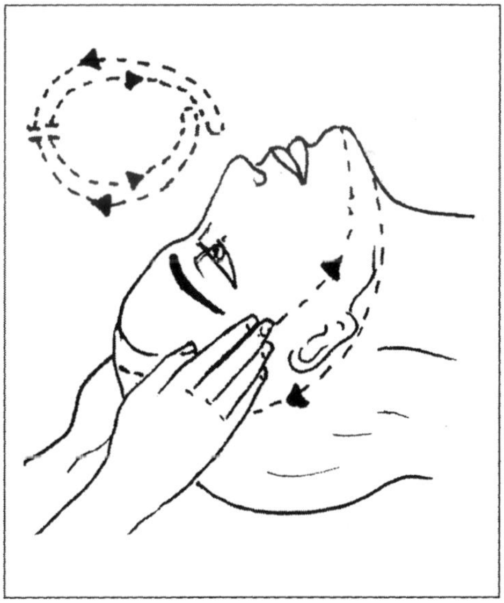

Abb. 59 b

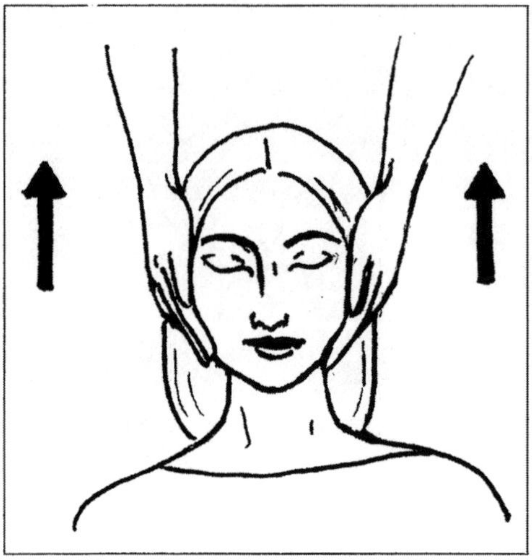

Die Hände werden zum Scheitel geführt.

Abb. 59 c

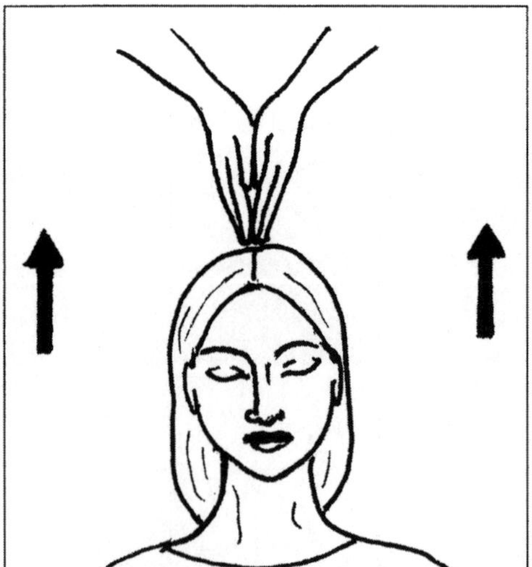

Der Helfer führt seine Hände langsam zu seinem Körper zurück. Die Gesichtsmassage wird dreimal wiederholt.

»Symmetrische Schädelstütze«: Der 2. bis 5. Finger jeder Hand des Helfers (die Hände berühren einander nicht) nehmen festen Kontakt mit dem Hinterhauptknochen auf. Der Kopf wird sanft gehalten. Die Daumen berühren die Ohren nicht.

Abb. 60

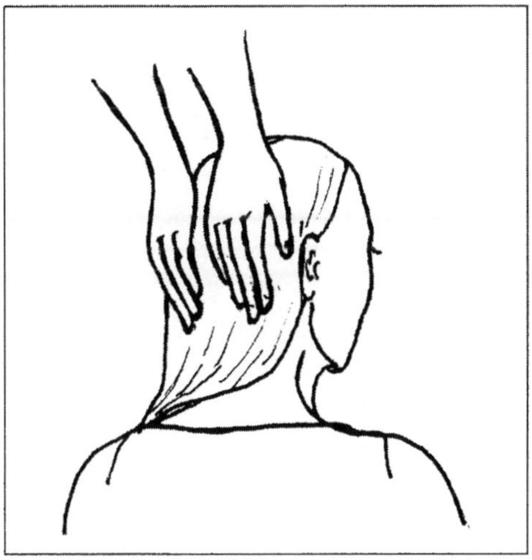

»Bilaterale Schädelwiege«: Die linke Hand des Helfers befindet sich auf der Stirn, die Finger zeigen nach rechts, die untere Kante der Hand ist auf Augenbrauenhöhe. Die rechte Hand des Helfers liegt unter dem Kopf, die Handfläche zeigt zum Kopf.

Abb. 61

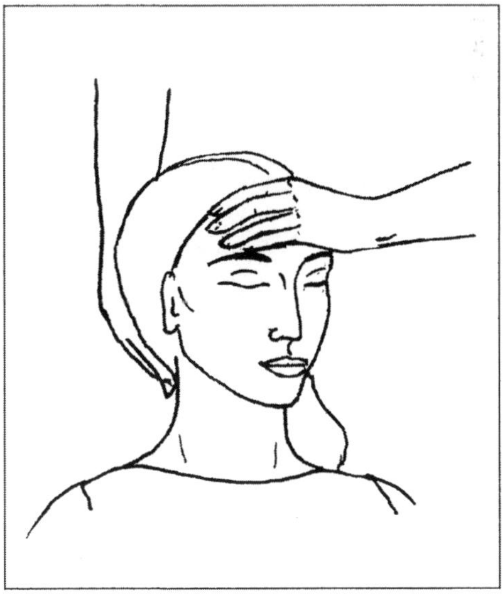

Abb. 61 a

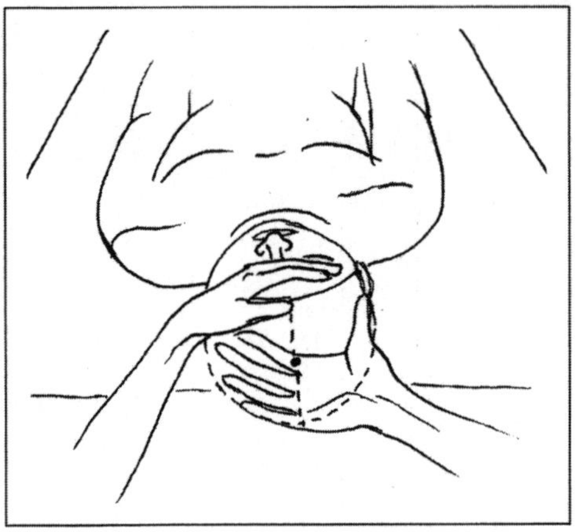

2. bis 5. Finger der rechten Hand pressen gegen den linken vorspringenden Teil des Hinterhauptknochens und der Daumen gegen den rechten.

Abb. 62

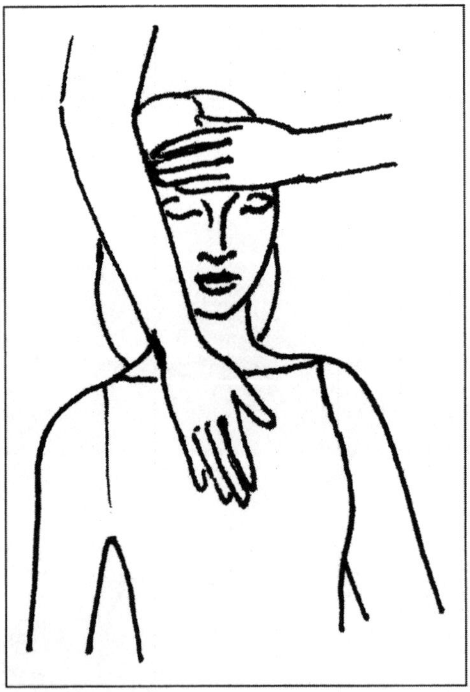

Die linke Hand bleibt auf der Stirn, die rechte wird auf das Brustbein gelegt, die Finger zeigen in Richtung Zehen.
Hier kann abgelöst werden (Ablösung s.S. 133f.).

Der Körperbalance muss stets die Kopfbalance vorausgehen. Die zwei Helfer sitzen in der Höhe der Taille des Klienten. Jeder formt einen geschlossenen Kreis mit den Fingerspitzen jeder Hand. Mit den Fingerspitzen wird fester Kontakt mit den Knochen des Klienten aufgenommen, so, als ob man einen Stecker in eine Steckdose drückt. Die Hände werden aufrecht gehalten, möglichst nahe der Mittellinie des Körpers des Klienten, aber ohne den anderen Helfer zu berühren. Der nächste Schritt wird erst dann vollzogen, wenn bei beiden Helfern in beiden Händen Lumination wahrgenommen wurde. Die Helfer sollen ihre Wahrnehmungen einander mitteilen.
Wird die Körperbalance nur von einem Helfer allein durchgeführt, dann arbeitet er auf der Mittellinie. Die ganze Serie der Körperbalance wird zuerst auf der rechten, dann auf der linken Seite durchführt.
In der folgenden Beschreibung (s.S. 116ff.) bedeutet »Kopf-Hand« (KH) die dem Kopf des Klienten nähere Hand des Helfers, »Fuß-Hand« (FH) die dem Fuß des Klienten nähere Hand des Helfers.

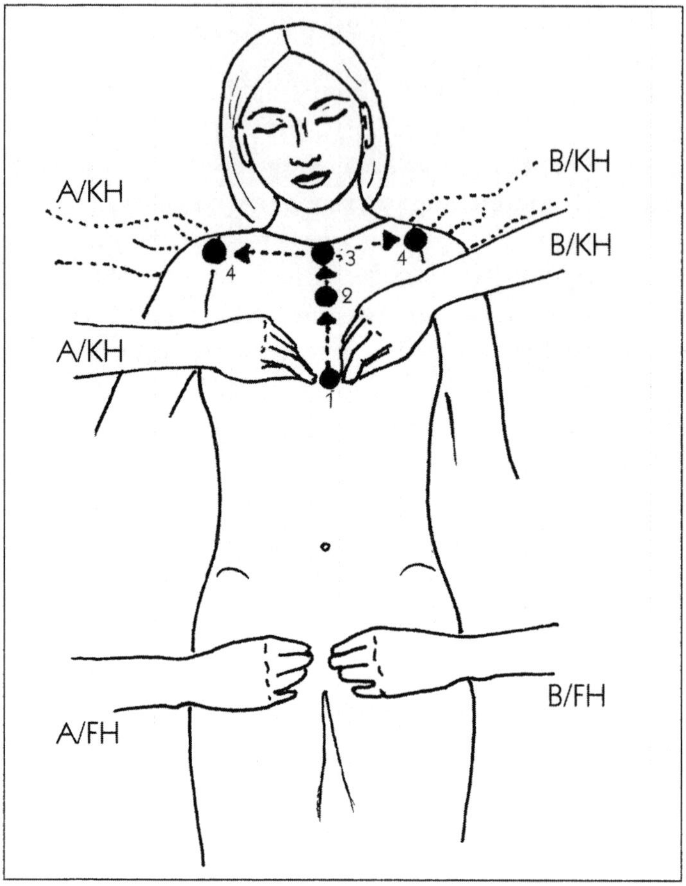

Abb. 63

Hier sind zwei Helfer abgebildet, die die Schritte spiegelbildlich durchführen (Person A und Person B).
Auf den folgenden Abbildungen ist immer nur ein Helfer zu sehen.

Kopf-Hand:	Fuß-Hand:
1. Die Hand liegt (mit fünf zusammengehaltenen Fingern) an der unteren Spitze des Brustbeins an der Mittellinie.	Die Hand liegt auf dem Schambein oder nahe der Mittellinie.
2. Hand an der Mitte des Brustbeins.	Hand bleibt da.
3. Hand an der oberen Kante des Brustbeins.	Hand bleibt da.
4. Hand folgt dem Querfortsatz des Schulterblattes bis zum Schultergelenk.	Hand bleibt da.

Abb. 64

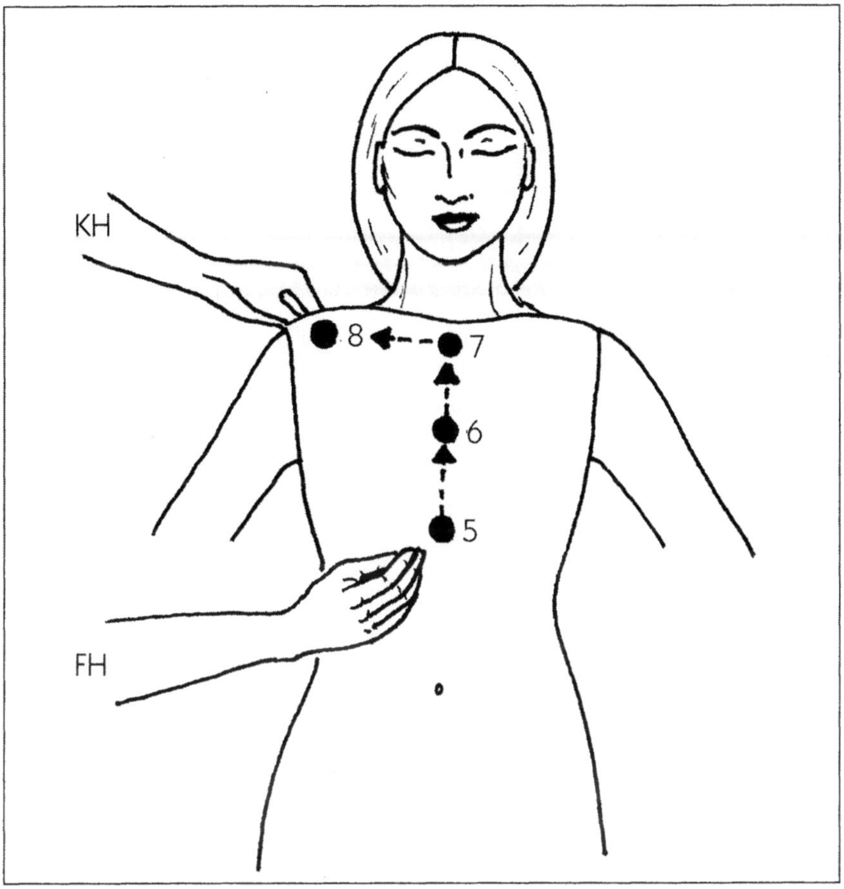

<u>Kopf-Hand:</u>	<u>Fuß-Hand:</u>
5. Hand bleibt da.	Hand liegt am unteren Ende des Brustbeins neben der Mittellinie.
6. Hand bleibt da.	Hand liegt an der Mitte des Brustbeins.
7. Hand bleibt da.	Hand liegt an der oberen Kante des Brustbeins.
8. Hand bleibt da.	Hand geht seitwärts am Schlüsselbein entlang bis zum Schultergelenk (Gelenkspalt) und drückt dort.

Abb. 65

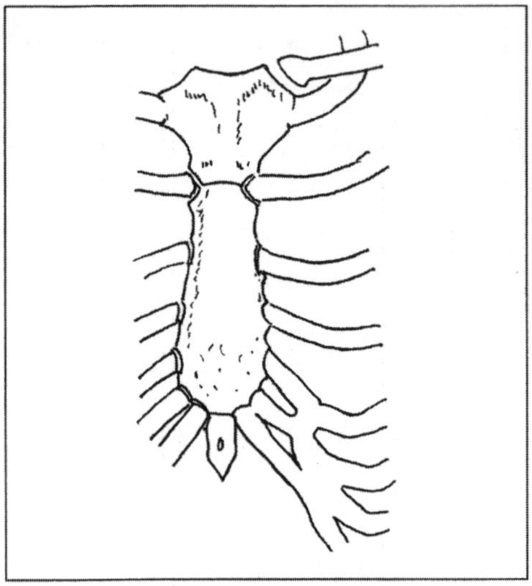

Brustbein

Abb. 66

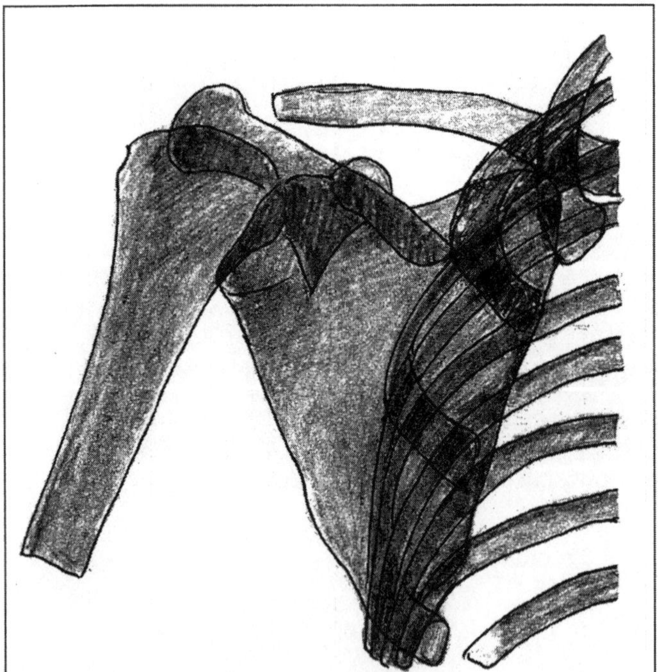

Schlüsselbein, Schultergelenk

Abb. 67

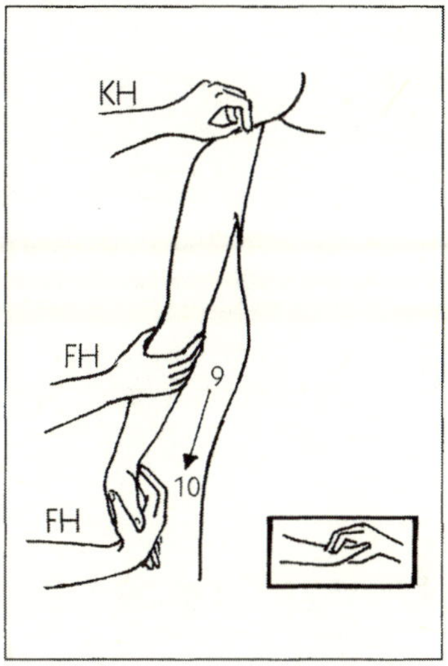

Kopf-Hand:

9. Hand bleibt da. (Der Klient bewegt seinen Arm so, dass sich seine Handflächen nach oben drehen.)

Fuß-Hand:

Die Hand öffnet sich und drückt von oben über dem Knochen des Ellenbogengelenks, mit dem 2. bis 5. Finger medial und mit dem Daumen seitlich (lateral).

Kopf-Hand:

10. Hand bleibt da.

Fuß-Hand:

Hand bewegt sich weiter den Arm abwärts, dann wie zum »Handschlag«: 2. bis 5. Finger liegen innen auf dem Handgelenk, der Daumen drückt auf die Außenseite des Handgelenks.

Abb. 68

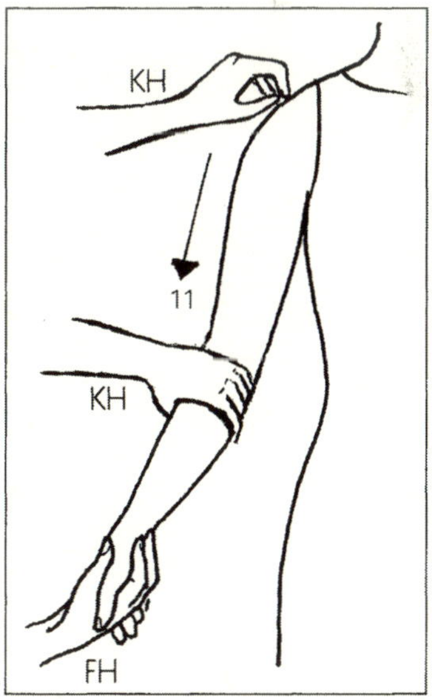

Kopf-Hand:

11. Hand dreht sich über das Ellenbogengelenk, der Daumen liegt lateral, 2. bis 5. Finger medial.

Fuß-Hand:

Hand bleibt da.

Abb. 69

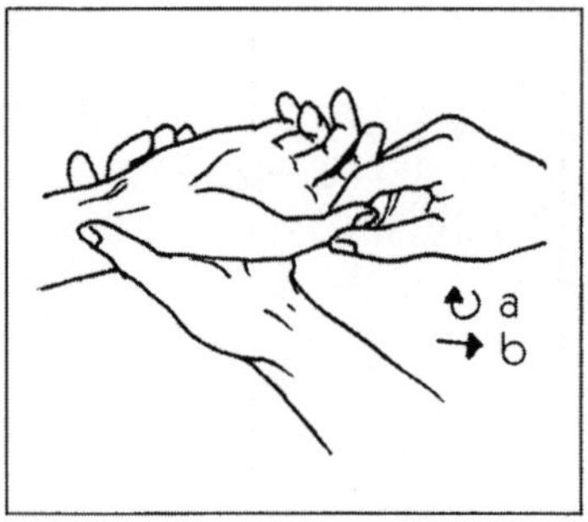

12. Handmassage:
Der Helfer sitzt neben der Hand des Klienten, diesem zugewandt. Er unterstützt mit seiner gegenseitigen Hand von unten leicht das Handgelenk des Klienten (auf der linken Seite ist das die rechte Hand des Helfers, auf der rechten Seite die linke). Mit seiner freien Hand nimmt der Helfer sanft die Spitze des Daumens und führt zweimal eine kreisförmige Bewegung aus (a), dann streckt er den Finger zart zweimal (b).

Abb. 69 a

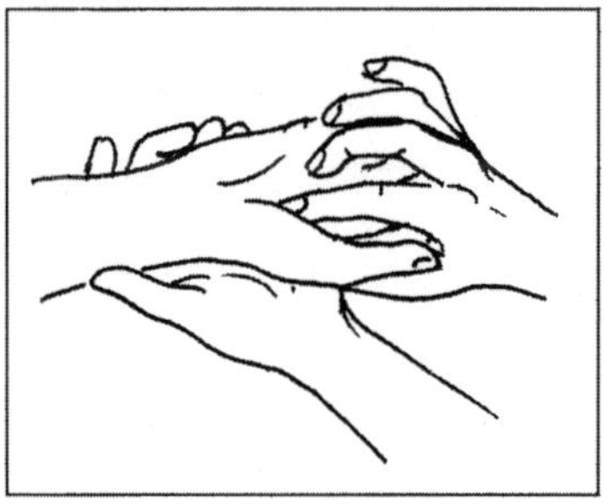

Anschließend massiert er das Gewebe zwischen dem ersten und zweiten Finger.
Die gesamte Massage (Kreisen, Strecken, Gewebemassage) wird vom 1. bis zum 5. Finger durchgeführt.
Wird die Massage von zwei Helfern durchgeführt, dann sollte die Handmassage gleichzeitig an beiden Händen erfolgen.

Abb. 70

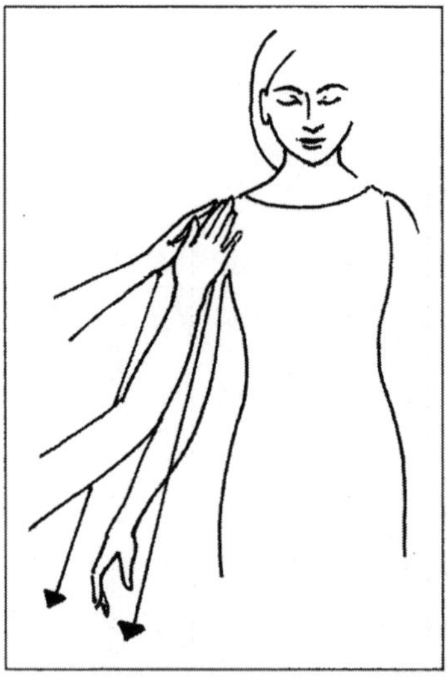

Nun wird der Klient zum Ein- und Ausatmen aufgefordert. Beim Ausatmen wird mit beiden Händen sanft der ganze Arm von der Schulter bis zur Hand ausgestrichen. Das wird dreimal wiederholt.

Abb. 71

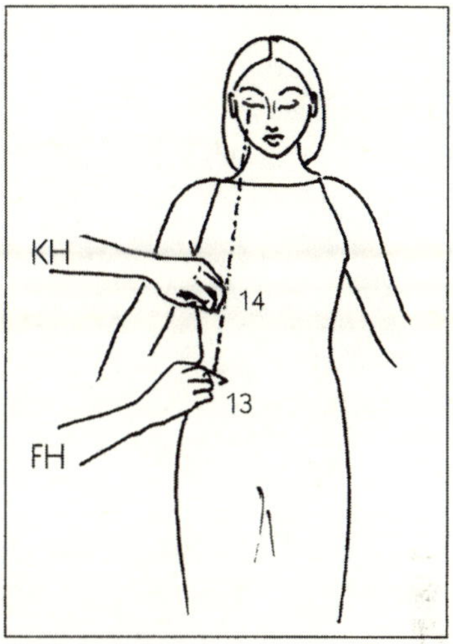

Kopf-Hand:	Fuß-Hand:
13. (Hand noch nicht auf den Körper legen.)	Die Hand sucht den vorderen oberen Stachel (vorne an der Beuge) des Hüftknochens.
14. Auf einer geraden Linie zwischen Fuß-Hand und Kopf drückt die Kopf-Hand mit dem »Stecker« auf die unterste Rippe.	Hand bleibt da.

Abb. 71 a

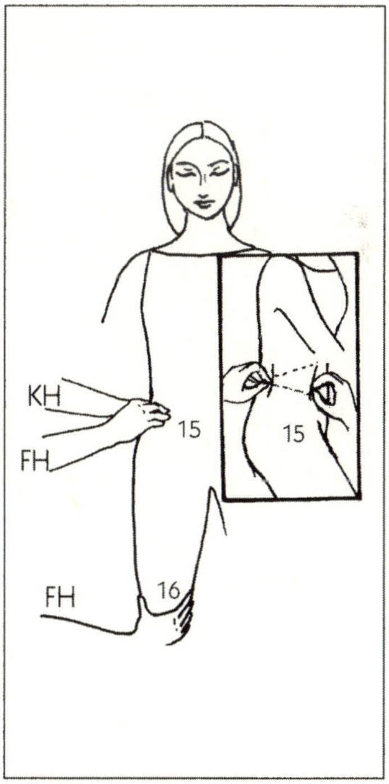

Kopf-Hand:	Fuß-Hand:
15. Hand geht zum hinteren oberen Hüftbeinstachel. (Abschätzen dieses Punktes: auf der Hinterseite 3 cm vom vorderen oberen Hüftbeinstachel nach oben und 3 cm Richtung Mittellinie)	Hand bleibt da.
16. Hand bleibt da.	Hand bewegt sich über das Kniegelenk weiter, Daumen lateral, 2. bis 5. Finger medial. (Verbindung mit dem Knochen des Gelenks, nicht nur mit der Kniescheibe)

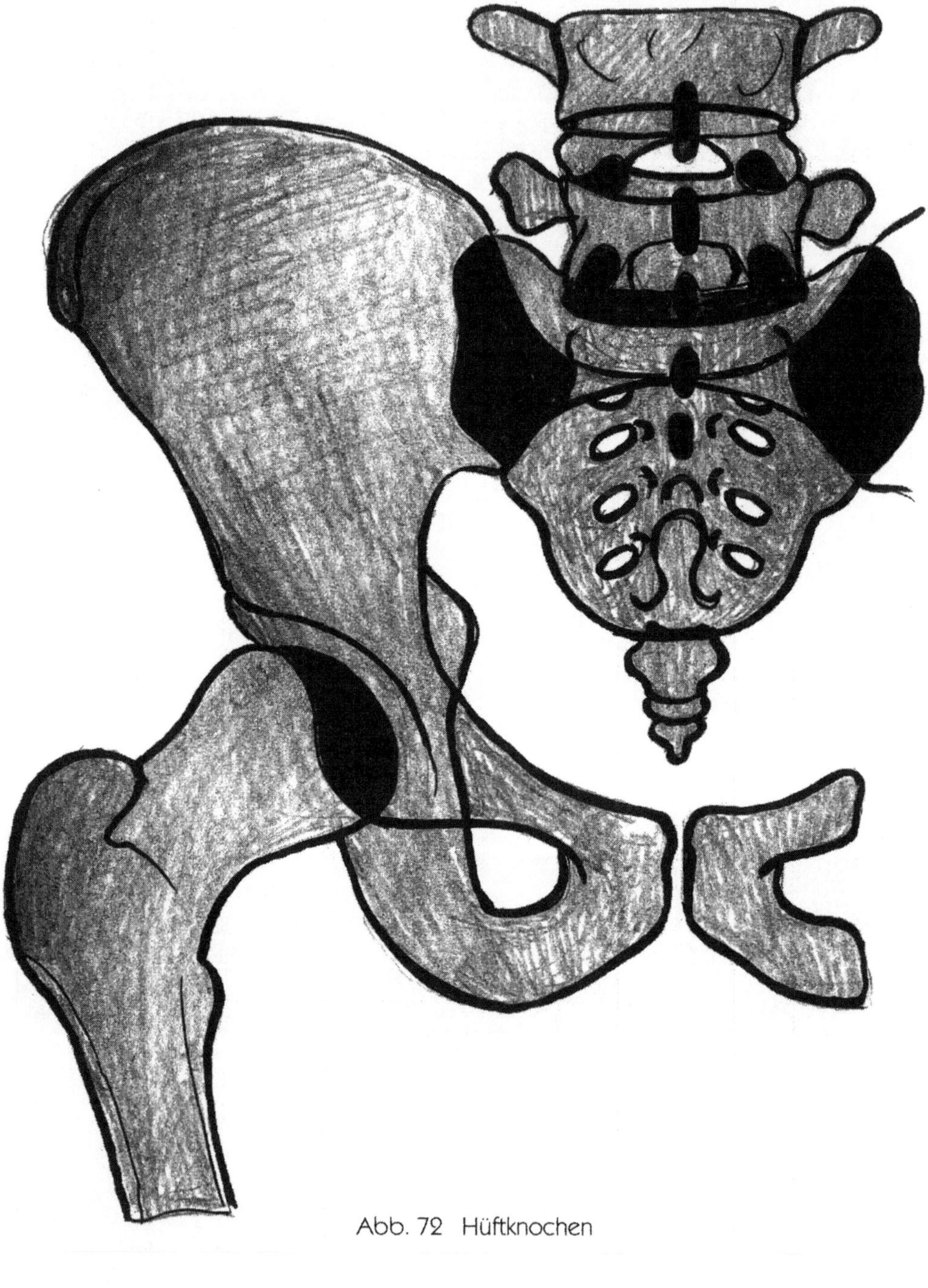

Abb. 72 Hüftknochen

Abb. 73

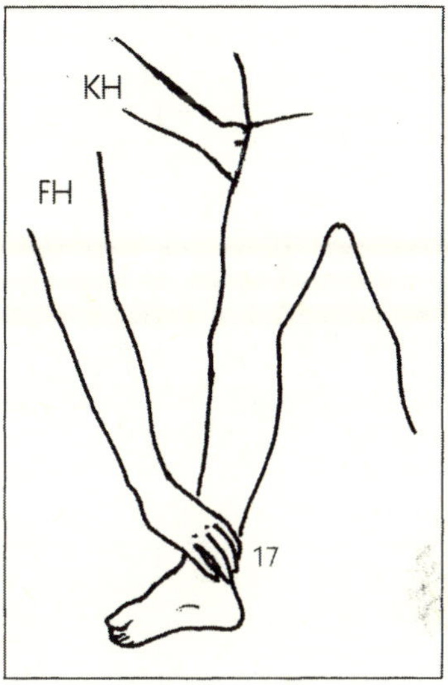

Kopf-Hand:

17. Hand bleibt da.

Fuß-Hand:

Hand bewegt sich zum Fußgelenk, drückt auf die Knöchel, Daumen lateral, 2. bis 5. Finger medial.

Abb. 74

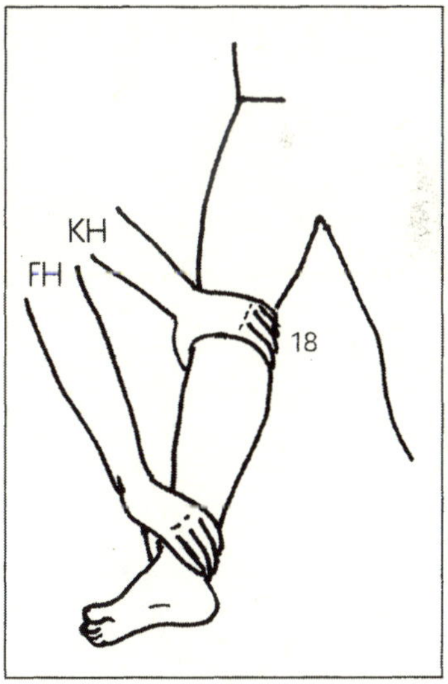

Kopf-Hand:

18. Hand bewegt sich über das Kniegelenk, Daumen lateral, 2. bis 5. Finger medial.

Fuß-Hand:

Hand bleibt da.

Abb. 75

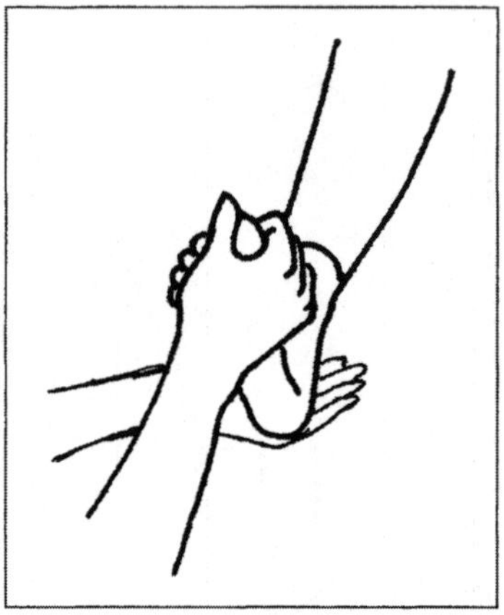

19. <u>Fußmassage:</u>
   Der Helfer sitzt nun nahe am Fußgelenk des Klienten, diesem zugewandt. Er unterstützt die Fußgelenke mit der gegenseitigen Hand von unten. Mit der freien Hand biegt er den ganzen Fuß vor und zurück, langsam und sanft, dreimal.

Abb. 75 a

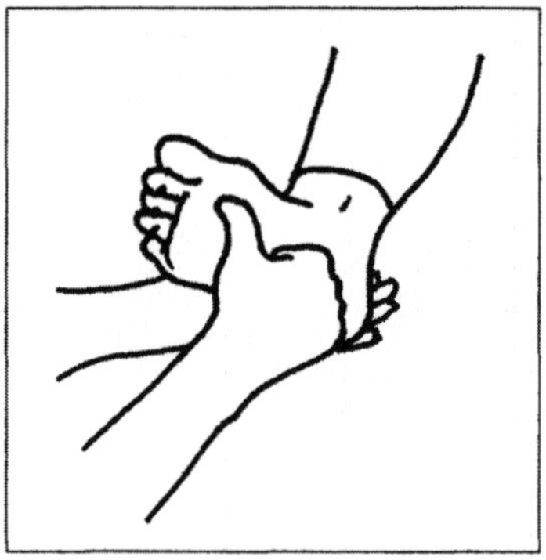

Der Helfer massiert mit seinem freien Daumen die Fußsohle einmal sanft von den Zehen bis zur Ferse (eine kurze Reflexzonenbehandlung).

Abb. 75 b

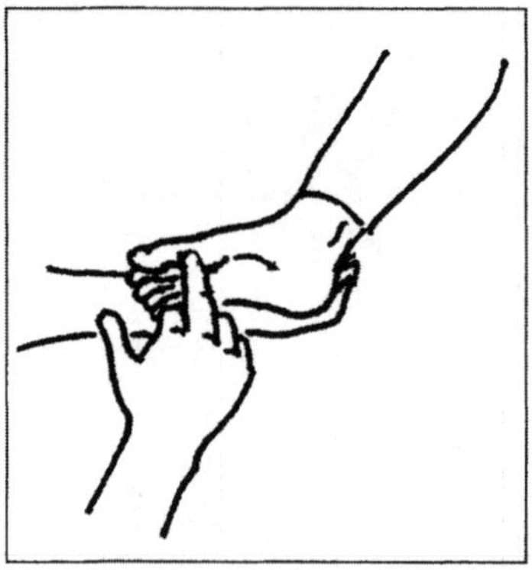

Dann massiert der Helfer sanft mit dem Mittelfinger die Innenseite des Flußspanns einmal, vom großen Zeh bis zur Ferse. (Diese Linie stellt in der Reflexologie die Wirbelsäule dar.)

Abb. 75 c

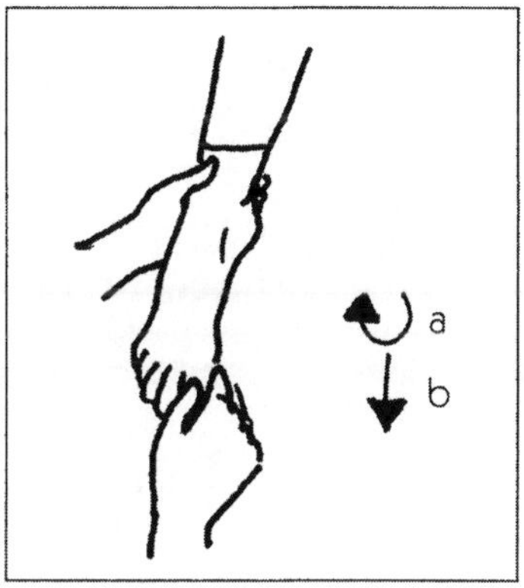

20. <u>Zehenmassage:</u>
Der Helfer hält sanft die Spitze des großen Zehs, macht zwei kreisende Bewegungen (a) und streckt dann zweimal den Zeh (b).

Abb. 75 d

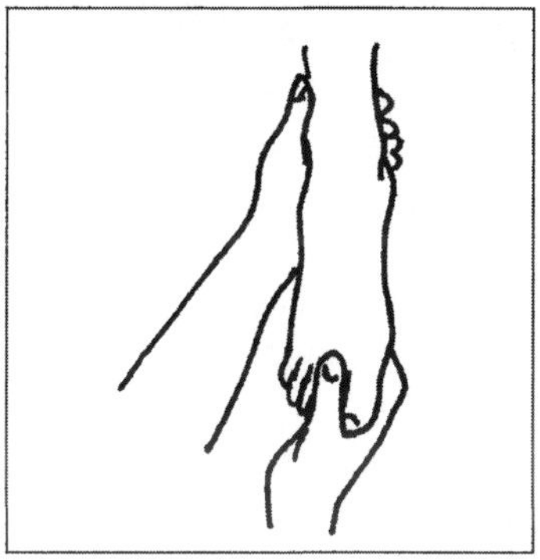

Danach massiert der Helfer das Gewebe zwischen dem ersten und zweiten Zeh. Die gesamte Massage (Kreisen, Strecken, Gewebemassage) wird vom großen bis zum kleinen Zeh durchgeführt.
Wird die Massage von zwei Helfern durchgeführt, dann sollte die Zehenmassage gleichzeitig an beiden Füßen erfolgen.

Abb. 76

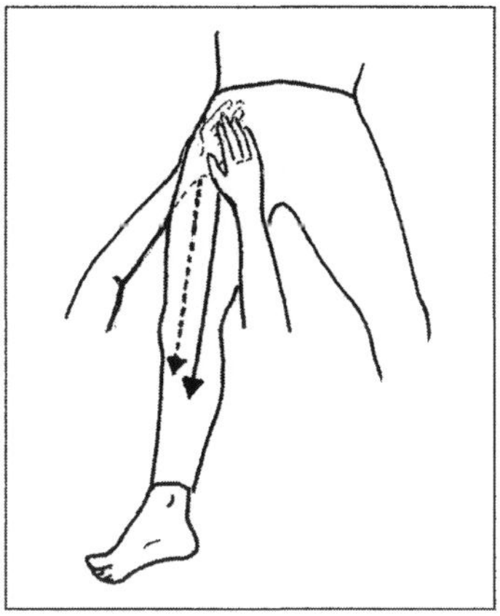

21. Der Helfer legt beide Hände unter bzw. über das Hüftgelenk des Klienten und fordert diesen zum Ein- und Ausatmen auf. Beim Ausatmen wird das Bein von der Hüfte bis zu den Zehen dreimal ausgestrichen.
Hier kann die Energiebalance mit der Ablösung beendet werden (Ablösung s.S. 133f.).

Teil 3: Chakra-Balance

Vor der Chakra[3]-Balance müssen immer Kopf- und Körperbalance durchgeführt werden. Die Chakra-Balance übernimmt nur *ein* Helfer, der auf der rechten Seite des Klienten auf Taillenhöhe Platz nimmt. Die Bewegung ist aufsteigend: Sie erfolgt von den unteren zu den oberen Chakren.

Abb. 77

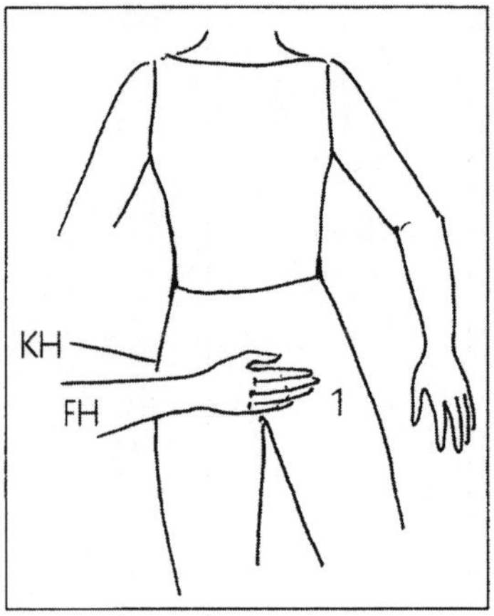

Wurzelchakra

Kopf-Hand (linke Hand):	Fuß-Hand (rechte Hand):
1. Hand liegt, die Handfläche ist dem Körper des Klienten zugewandt, auf dem Steißbein. In der Mitte liegend, verbindet sie rechte und linke Körperseite.	Hand liegt über dem Schambein, die Finger zur Seite. Sie verbindet die rechte und linke Körperseite.

Abb. 78

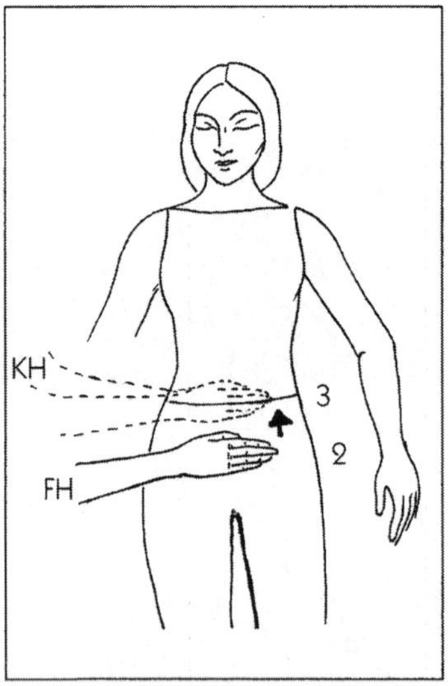

Genitalchakra

Kopf-Hand:	Fuß-Hand:
2. Hand rutscht etwas höher zum Kreuzbein.	Hand bleibt da; Zwischenschritt (hier und bei den folgenden Zwischenschritten wird die Verbindung zwischen zwei Chakren hergestellt).
3. Hand bleibt da.	Hand geht in Höhe der linken Hand. In der Mitte liegend, verbindet sie rechte und linke Körperseite.

Sonnengeflecht (Solarplexus)

Kopf-Hand:	Fuß-Hand:
4. (Zwischenschritt) Hand geht hinten zum unteren Ende des Brustkastens und verbindet dort rechte und linke Körperseite.	Hand bleibt da.
5. Hand bleibt da.	Hand geht auf der Körpervorderseite in Höhe der linken Hand. Sie liegt nun auf dem Solarplexus und verbindet die beiden Rippenbogenenden.

Abb. 79

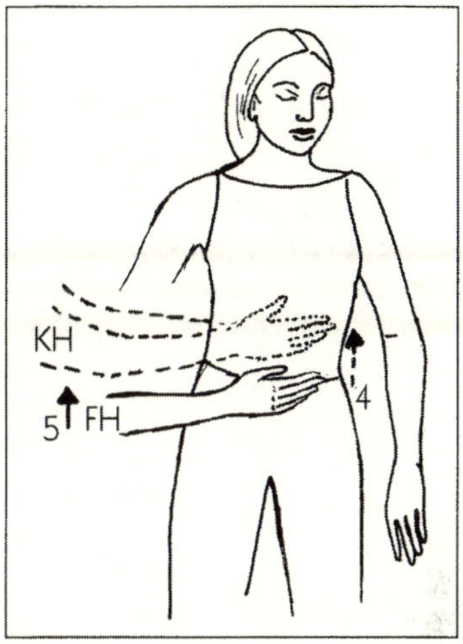

Herzchakra

Kopf-Hand:	Fuß-Hand:
6. (Zwischenschritt) Hand rutscht höher bis in Höhe der Achseln. Sie verbindet die unteren Spitzen der beiden Schulterblätter.	Hand bleibt da.
7. Hand bleibt da.	Hand verbindet rechte und linke Körperseite so, dass der 5. Finger nahe der Spitze des Brustbeins liegt.

Abb. 80

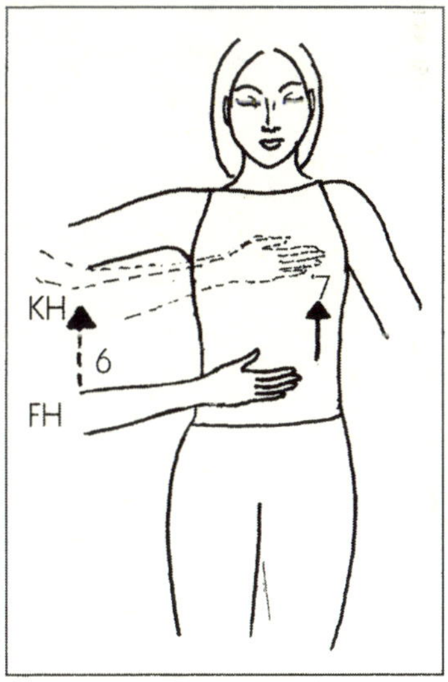

Abb. 81

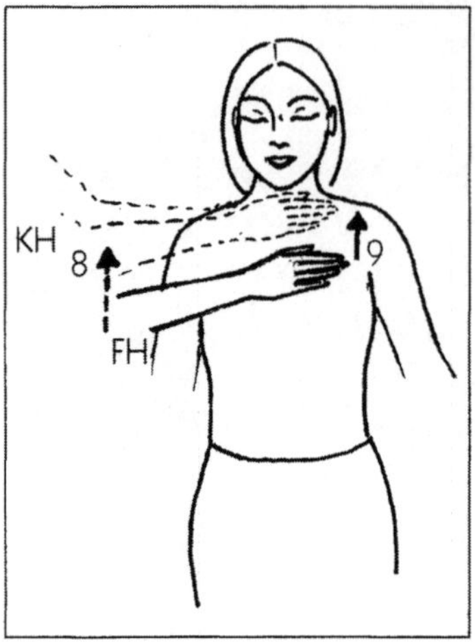

Kehlkopfchakra

Kopf-Hand:	Fuß-Hand:
8. (Zwischenschritt) Hand geht weiter nach oben und verbindet die beiden oberen Schulterblätter.	Hand bleibt da.
9. Hand bleibt da.	Hand geht weiter nach oben, so dass der Daumen am oberen Ende des Brustbeins liegt. Verbindung der rechten und linken Körperseite.

Abb. 82

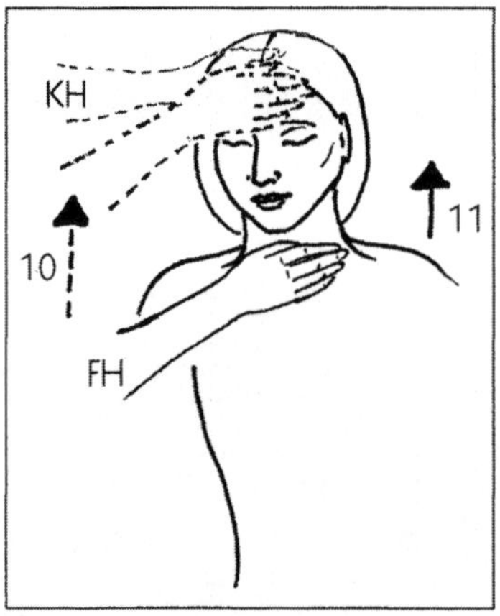

Stirnchakra (drittes Auge)

Kopf-Hand:	Fuß-Hand:
10. (Zwischenschritt) Hand geht hinter den Kopf und verbindet die rechte und linke Seite des Hinterkopfes.	Hand bleibt da.
11. Hand bleibt da.	Hand geht zur Stirn und verbindet die rechte und linke Seite der Stirn.

Abb. 83

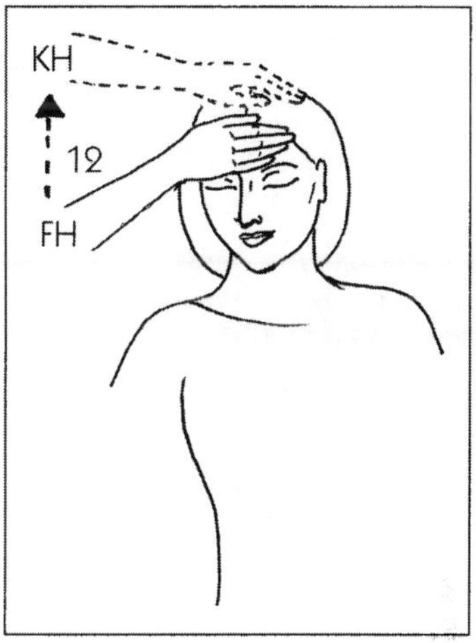

Scheitel- oder Kronenchakra

Kopf-Hand:	Fuß-Hand:
12. Hand bewegt sich zur Schädeldecke. Die Finger zeigen nach links.	Hand bleibt da.

Abb. 84

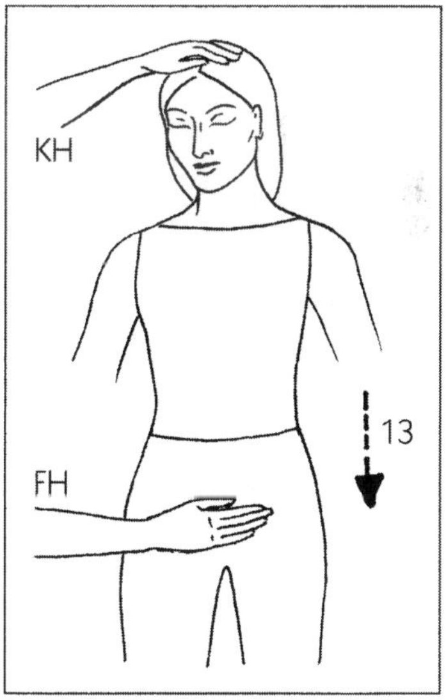

Auf der Körpervorderseite wird nun das Kronenchakra mit dem Genitalchakra verbunden.

Kopf-Hand:	Fuß-Hand:
13. Hand bleibt da.	Hand geht auf der Vorderseite des Körpers nach unten zum Schambein.

Abb. 85

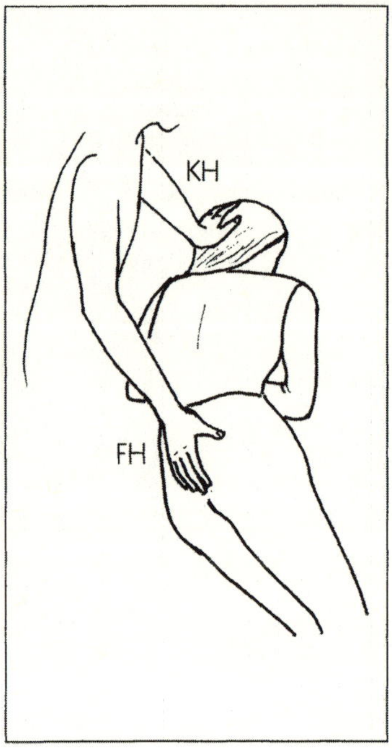

Dieser Schritt wurde von mir selbst hinzugefügt, um die Verbindung auf dem Rücken herzustellen:

Kopf-Hand:	Fuß-Hand:
14. Der Klient dreht sich auf die linke Seite. Unter seinen Kopf soll ein kleines Kissen gelegt werden, damit die Wirbelsäule gerade bleibt. Der Helfer befindet sich auf Höhe der Rückenmitte und legt seine Hand auf die Mitte des Hinterkopfs, die Finger zeigen zum Scheitel (Kronenchakra).	Die Hand wird auf die Mitte des Kreuzbeins gelegt, die Finger zeigen zum Steißbein (der 3. Finger liegt auf dem Steißbein).

Damit ist der Teil 3, die Chakra-Balance, zu Ende und zugleich die Passive Polarity. Jetzt *muss* abgelöst werden (s.S. 133ff.).

Legende zur Abb. 86

7 Scheitel- oder Kronenchakra	1 Augensegment
6 Stirnchakra (drittes Auge)	2 Orales Segment
5 Kehlkopfchakra	3 Halssegment
4 Herzchakra	4 Brustsegment
3 Sonnengeflecht (Solarplexus)	5 Zwerchfellsegment
2 Genitalchakra	6 Bauchsegment
1 Wurzelchakra	7 Beckensegment

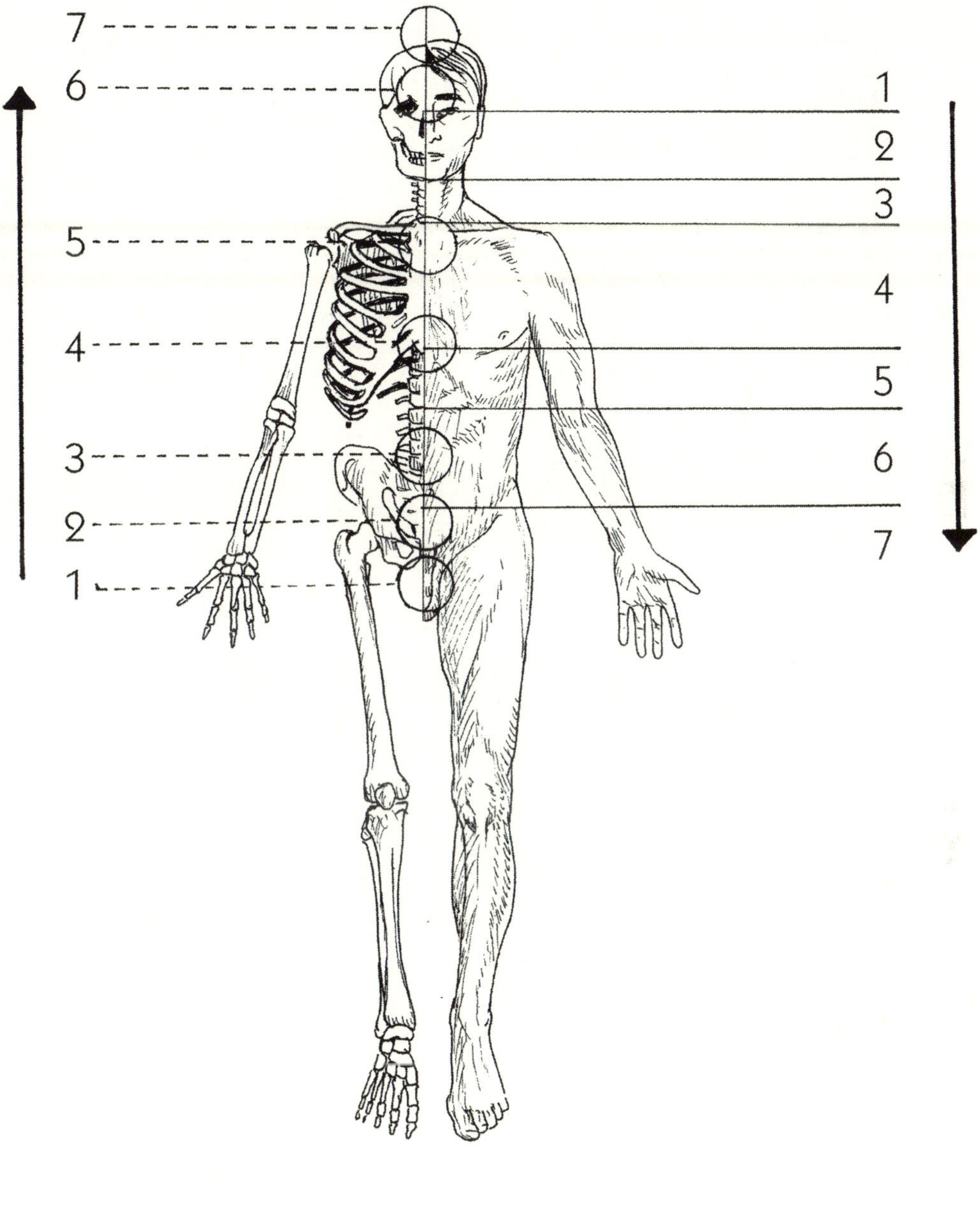

Abb. 86
Gegenüberstellung der Chakren und der Segmente der Panzerung nach Wilhelm Reich

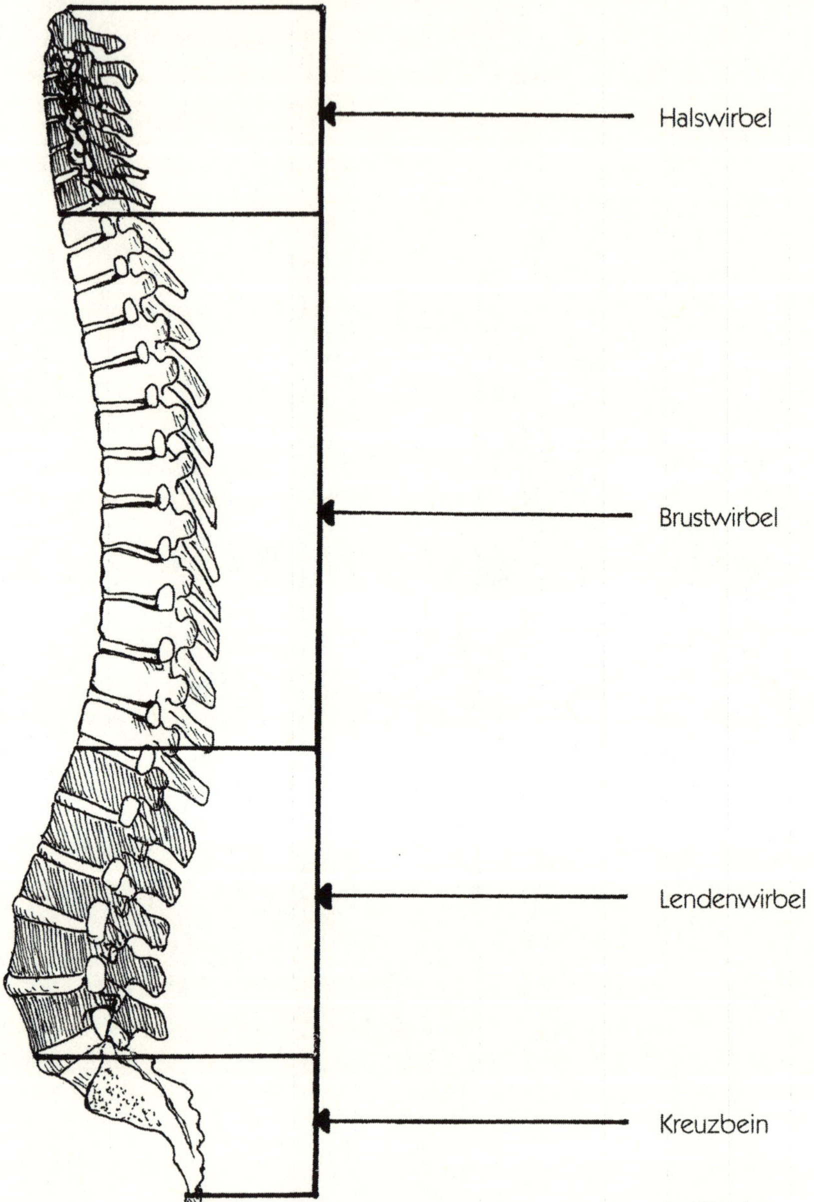

Abb. 87 Wirbelsäule

Ablösung

Der Klient liegt auf dem Rücken. Die Helfer befinden sich auf derselben Seite wie zuvor bei der Körperbalance; ist es nur ein Helfer, dann befindet er sich auf der rechten Seite des Klienten und arbeitet direkt auf der Mittellinie des Körpers.

Kopf-Hand:

Der Daumen wird rechtwinklig von den Fingern abgespreizt, die Daumenspitze liegt auf dem »dritten Auge« (1½ cm über den Augenbrauen, da, wo die Hindus einen roten aufgemalten Punkt tragen).

Fuß-Hand:

Der Daumen wird rechtwinklig von den Fingern abgespreizt und zeigt vertikal auf den Nabel (bei zwei Helfern liegen die Daumen nahe der Mittellinie). Nichts anderes berühren, auch den ggf. anderen Helfer nicht! (Dies ist der einzige Punkt, wo wir nicht auf dem Knochen Kontakt herstellen.)

Abb. 88

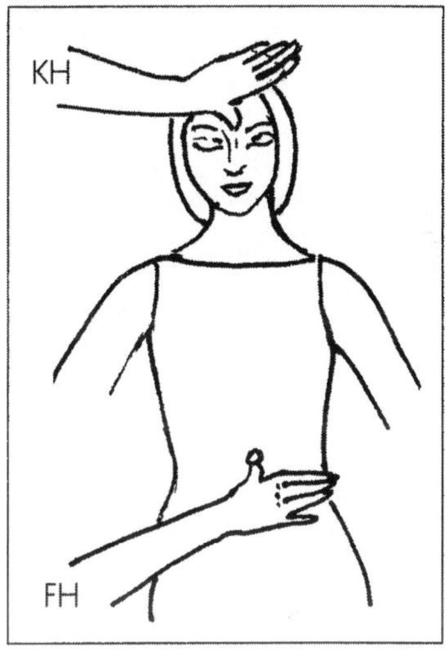

Dann werden die Hände etwas vom Körper abgehoben, sie verweilen ein wenig im Aurafeld.

Abb. 89

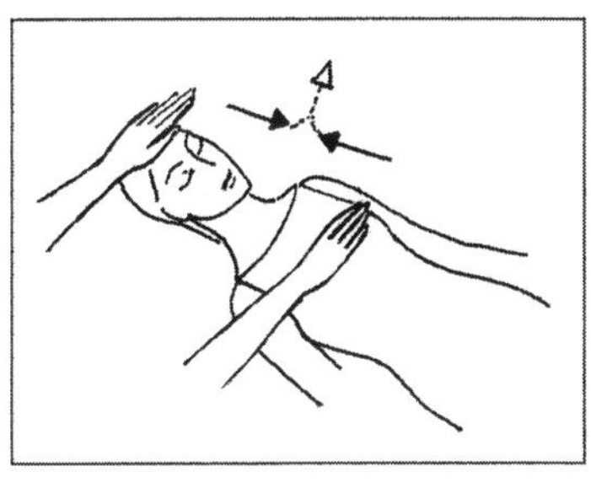

Abb. 90

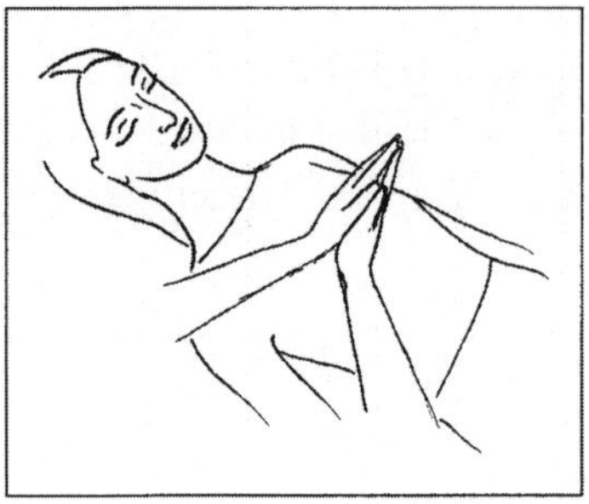

Abschließend werden die beiden Handflächen mit dem Einatmen zusammengeführt.
Der Klient wird nun zugedeckt und kann ein wenig ruhen oder schlafen. Der Helfer entfernt sich und wäscht sich sofort die Hände. Anschließend kann das Erfahrene besprochen werden

Die Ablösung wird nur einmal, am Ende der Behandlung durchgeführt. Danach kann für die Helfer eine Aura-Massage gemacht werden (Beschreibung s.S. 106). Nebenbei bemerkt: Bei der Aura-Massage kann man lernen zu erspüren, wo die Aura kühl (»Löcher in der Aura«) und wo sie warm ist. Ich habe die Aura-Massage auch Ärzten gezeigt, die sie noch nicht kannten; sie waren sehr erstaunt, als sie den Temperaturunterschied in der Aura spürten.

Metamorphose-Massage

• Zur Theorie der Metamorphose

Metamorphose ist ein weiteres Werkzeug von mir. Diese Methode heißt deshalb so, weil sie Veränderungen hervorbringt (die Bezeichnung kommt aus dem Griechischen und bedeutet Verwandlung). Die Massage wurde von Robert Saint John entwickelt und ist eine spezielle Form der Fußreflexzonenmassage. In der Reflexologie, die aus China kommt, werden gewisse Punkte auf der Körperoberfläche stimuliert, was sich auf den ganzen Körper auswirkt. Auf dem Fuß gibt es spezielle nachweisbare Stellen, die die Organe des Körpers repräsentieren; diese Stellen kann man stimulieren.

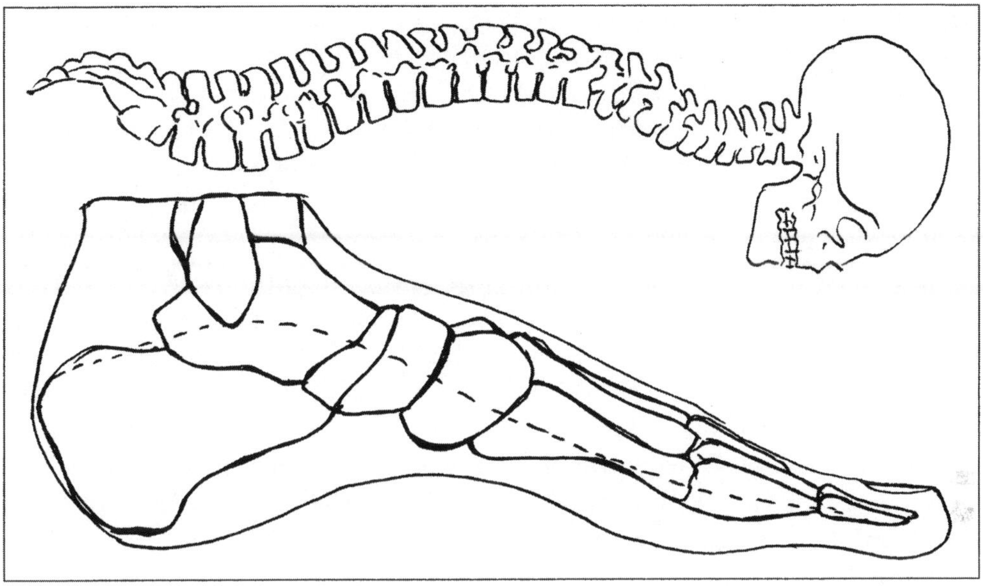

Abb. 91
Reflexzonenlinie auf dem Fuß mit Repräsentation der Wirbelsäule

Robert Saint John hat diese Massage ursprünglich bei behinderten Kindern angewendet. In Wien hat Alexander Fliess die Metamorphose abgewandelt. Nach seiner Modifikation hält man zwei Finger getrennt voneinander auf der Linie, wodurch ein energetischer Fluss zwischen diesen zwei Fingern entsteht (dadurch ist die Metamorphose mit der Energiebalance/Polarity verbunden). Diese neuere Form ist in meinem Sinn wesentlich effektiver als das Original. Von Alexander Fliess lernte die Metamorphose auch Marietta Schirpf, eine Massagetherapeutin und Bioenergetikerin in Wien, von der ich die Methode Anfang der 80er Jahre übernommen habe.
Wenn wir so arbeiten, dass der Klient seine Augen offen hält, dann können wir die Wirbelsäule stimulieren. Die Wirkung ist anders, wenn der Klient seine Augen schließt und sich in die Regression hineinsinken lässt. Schon Saint John hat bei seiner Arbeit festgestellt, dass Klienten, besonders wenn sie ihre Augen schließen, nicht nur eine Stimulation der Wirbelsäule erleben, sondern auch stark regredieren. Seiner Meinung nach geht die Regression bis vor die Geburt zurück. Neben der Repräsentation der Wirbelsäule kann die Fußre-

flexzone auch als eine Zeitlinie gesehen werden, die mit der Entwicklung (Entfaltung) des Embryos verbunden ist. Es ist daher durch diese Methode möglich, mit den vorgeburtlichen Erlebnissen zu arbeiten und diese in die therapeutische Arbeit mit einzubeziehen. Ich selbst berücksichtige die Theorie der Zeitlinie bei meiner Arbeit und ergänze sie mit meinem Verständnis der Erinnerungskassette und mit der Theorie der »Heilung der Erinnerung«.

In Robert Saint Johns Buch (s. Literatur) ist ein Diagramm enthalten, das aufzeigt, dass wir uns bei der Anwendung der Metamorphose-Massage auch an frühere Leben erinnern können. Das ist kein christliches Gedankengut, sondern entspringt den fernöstlichen Religionen, also z.B. dem Hinduismus oder Buddhismus. In der therapeutischen Arbeit gibt es manchmal Hinweise, dass es so etwas geben könnte. Ich selbst war zunächst erstaunt, als ich das zum ersten Mal bei einer Behandlung gehört habe. Der Klient »schlüpft« zu etwas Traumatischem zurück, was nach seinem Erleben vorher, in einem anderen Leben, war. Auch die Christen glauben daran, dass es ein Leben nach dem Tod gibt (aber nicht vor dem jetzigen Leben).

Die große Erkenntnis von Saint John ist, dass die Reflexzonenlinie auf dem Fuß nicht nur die Wirbelsäule repräsentiert, sondern auch eine Zeitlinie der Entwicklung des Embryo. Auf dieser Zeitlinie sind Empfängnis und Geburt die zwei Pole. Mit der Metamorphose-Massage wird die Erinnerungskassette zu den Anfängen zurückgespult.

Saint John beschreibt am Körper drei allgemeine Reflexzonen: auf den Füßen, auf den Händen und auf dem Kopf. Die *Füße* haben mit der Motorik zu tun, die sich dann weiterentwickelt. Er erwähnte z.B. ein vierjähriges Kind, das gehbehindert war und nach der Behandlung mit der Metamorphose anfing zu laufen.

Die *Hände* stehen in Verbindung mit dem Tun, Handeln. Hier gibt es eine ähnliche Reflexzonenlinie: Sie geht von der Spitze des Daumens entlang der Knochen bis zum Handgelenk.

Der *Kopf* (Scheitellinie) hat mit den geistigen Fähigkeiten zu tun: Denken-Können, Entscheiden-Können usw.

Ich arbeite schwerpunktmäßig mit den Fußreflexzonen), weil es bei meiner Arbeit am praktischsten ist. Ich teile die Linie in drei Bereiche (s. Abb. 96, S. 143), die sich von Saint Johns Einteilung unterscheiden (ich nenne seine Bereiche erstes, zweites und drittes Trimester der Schwangerschaft). Wenn ich die Reflexzone entlangmassiere, weiß ich ungefähr, wo ich auf der

Zeitlinie bin. Der Zeigefinger der anderen Hand bleibt beim Hypophyse-Reflexpunkt auf dem Ballen der ersten Zehe.

Am Fuß stimuliert man zuerst den Empfängnispunkt. Der Punkt der Empfängnis ist das erste Gelenk zwischen Fußglied und Laufknochen. Bei der Stimulation dieses Punktes gehen daher manche Menschen, die ganz am Anfang ihres Lebens etwas Traumatisches erlebt hatten, in ein Wiedererleben hinein. Beispielsweise die Vergewaltigung der Mutter mit schreiender Abwehr, ganz argem Herumwälzen, mit »Nein«-Rufen, schrecklichem Herumbrüllen, es »Fast-nicht-aushalten-Können«. Während der Behandlung sagen manche Klienten aber dann: »Ja, ich will es wiedererleben.« Einige Male habe ich erlebt, dass jemand sofort aufhören wollte: »Ich kann das nicht aushalten.« Dieses Sich-tief-hineinsinken-Lassen ist kein Hypnosezustand. Am Anfang der Behandlung gebe ich die Anweisung: »Bitte schließe die Augen.« Den Regressionsprozess kann der Klient jederzeit stoppen, wenn es ihm »zu viel« wird. Die Klienten bleiben aber immer bei vollem Bewusstsein und klar ansprechbar. Die Ferse repräsentiert die Geburt, das Geburtserlebnis. Ich benutze die Metamorphose nicht als Hauptmethode, um an das Geburtserlebnis heranzukommen, denn meiner Erfahrung nach eignet sie sich nicht so gut dazu. Ich kann aber erkennen, dass, wenn jemand unruhig wird, weint oder eine blaue Hautfarbe bekommt, dies Hinweise auf die Geburtsumstände sind. Mein bevorzugtes Werkzeug, um an die Geburt selbst heranzukommen, ist das Psychodrama der Geburt nach Dr. Frank Lake (s.S. 147ff.)

Durch die Metamorphose-Massage werden im Erwachsenen Emotionen wiedererlebt, die in der entsprechenden Lebensphase vom Fötus erlebt wurden. Saint John beschreibt in seinem Buch anschaulich, dass bei der Anwendung seiner Methode wieder etwas zu fließen beginnt, sich bewegt. Er selbst hatte begonnen, die Metamorphose behinderten Kindern zu lehren, damit sie selbständig jeden Tag einander die Füße massieren konnten. Seine Methode dient der Stimulation der Wirbelsäule und lässt die blockierte Entwicklung weitergehen.

Robert Saint John denkt spirituell über die Metamorphose-Massage. Seinem Verständnis nach ist die Seele in der Entwicklung steckengeblieben. Sein Hauptmotiv war daher, die seelische Entwicklung, vor allem beim Kind, durch seine Arbeit zu fördern. Sein Ziel war es aber nicht, die Lebensenergie gezielt zum Fließen zu bringen. Genau das ist aber meine Absicht bei der Anwendung dieser Methode – und sie schafft die Verbindung zur Sanften Bioenergetik. Meine Aufteilung der Zeitlinie in drei Zonen unterstützt bei der Integration.

Allgemeines zur Anwendung

Am Anfang erkläre ich dem Klienten kurz, was ich mache. Dann ermutige ich ihn, über die Fortsetzung der Behandlung selbst zu entscheiden. »Du kannst jederzeit Stopp sagen, wenn es dir zu viel wird.« Manchmal sind die Erlebnisse so arg, dass eine Therapie nicht erzwungen werden sollte. Während der Behandlung herrscht im Raum – bis auf die Stimme des Klienten – vollkommene Stille. Der Klient sollte auf dem Rücken liegen. (Man kann es modifizieren, was ich auch schon versucht habe, so dass der Klient in einer embryonalen Haltung auf der Seite liegt. Doch ich benutze meistens die Rückenlage.) Der Klient soll angenehm liegen, mit einem Polster unter dem Kopf, damit dieser etwas angehoben ist. So kann ich den Gesichtsausdruck des Klienten gut erkennen, denn ich bin ja an seinen Füßen. Der Therapeut sollte bequem sitzen. Ich mache die Behandlung nur an einem geschützten Platz, ohne Störung von außen. Am Boden sollen Matten liegen, besser sind mehrere Schichten, weil der Klient sich sonst an einem Gegenstand stoßen könnte. Ich habe stets eine Uhr bei mir, die ich in Sichtweite lege. Gewöhnlich verdunkle ich den Raum etwas. Wenn ganz grelles Sonnenlicht hineinströmt, stört es den Klienten, der meistens tief regrediert. Ich habe immer Bachblüten dabei, denn es kann vorkommen, dass der Klient in einen Schockzustand gerät. Gewöhnlich lege ich eine Decke über ihn, damit es ihm nicht zu kühl wird. Ich habe die drei Zonen bereits erwähnt, an denen man mit Metamorphose arbeiten kann: Kopf, Hand, Fuß. Ich »öffne die Erinnerung«, indem ich als Erstes am Kopf (erste Zone) beginne. Ich lege den Kopf zur Seite und streiche mit dem Zeigefinger auf der Mitte des Kopfes bis zum Nacken. Es ist eine leichte Berührung, die nicht zu hauchfein und nicht zu tief ist. Dann gehe ich zur rechten Hand (zweite Zone) und streiche an der Handinnenseite von der Daumenspitze zum Handgelenk; die Hand wird dann hingelegt. Nun folgt die linke Hand. Auch bei den Füßen (dritte Zone) arbeite ich zuerst rechts und »öffne die Erinnerung«, indem ich von der großen Zehe langsam entlang der Reflexzonenlinie zur Ferse streiche. Nach der anschließenden Metamorphose-Massage schließe ich, indem ich in der gleichen Reihenfolge dieselben Reflexzonen in die umgekehrte Richtung mit einer schnellen Bewegung streiche. Alle Streichbewegungen werden dreimal direkt aufeinanderfolgend durchgeführt. Nach dem Öffnen entscheide ich, wie viel Zeit ich für die

Massage aufwenden werde, was natürlich auch auf die bisherige Reaktion des Klienten ankommt. Wenn ich die Erinnerung durch das sanfte Streichen auf der Haut entlang der Reflexzonenlinien geöffnet habe, dann ist »das Baby da«. Saint John schlägt vor, bei Erwachsenen die Metamorphose nicht mehr als eine Stunde pro Woche anzuwenden. Nach der Behandlung wird über das Erlebte gesprochen, der Klient kann sich ausruhen und ein wenig schlafen. Die Veränderungen sind meist sehr intensiv. Es braucht Zeit, das Erlebte zu integrieren. Gewöhnlich habe ich auf diese Weise eine Stunde Behandlung und eine halbe Stunde Erholung, was Harmonisierung genannt wird. Auch wenn ich dann mit jemand anderem arbeite, brauche ich einen Platz, wo der bereits behandelte Klient schlafen oder sich ausruhen kann (es ist unglaublich, wie lange manche Klienten nach der Behandlung schlafen). Es ist daher wünschenswert, dass in Praxen ein Ruheraum vorhanden ist (dies gilt auch für psychotherapeutische Praxen).

Es ist nicht so wichtig, wo die Klienten liegen, wenn sie Schlaf brauchen. Es gibt einen Heilschlaf. Die Griechen kannten ihn und hatten in ihren Tempeln den Heilschlaf praktiziert. Der Schlaf ist heilend, auch nach einer Vegetotherapie. Der Klient soll nach der Behandlung wieder ins vegetative Gleichgewicht kommen. Wenn z.B. jemand spuckt, fast erbricht oder zittert – wie immer auch das vegetative Nervensystem reagiert –, braucht er Zeit, um sich danach wieder gut zu fühlen. Der Schlaf endet nach ca. einer halben Stunde (manchmal mehr) von selbst. Um wirklich sicher zu sein, dass der Klient harmonisiert ist, ist es besser, wenn jemand während des Ausruhens bei ihm ist.

Beschreibung der Methode

Abb. 92

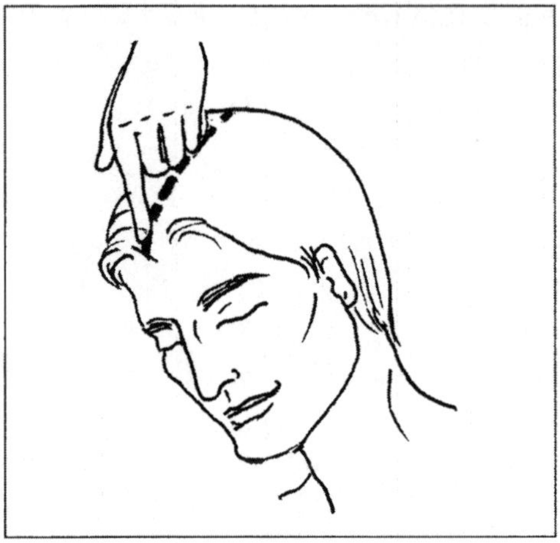

Abb. 92 a

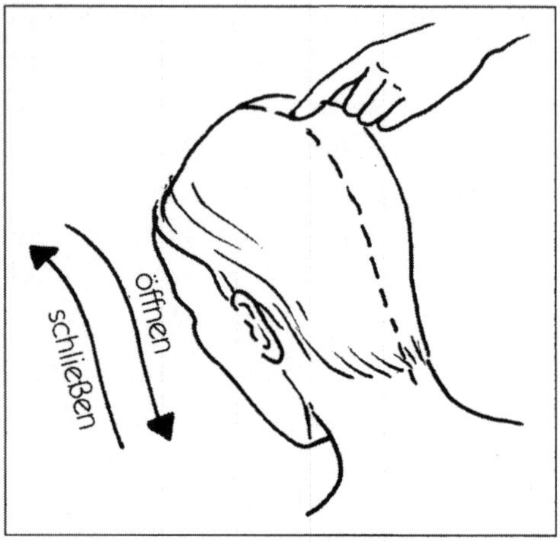

Stimulierung der <u>ersten Zone</u> (Linie Scheitelansatz–Nacken)

1. Öffnen (vom Scheitelansatz zum Nacken, dreimal)
2. Schließen (vom Nacken zum Scheitelansatz, dreimal)

Abb. 93

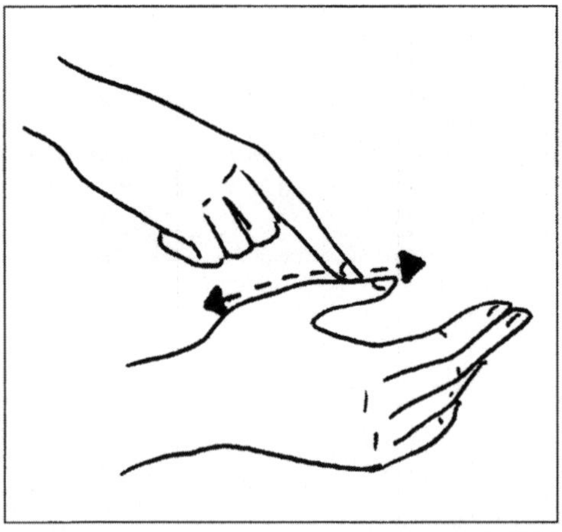

Stimulierung der <u>zweiten Zone</u> (an der Handinnenseite, Linie Daumenspitze–Handgelenk)

1. Öffnen rechte Hand (von der Daumenspitze zum Handgelenk, dreimal)
2. Öffnen linke Hand (von der Daumenspitze zum Handgelenk, dreimal)
3. Schließen rechte Hand (vom Handgelenk zur Daumenspitze, dreimal)
4. Schließen linke Hand (vom Handgelenk zur Daumenspitze, dreimal)

Abb. 94

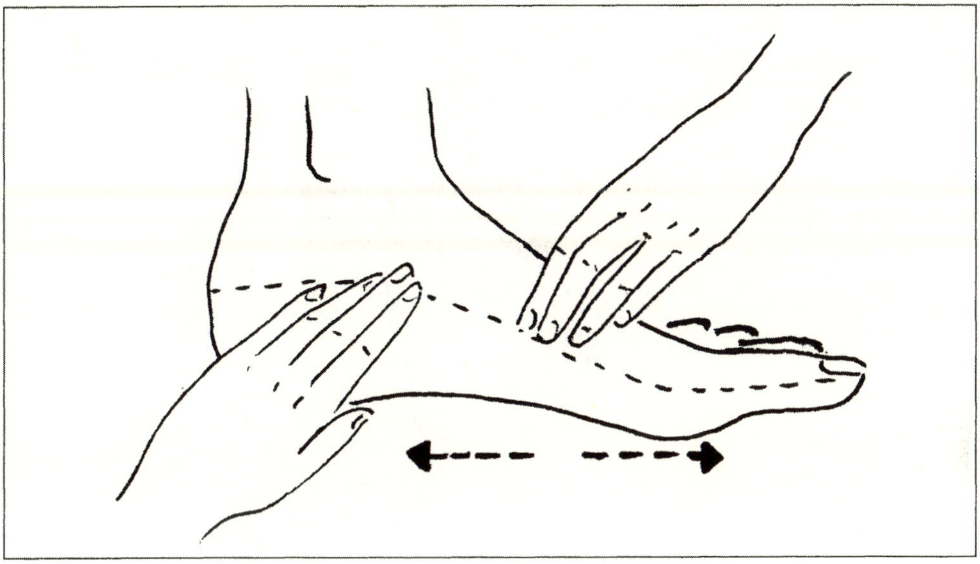

Stimulierung der <u>dritten Zone</u> (an der Fußinnenseite, Linie großer Zeh–Ferse)

1. Öffnen rechter Fuß (vom großen Zeh zur Ferse, dreimal). Die andere Hand liegt auf dem Fußrücken.
2. Öffnen linker Fuß (vom großen Zeh zur Ferse, dreimal). Die andere Hand liegt auf dem Fußrücken.
3. Schließen rechter Fuß (von der Ferse zum großen Zeh, dreimal). Die andere Hand liegt auf dem Fußrücken.
4. Schließen linker Fuß (von der Ferse zum großen Zeh, dreimal). Die andere Hand liegt auf dem Fußrücken.

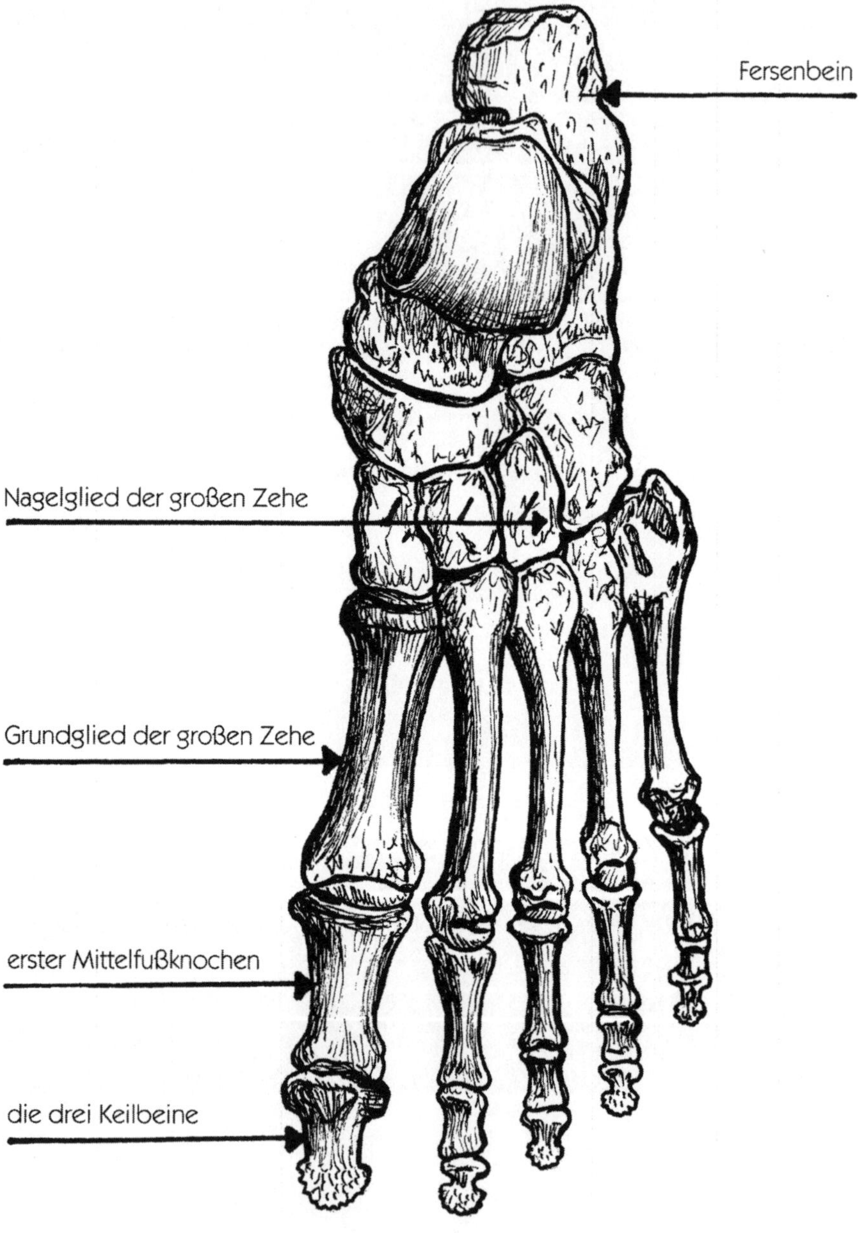

Abb. 95 Vereinfachte Darstellung der Fußknochen

Die Metamorphose-Massage wird ähnlich wie eine Energiebalance durchgeführt, d.h. der Mittelfinger der linken Hand bleibt als fester Pol unter dem Ende des rechten großen Zehs (Hypophyse-Reflexpunkt). Der Mittelfinger der linken Hand wandert entlang der Reflexzone. Es werden kreisende, leichte Bewegungen gemacht, der Druck ist sanft. Wir stellen uns vor, es wäre eine Perlenkette an der Reflexzonen-Linie gespannt. Mit der Fingerkuppe wird Perlchen für Perlchen massiert, ganz zart. Immer vom großen Zeh nach hinten zur Ferse massieren, nie zurück. Analog der Energiebalance geht der wandernde Pol erst dann weiter, wenn Pulsationswellen (nicht mit Pulsschlag zu verwechseln) oder deutlich Wärme (Lumination des lokalen Feldes) oder beides zu spüren ist. Entsprechender Wechsel der Fingerstellung beim linken Fuß, d.h. hier bleibt der rechte Mittelfinger unter dem Ende des linken großen Zehs, und der linke Mittelfinger wandert entlang der Reflexzone. Erst wird der rechte Fuß, dann der linke Fuß massiert.

Abb. 96

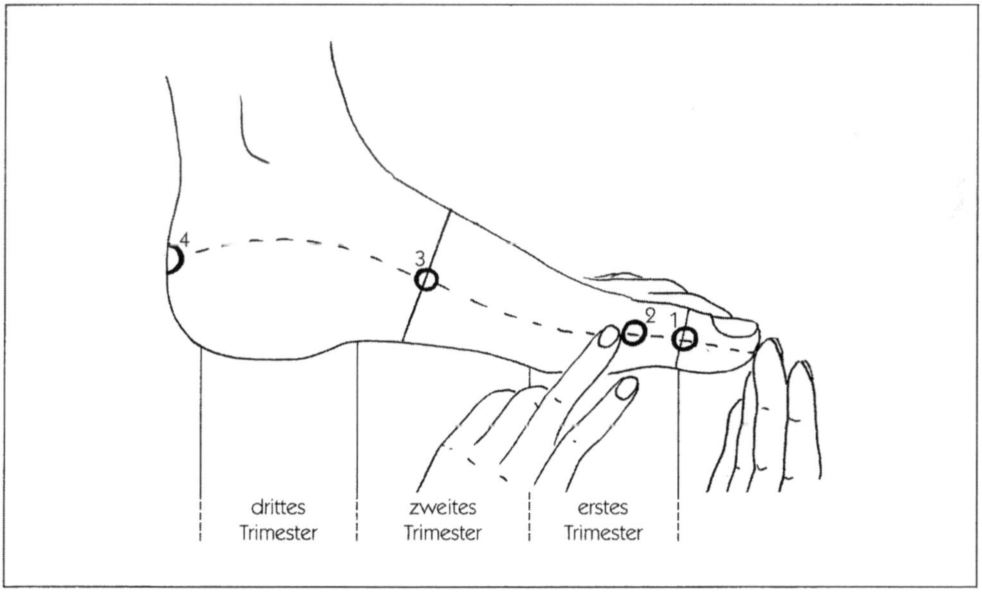

Fußreflexzone: 1 Empfängnispunkt, 2 Einbettungspunkt, 3 Fünf-Monats-Punkt, 4 Geburtspunkt (nach 40 Wochen Schwangerschaft)

Nach der Massage wird an allen drei Zonen (an Kopf, Händen und Füßen) abgeschlossen. Damit schließt sich die Erinnerung. Sehr oft halte ich dann die Füße noch ein wenig, um zu »erden« (Grounding). Anschließend werden auch die Füße warm zugedeckt.

• Erfahrungen aus der Praxis

In meiner therapeutischen Arbeit ist die Empfängnis die früheste Entwicklungsstufe, mit der ich arbeite. Meine Erfahrungen mit der Metamorphose-Massage bestätigen immer wieder, dass die pränatale Zeit und die Empfängnis – eben wie die Geburt oder die Zeit danach – Einfluss auf das spätere Leben haben können.

Die Behandlung mit der Metamorphose-Massage ist leichter, wenn der Klient über die Umstände seiner Geburt und der pränatalen Zeit Bescheid weiß. Auch aus diesem Grund bin ich dafür, dass jedem Kind seine Geschichte erzählt wird, z.B. als Gute-Nacht-Geschichte. Was immer geschehen war, man könnte sich mit weniger Schwierigkeiten in einer Therapie auch an diese früheste Phase des Lebens erinnern, wenn man die Fakten darüber wüsste. Doch das ist leider selten der Fall.

Die Behandlung ist oft von extrem starken körperlichen und emotionalen Reaktionen begleitet. Sogar ich erlebe manchmal heftige körperliche Reaktionen (und Veränderungen) bei mir selbst durch meine vegetative Identifikation mit dem Klienten, deren Verständnis erst durch die verbale Bearbeitung der Erinnerungen des Klienten möglich wird. Ich fungiere als »Verlängerungsdraht«, durch den die negative Energie des Klienten hindurchfließt und sie »ableitet«.

Ich habe einmal eine sehr aggressive Patientin behandelt, die während der Behandlung anfing zu spucken und sich zu übergeben – etwas, das während der Metamorphose-Massage oft geschieht, wenn die Mutter des Klienten in der Schwangerschaft z.B. Medikamente nahm, um das Kind nicht zu bekommen. (Der Therapeut sollte deshalb immer Handtücher und eine Schüssel bereithalten, in die man hineinspucken kann.) Bei dieser Behandlung wurde mir ebenfalls übel: In meinem Mund entstand ein bitterer Geschmack, ich musste selbst erbrechen. Bei der anschließenden Beschreibung ihres Erlebens

während der Behandlung (was nach Rücksprache mit der Mutter der Klientin später bestätigt wurde) wurde klar, woher dieses intensive Körpererleben kam. Die Mutter der Klientin war während ihrer Schwangerschaft in einem verwirrten Zustand und musste daher starke Medikamente nehmen, die für das Baby schädlich waren.
Ähnliches habe ich einmal bei der Anwendung der Metamorphose in Venezuela erlebt: Während der Behandlung fing ich an zu schwitzen, ich zitterte, wurde bleich und nervös, und mir wurde übel. Die Mutter der Klientin soll während der Schwangerschaft täglich Unmengen sehr starken Kaffees getrunken haben, um einen Abgang zu provozieren. Der Fötus trank sozusagen mit. Beim Wiedererleben ihrer fötalen Situation hat sich der Körper der Klientin daran erinnert.
Im Allgemeinen ist für Energiearbeit eine körperliche Sensitivität und Offenheit unerlässlich: Dadurch wird es möglich, dass die zwei Energiesysteme (von Therapeut und Klient) sich verbinden. Genauso wichtig ist es, mit negativen Energien therapeutisch umgehen zu können. (Seit 1992 arbeite ich aber – bedingt auch durch meine große Sensitivität – nicht mehr energetisch.)
Ein weiteres Beispiel: Während einer Behandlung geriet eine Frau plötzlich in einen Schockzustand. Ihr wurde ganz schwarz vor Augen und schwindlig. Ich musste mit der Massage aufhören, weil es ihr so schlecht ging. Nach der Unterbrechung kam ihr eine bildhafte Erinnerung, die ungefähr so lautete: »Meine Mutter ist allein an einem Strand. Sie ist in der Mitte der Schwangerschaft. Sie fängt auf einmal an zu bluten und verblutet fast, bevor sie jemand in ein Krankenhaus bringen kann. Es ist zu befürchten, dass ich verloren gehe.« Die mögliche Frühgeburt war eine massive Bedrohung für das Leben des fünf Monate alten Kindes im Mutterleib.
Ich erwähne diese Beispiele, weil es – auch für mich als Therapeutin – schier unglaublich ist, was bei der Metamorphose-Massage zutage kommt. Daher benutze ich diese Methode (therapeutisch und ambulant) nur bei klarer Indikation, d.h. wenn sich während der Diagnose abzeichnet, dass ein sehr frühes Trauma vorliegt (z.B. der Klient weiß darüber Bescheid oder bei hartnäckigen psychosomatischen Störungen; wenn jemand bei der sanften Vegetotherapie Reaktionen zeigt, die aus der primären Zeit der Lebensgeschichte stammen[4] usw.)
Ich wende die Metamorphose-Massage z.B. nicht bei schweren Depressionen oder Angstzuständen an: Diese Methode ist mein sozusagen »letztes« Werk-

zeug, weil sie so tiefgreifend wirkt und lange Nachbehandlung erfordern kann. Wie schon erwähnt, beschreibt Saint John, dass bei der Metamorphose Erinnerungen an frühere Leben auftauchen können. Meine Erfahrungen geben Hinweise darauf, dass vom Klienten auch die Zeiten erlebt werden können, als seine Seele noch nicht in seinem Körper war. Dieses Erlebnis ist ein wenig »unheimlich«, auch für mich. Ab und zu berichten Klienten nicht nur über Empfängnis-Erlebnisse, sondern auch über solche, die möglicherweise auf frühere Leben hindeuten. Es kann sein, dass die diesbezüglichen Theorien (z.B. im Buddhismus) Recht haben, wenn sie behaupten, es gäbe mehrere Leben.

Als ich bei der Arbeit das erste Mal davon hörte (es war das Erleben des Endes eines vorherigen Lebens), war das für mich so fremd und unheimlich, dass ich die Behandlung unterbrach. Es ist aber wert, es zu erwähnen. Denn wenn man Therapeut ist, dann muss man auch auf solche Dinge vorbereitet sein. Therapeuten wollen damit gewöhnlich nichts zu tun haben. Doch solche Themen tauchen auf, daher sollte man sie erkennen, annehmen und damit arbeiten können. Das Wichtige bei solchen Erfahrungen ist, dass der Klient selbst sagen kann: »Hier will ich nicht weiter, da höre ich auf.« Als ich selbst einmal unsicher war, wie weit ich mit den Grenzen des Erlebens in der Therapie gehen soll, sprach ich darüber mit einer befreundeten Therapeutin. Ihre Auffassung war: Behandeln wir dieses Erleben wie jede Erinnerung an ein Lebensthema, wie z.B. die Überreste von einem Trauma. Ihre Gelassenheit hat mir geholfen, damit umzugehen.

Zur Zeit ist es leider Mode, auch mit »früheren Leben« therapeutisch zu arbeiten. Das gefällt mir zwar nicht, doch ich bin der Meinung, dass man möglichst alle Erlebnisebenen in eine ganzheitliche therapeutische Arbeit integrieren sollte. Im Sinn von ganzheitlich arbeite ich mit dem ganzen Menschen; ich berücksichtige das »Hier und Jetzt« (die Gegenwart des Klienten) sowie seine frühe und früheste Entwicklungsgeschichte (ebenso Kontaktfähigkeit, Lebens- und Arbeitssituation, als Ärztin sein körperliches Allgemeinbefinden, sogar darüber hinaus seine Lebensgewohnheiten: Ernährung, mögliche elektromagnetische Störungen in seiner Umgebung usw.). Bei den frühen und frühesten Erlebnissen geht es mir primär um die Frage, wie diese das jetzige Leben des Klienten noch beeinflussen.

Zum Abschluss ein ganz anderes Beispiel für das Erleben bei der Metamorphose: Mein Klient – ein Ingenieur, der im realen Leben sehr gut funktionierte, der aber kaum Freude fühlen konnte – erfuhr eine grundlegende Verwandlung. Bei der Behandlung nahm er sich viel Zeit, weil seine Gefühle so schön waren: Er fing an zu lächeln, es war ihm wohlig. Man konnte es ihm auch ansehen: Er wurde rosig und strahlte. Nach der Sitzung artikulierte er dieses Lebensgefühl so: »Mir geht es gut, ich erlebe die Welt als gut, ich gehöre hier hin.« Diese Verwandlung ist ebenso ein bekanntes Phänomen. Glückliche Klienten erleben ihre »Buddhaschaft«, das »Eins-Sein« mit der Welt.

Bei der Metamorphose arbeite ich mit den Urgründen des Lebens, mit dem »Skript«, dem Lebensthema des Einzelnen. Der Zweck dieser Arbeit ist, den Energiefluss wieder zu beleben und herauszufinden, wie das pränatale oder Geburtserlebnis den Menschen noch beeinflusst. (Das letzte Beispiel zeigt auch, dass es nicht nur Geburtstraumata gibt, sondern auch schöne Geburtserlebnisse.) Diesen Einfluss kann man beim »Wiedererleben der Geburtssituation« noch besser definieren. Dabei wird noch klarer, welches Erlebnis der Fetus in der Gebärmutter hatte und wie seine Geburt war. Man versucht, die verlorene Lebenslust wiederzufinden.

Wiedererleben der Geburtssituation

Das Wiedererleben der Geburtssituation ist ursprünglich ein Psychodrama und kommt von Dr. Frank Lake, einem englischen Theologen und Primärtherapeuten. Frank Lake und R.D. Laing arbeiteten in London in der Tavistok-Klinik, einem Therapiezentrum, mit, wo sie diese Methode anwendeten. Mike und Roslyn Capper hatten in diesem Zentrum Primärtherapie-Training gehabt, doch die Psychodrama-Methode, die Mike Capper verwendet hat, war sehr provozierend. Ich selbst arbeite bei diesem Psychodrama mit dem Minimum-Stimulus. Direkt habe ich es von Dr. Constance Corey vermittelt bekommen; ich lernte es 1980 und wende es in sanfter Form an.

Bei der Behandlung stütze ich mich auf das Prinzip der Erinnerungskassette. Wenn wir es erfolgreich anwenden, was gewöhnlich der Fall ist, dann erlebt der Klient die Körperbewegungen, Sensationen (Husten, Würgen) und Emotionen wieder, die für ihn bei der Geburt wichtig waren. Im Zeitraffer werden die letzte Phase der Geburt und die Geburt selbst imitiert. Die äußere Stimulation ist sehr sanft, so dass der Klient in sein inneres Geburtserleben regredieren kann. Sowohl seine Atmung als auch seine Körperbewegungen folgen dem eigenen, ursprünglichen Prozess. Danach wird das Wiedererlebte zum jetzigen Leben in Verbindung gesetzt.

Beschreibung der Methode

Ich empfehle, die Methode nicht mechanisch nachzuahmen. Der Umgang mit der tiefen Regression erfordert besondere therapeutische Fertigkeiten. Es ist empfehlenswert, dass außerdem eine Hebamme oder ein Arzt (Fachkraft, die sich mit dem Geburtsvorgang auskennt) dabei ist. Das Psychodrama der Geburt sollte nie aus Neugierde durchgeführt werden, und man sollte sparsam mit ihm umgehen. Es ist eine große Anstrengung für alle Beteiligten, bedingt durch die tiefe Regression. In dieser Hinsicht ist sie keine häufiger anzuwendende Therapiemethode.

Das Psychodrama dauert ca. 1½ Stunden. Es sind weiche Unterlagen, mehrere Matratzen nötig. Eine gepolsterte Wandfläche kann als Unterstützung an den Füßen des Klienten dienen. (Die Klienten bewegen sich manchmal unerwartet heftig – und wir sind für ihre körperliche Unversehrtheit verantwortlich.) Der Behandlungsraum sollte abgedunkelt sein. Zuerst werden die Umstände der Geburtssituation, soweit als möglich, inszeniert. Die Arbeit verläuft die meiste Zeit im Stillen, außer dass die Geräusche, die die Geburt begleiten (Klinik oder Hausgeburt), nachgestellt werden. Ich selbst arbeite mit dieser Methode manchmal allein. Es ist eine körperlich schwere Arbeit, daher ist es leichter, sie mit mehreren Helfern zu machen. Vor der Herstellung der Geburtsszene sammle ich – so viel wie möglich – Informationen vom Klienten. Dadurch kann die Szene authentischer gestaltet werden (Hausgeburt, Lage des Fötus, anwesende Personen usw.).

Durchführung

Die Gestaltung der Szenerie: Die Helfer bilden ein Team von ungefähr sechs Personen und imitieren die Stimuli in der Gebärmutter mit einem sanften Druck auf folgende Stellen:

1. an den Füßen (Hier wird neben dem Druck später an den Fußsohlen in Richtung Kopf geschoben.)
2. am hinteren Oberschenkel, am hinteren Teil der Hüften
3. am vorderen Oberschenkel
4. am Rücken und hinten an den Schultern (Auf der Brust darf kein Druck ausgeübt werden, damit die Atmung nicht beeinträchtigt wird.)

Ein weiterer Helfer am Kopf des Klienten ist für das Halten des Kopfes und für die Beobachtung der Atmung verantwortlich.
Der Therapeut sitzt am Kopfende und hat eine »Dirigentenfunktion«. Er gibt mit einer Kopfbewegung den Wechsel der einzelnen Szenen vor (eine Hebamme, die gleichzeitig therapeutisch ausgebildet ist, wäre für diese Funktion ideal). Die Hände des Therapeuten ruhen am Kopf des Klienten und ahmen die Öffnung des Muttermundes und später die des Beckenbodens während des Geburtsvorgangs nach. Ein weiteres Teammitglied fungiert als Sekretär und notiert alles, was der Klient über sein Erleben danach sagt (Transkription).
Der Therapeut hat auch die Aufgabe, vor Beginn des Psychodramas dem Klienten ein Gefühl der Sicherheit zu vermitteln, z.B.: Du bist mit uns sicher ... du kannst jederzeit »Stopp« sagen ... sei immer noch der beobachtende Erwachsene ... lass Gefühle, Bewegungen von innen kommen ... der Körper zeigt dir von selbst, was für dich wichtig am Geburtsgeschehen war ... hab keine Angst, du hast es überlebt, du bist ja da ... nachdem du »geboren« bist, beobachte, was du als Neugeborenes erlebst, was für Lebensthemen daraus hervorgegangen sind ... deine »Geburt« wird kürzer sein als deine tatsächliche Geburt, du hast dafür ungefähr drei Viertel Stunden Zeit ... wir »spielen« deine Geburt, um zu verstehen, ob und wie dein Geburtserlebnis dein Leben beeinflusst...

Das Psychodrama besteht aus vier Szenen. Die Szenen imitieren im Allgemeinen die Phasen der Geburt. Die unterschiedlichen Stimuli werden ungefähr alle 10 Minuten (Maximalzeit) geändert, entsprechend der Szenen des Psychodramas. Die Szenenaufteilung bietet lediglich Anhaltspunkte: Die tatsächlichen Wehen waren bei jeder Geburt individuell, deshalb ist es sehr wichtig, beim Psychodrama auf die Reaktionen des Klienten zu achten. Sein Körper »zeigt«, was zu tun ist. Wenn die Erinnerungskassette »zu spielen beginnt«, beobachten wir, was sich beim Klienten tut, und geben dann weniger Stimulation von außen.

Szenen des Psychodramas	**Phasen der realen Geburt**
1. 10 Minuten: In der Gebärmutter	In der Gebärmutter
2. 10 Minuten: Anfang der Wehentätigkeit (sanfter Druck an allen Stimulationspunkten)	Öffnungsprozess Wehentätigkeit
3. 10 Minuten: Rege Wehentätigkeit (zusätzlich Druck auf die Fußsohlen) Muttermund öffnet sich allmählich	Öffnungsprozess Wehentätigkeit
4. 10 Minuten: Muttermund offen allmähliches Herausschieben bis zum Beckenboden (sanftes Schieben an allen Stimulationspunkten)	Muttermund offen

5. Geburt: Licht Baby kommt Ton: Luft in die Lunge Beobachten	Geburt Atmung
6. Bearbeitung/Integration des Erlebten: Transkription verbale Integration (u.a. Skriptanalyse) Re-bonding Harmonisierung	Nachgeburt sensible Periode Abnabelung

Szene 1

Der Klient rollt sich auf die Seite und geht in die fetale Position, er macht sich so klein, wie er nur kann. Der Klient wird aufgefordert nachzuspüren, wie es in der Gebärmutter war; er erspürt die Beziehung zur Mutter. Beide Hände des Therapeuten halten den Kopf des Klienten mit gespreizten Fingern, sie üben einen sanften Druck aus. Die Empfindung in den Händen ist so, als ob man ein einschlafendes Kind halten würde. Der Klient geht in die Regression, seine Atmung verändert sich, der Kopf wird schwer. Es ist ein subtiles Geschehen, das viel Sensibilität erfordert.
Ich fand in meiner Arbeit immer mehr Klienten, bei denen bereits in dieser Entwicklungsphase Störungen zur Mutter vorhanden waren.

Szene 2

Hier wird der Anfang der Wehentätigkeit in Szene gesetzt. Die Hände des Therapeuten bleiben auf derselben Stelle wie vorher. Um die Wehen zu imitieren, üben die Helfer in regelmäßigen Zeitabständen einen sanften Druck

(30 Sekunden lang) aus, dann lassen sie wieder los. In der realen Geburtsphase sind die Kontraktionen regelmäßig, der Fötus bewegt sich aber noch nicht. Der Muttermund ist noch nicht geöffnet.

Szene 3

Die Kontraktionen werden weiter imitiert mit einem sanften Druck in 30-Sekunden-Abständen. Nach kurzer Zeit wird an den Fußsohlen des Klienten angefangen zu schieben. Es ist ein ganz vorsichtiges Schieben in Richtung Kopf. Der Hals fängt an, sich zu strecken. Diese Szene imitiert die Presswehen, die das Baby massieren. Der Muttermund öffnet sich allmählich.

Szene 4

Das Ausstrecken des Babykopfes bedeutet, dass er am Beckenboden angelangt ist. Erst der Kopf, dann der ganze Körper streckt sich aus der Krümmung. Der Klient lässt kommen, was er empfindet; er ist stark regrediert. Es gibt Menschen, die plötzlich geboren worden sind, sie nehmen in dieser Szene eher wenig wahr. Im Gegensatz dazu wird bei Geburten, wo die Gebärende nicht presst, sondern das Baby sozusagen ausatmet, über ein intensives, aber angenehmes Erleben berichtet. Durch das weitere – sanfte – Schieben an allen Stimulationspunkten fängt der Klient an, sich an der Schulter zu drehen, seine Atmung verändert sich. Die Presswehen werden in kürzeren Abständen imitiert. Der Therapeut öffnet langsam seine Hände – entsprechend der Öffnung des Beckenbodens –, und der Moment der Geburt ist da. Wir erkennen die Geburt auch daran, dass unmittelbar nach dem »Herausschlüpfen« eine Dehnung des Brustkorbs stattfindet (die Lunge füllt sich mit Luft und dehnt sich aus). Diese ist oft von einem lauten Ton – dem sogenannten Primärschrei oder Urschrei nach Arthur Janov[5] – begleitet. Der Primärschrei ist oft beschrieben worden, er ist aber keine notwendige Begleiterscheinung der Geburt, wie Frédérick Leboyer gezeigt hat.

Seit Leboyers sanften Geburten wissen wir, dass bei einer natürlichen, sanften Geburt (und bei einer sanften Handhabe der »sensiblen Phase« direkt nach der Geburt) das Neugeborene keinen Primärschrei von sich gibt. Ganz im Ge-

genteil: Es ist still, zufrieden und glücklich. Deshalb bin ich anderer Meinung als die meisten Primärtherapeuten: Es ist nicht naturgegeben und selbstverständlich, dass das Leben mit einem schmerzhaften Schrei anfängt. Daher darf in der Primärarbeit der Schrei auch nicht forciert werden. Es ist doch durchaus möglich, dass der Urschrei bei der realen Geburt gar nicht stattgefunden hat. Jede Geburt ist einzigartig. Jedoch erlebte ich nur viel zu oft während meiner Primärarbeit, dass viel körperliches und seelisches Leiden durch eine – bewusst oder unbewusst – nicht gewollte Schwangerschaft verursacht worden war, ebenso wie durch mechanische oder gewalttätige Geburtspraktiken. Die Wichtigkeit der Prävention auf diesen Gebieten kann nicht oft genug betont werden.
Im Psychodrama ist die Szene 4 die wichtigste. Die Helfer hören auf, die Wehen zu imitieren, das Licht wird angemacht, und die Decken werden weggenommen. Man beobachtet, was passiert. Die letzte Szene zeigt uns sehr viel über die ersten Minuten des neugeborenen Lebens. Das oft dramatische Wiedererleben der Geburt zeigt dem Klienten, was bei der Geburt stattgefunden hat und welche Erfahrungen sein ganzes Leben beeinflussen.

Ziel dieses Psychodramas ist demnach nicht nur das Wiedererleben der Geburtssituation, sondern auch herauszufinden, wie die Geburt des Klienten (die in seiner Erinnerungskassette noch vorhanden ist) sein jetziges Leben beeinflusst. Daher notiert der »Sekretär« alles mit, was und wie der Klient sein Erleben schildert. Hier finden wir seine Geburtsthemen, die auch seine Lebensthemen bestimmten. Es findet eine Skriptanalyse[6] statt. (Ich arbeite grundsätzlich bioenergetisch, daher verwende ich die Skriptanalyse nicht so ausführlich, wie sie ursprünglich war.) Die Themen, die in meiner therapeutischen Arbeit mit dieser Methode vorkamen, waren einerseits: »Ich bin einsam. / Ich will angefasst werden. / Keiner ist da. / Ich muss allein sein. / Ich ersticke. / Ich wollte raus, konnte aber nicht. / Ich hatte Angst steckenzubleiben.« Und andererseits: »Es ist schön, hier zu sein. / Alles ist so hell und leuchtend.«
Nach dem Wiedererleben der Geburtssituation und der Besprechung des Skripts (verbale Integration) folgt meine – eigentliche – therapeutische Arbeit: die Heilung der schmerzhaften Gefühle und die Wiederherstellung der Verbindung zur Mutter (Re-bonding), wenn sie nicht vorhanden war – es wird also die »Willkommens-Periode«[7] inszeniert. Die Rolle der Bezugsperson

übernimmt jemand aus dem Team oder der Therapeut (alternativ gebe ich die Bachblütentropfen »Rescue« oder eine sanfte bioenergetische Behandlung und beruhige den Klienten, um zu vermitteln: »Es ist jetzt alles in Ordnung.«). Eine darauf folgende Phase der Harmonisation (s.S. 74) ist hier sehr wichtig.
Für den Klienten ist es entscheidend, sich bewusst zu machen, was in seiner Erinnerungskassette steckt. Daher soll das Erlebnis der Geburt nicht zu schnell »verschönert« werden. Wenn der Klient eine Wiederholung des Psychodramas wünscht, kann nach einigen Wochen die »gute« Geburt inszeniert werden. (Ich selbst tue das in meiner eigenen Arbeit nicht.)
Ich benutzte diese Methode mit folgender Indikation: eigene Informationen des Klienten über seine (schwere) Geburt, psychosomatische Störungen (Asthma usw.), bei schweren Kontaktstörungen (Beziehungsunfähigkeit, nicht gebunden sein) u.a. Beispiel: In Südamerika kam zu mir ein junger Mann mit psychosomatischen Störungen. Beim Wiedererleben der Geburt verlor er das Bewusstsein. Als er wieder zurückkam, erzählte er, dass ihm das Gleiche auch bei seiner Geburt passiert war: Seine Mutter war bei der Geburt angebunden und alleine gelassen worden, so dass das Baby kopfüber in einen Eimer fiel.

7 Prävention

Zur Geschichte der Kindheit

In seinem Buch *Hört ihr die Kinder weinen?* schildert Lloyd de Mause die Geschichte der Kindheit, u.a., wie Erwachsene mit Kindern umgehen. Ein kurzer Überblick:
Am Anfang steht das Töten von Kindern, der Infantizid. In der Antike hatte der Vater das Recht, Mutter und Kinder zu töten. Bis zum 4. Jhdt. n.Chr. galt in Griechenland wie in Rom der Kindermord weder vor dem Gesetz noch in der öffentlichen Meinung als etwas Unrechtes. Ein Mann konnte mit seinen Kindern tun, was er wollte. Im Mittelalter war es erlaubt, Kinder auszusetzen, oder man überließ sie Pflegeeltern oder Ammen. In der Renaissance bestand die Vorstellung, ein Kind sei ein Stück Wachs, das man erst in die richtige Form biegen müsse. In der Neuzeit war es anfangs (18. Jhdt.) üblich, die Bedürfnisse und den Willen eines Kindes total unter Kontrolle zu bekommen, durch Drohungen und Schuldgefühle für sein »Bösesein« prompten Gehorsam zu erreichen. Später (19. Jhdt. bis Mitte 20. Jhdt.) herrschte die Ansicht, Kinder müssten auf den rechten Weg gebracht, angepasst und sozialisiert werden. Erst Mitte des 20. Jhdts. taucht die Vorstellung auf, dass Kinder besser als ihre Eltern wissen, was sie brauchen, und dass man sie nicht disziplinieren, sondern unterstützen sollte. In der Gegenwart finden wir verschiedene typische Umgangsformen, die nicht nur länder- und schichtenspezifisch sind, sondern auch Relikte vergangener Perioden der Menschheitsentwicklung darstellen.
In vielen Ländern auf der Erde zwingt der Staat die Mutter, ihre Kinder in Krippen zu geben. Doch Frauen sollten selbst entscheiden können, ob sie bei ihrem Kind bleiben wollen oder nicht. Und wenn sie es wollen, sollte es ihnen ermöglicht werden, denn es handelt sich hierbei um eine Arbeit für die Menschheit. Will eine Mutter bei ihrem Kind zu Hause bleiben, sollte ihr diese Arbeit bezahlt werden, damit sie nicht gezwungen ist, Geld verdienen zu müssen. Was ich jetzt beobachte, ist Gehetztsein und Unruhe. Die Mütter hasten durch den Tag. Ein Babysitter kommt, denn es gibt nicht genug Plätze

in Kindergarten und Hort. Die Kinder sind vereinsamt. Auch ich bin so aufgewachsen. Meine Mutter war Ärztin, und ich war immer mit irgendjemandem, nur nicht mit ihr zusammen. Ich glaube, dass es sich jede Gesellschaft leisten könnte, statt für Waffen Geld auszugeben, eine Frau für das Aufziehen ihrer Kinder zu entlohnen. Dies sollte für die ersten drei Jahre gelten. (Soweit ich unterrichtet bin, gibt es in Schweden die Regelung, dass entweder der Vater oder die Mutter für neun Monate bezahlten Urlaub nehmen können. Das finde ich wundervoll.) Optimal wären zwei Kinder pro Familie, nicht mehr, damit einem möglichen Elend vorgebeugt wird.
Besonders dramatisch ist die frühe Trennung von Mutter und Kind. In den 70er Jahren sah ich ein Video aus Rußland: Umgehend nach der Geburt wurde das Kind ganz selbstverständlich den Ärzten übergeben, der Mutter nicht einmal gezeigt, weil es Bürger des Staates, richtiger: dessen Eigentum, sei. In den Nationen, in denen Mütter gezwungen sind, arbeiten zu gehen, z.B. in China, gibt es in den Fabriken Krippen, wo die Mütter während der Arbeitszeit ihre Kinder stillen können. Ich will São Paulo (Brasilien) erwähnen. Brutal ist dort nicht nur, dass Menschen verhungern, sondern dass Kleinstkinder allein gelassen werden müssen. Aufgrund äußerst niedriger Löhne müssen Vater und Mutter arbeiten gehen. Doch selbst, wenn sie 100 Stunden in der Woche arbeiteten, könnten sie ihre Familie nicht ausreichend ernähren – eine Katastrophe angesichts der Tatsache, dass es in Südamerika auch eine reiche Oberschicht gibt. Viele Kinder sterben, weil sie verhungern, vertrocknen, verbrennen, weil sie einfach irgendwo allein gelassen werden. Ich habe das in Bogotá selbst gesehen: In einem Krankenhaus gab es auf einer Station mindestens 29 verhungernde Kinder. Einige wenige ernährte man mit großer, moderner medizinischer Kunst und holte sie so ins Leben zurück. Dann schickte man sie wieder in die Slums, ohne Essen, ohne irgendeine medizinische Nachsorge. Es gab keine Kinderkliniken, kein Hilfssystem, dafür aber viele Waffen. Wenn die Menschheit anfangen wird, ihre Energie statt auf Waffen auf das Leben auszurichten, dann wird sich vieles zum Besseren kehren.

Die Einsamkeit der Kinder

Kinder werden oft verlassen, sie sind einsam und allein. Leo Tolstoi hat in seinem Buch *Kindheit, Knabenalter, Jünglingsjahre* sehr schön beschrieben, was ein Junge durchmacht, wenn er aus dem Frauenlager in die Männerwelt übersiedelt. Auch das ist eine Art von Gewalt. Er muss dort seine weiblichen, sanften Gefühle verlieren. Er wird »stramm«, also hart gemacht. Er muss ein Mann werden. Noch heute sagen ältere Frauen: »Lass das Baby allein in einem Raum, und reagiere nicht, wenn es weint, denn du willst es doch nicht verwöhnen.« Oder: »Du wirst dein Kind verziehen, wenn du dich ständig um es kümmerst.« Mein Anliegen war und ist es, diese Zustände weltweit zu ändern.

Die Praxis des Alleinlassens setzt sich über das Kleinkindalter hinaus fort. In Deutschland mit den vielen Kleinfamilien z.B. gibt es sogenannte Schlüsselkinder. Sie tragen den Wohnungsschlüssel bei sich, denn sie sind ganz allein zu Hause und oft isoliert. Dadurch entsteht eine Kälte, sowohl im Körper als auch in den Beziehungen. Kalt sein bedeutet »Kontaktlosigkeit« (Wilhelm Reich), ein Einschrumpfen des Energiefeldes. Die Interaktionen zwischen Eltern und Kind sind Interaktionen zwischen den jeweiligen Energiefeldern. Körperkontakte sind wichtig, das bedeutet, dass man Kinder viel am Körper tragen und stillen sollte. Wenn man das beherzigt, dann kann sich vieles ändern, dann werden die Menschen nicht ganz so kalt bleiben. Dann könnte Kinder zu haben als großes Glück und Abenteuer erlebt werden.

Strafe und Repression

Kinder werden bis heute mit Prügel bestraft. Der strafende Vater als Repräsentant Gottes – eine erschreckende sadistische Kreatur, neochauvinistisch, würde ich sagen. Er war verantwortlich für das seelische Heil seines Kindes, deshalb hielt er es für nötig, es jeden Tag zu prügeln, »sonst werde es sich später nicht benehmen«.

Zwei Beispiele: In Österreich erinnerte sich eine Frau in einem Workshop, wie sie am Boden liegt, wie ihr Vater sie mit Füßen tritt und sie schleift. In Australien hatte früher jeder Schulmeister das Recht, mit einem Stock zu strafen, und das Kind konnte sich auswählen, welchen Stock es wollte. Als ich vor einigen Jahren in Sydney war, wurde mir der Fall eines Amerikaners bekannt, der damals zum Schulvorstand ging, den Prügelstock zerbrach und darauf bestand: »Ruft die Polizei, ich will, dass Sie gegen mich Anklage erheben.« Dazu kam es auch. Seit den späten 70er Jahren änderte sich die Situation.

Es ist unsagbar, wie viele Menschen in den 30 Ländern, in denen ich bioenergetisch arbeitete, noch unter diesen Erfahrungen leiden. Überlegt einmal, wer von euch Prügel erhielt – ich meine nicht nur einen Klaps, sondern richtige Schläge – und wer von euch selbst seine Kinder prügelt. Ich will euch nicht anklagen, denn ihr lest ja dieses Buch, weil ihr nicht weiter prügeln wollt.

In Südamerika delegieren die Eltern das Prügeln häufig an die ältesten Söhne. Die Szene gestaltet sich so: Während der Vater arbeitet, beauftragt die Mutter (sie hat vielleicht sechs Kinder) den ältesten Sohn, auf die Geschwister aufzupassen. Er ist ein »guter Junge«, wenn er befolgt, was ihm aufgetragen wurde. Er prügelt für den abwesenden Vater. Das wirkt sich auf seine Psyche negativ aus. In Südamerika gibt es eine Rangfolge: Papa, Mama, ältester Sohn, und nach dem jüngsten Kind kommen die Tiere. Der Hund wird als letzter geschlagen. Daher bekommen die Hunde so viele Prügel. Es kommt auch vor, dass alle Geschwister geschlagen werden, wenn nur ein Kind etwas angestellt hat. Da stehen sie dann in einer Reihe und pressen den Po zusammen, weil sie Schläge erwarten.

In Australien habe ich Folgendes gehört: Der Vater kommt von der Kneipe betrunken nach Hause, das Kind versteckt sich unter dem Bett und ist still wie eine Maus, rührt sich nicht. Still sein, keinen Laut von sich geben, sich nicht rühren, ist das innere Gebot. Ein anderes Beispiel: Es stammt von einem Österreicher, der nach Indien ging, um den Zen-Buddhismus zu studieren. Er wollte drei Jahre bleiben, kam aber schon nach kurzer Zeit zurück, denn der Zen-Meister schlug die jüngeren Mönche, prügelte sie fast zu Tode wegen Masturbation. Das ist ein durch die Mönchsregeln erzwungener und damit sanktionierter Sadismus. Ein letztes Beispiel: Sexueller Missbrauch ist verbreiteter als bislang angenommen, denn die Opfer »schreien« nicht. Sie stehen unter dem Diktat: »Sei still oder ich töte dich.« Das Verbot, nicht zu schreien, blockiert den Kehlkopf völlig. Unter geschlagenen und missbrauchten Kindern organisieren sich wieder Strukturen voll Gemeinheit und

Grausamkeit. Bekannt sind verschiedenartige »Initiationszeremonien« in Internatsschulen. Mir wurde von einer Art Spießrutenlauf in einem Internat in Queensland (Australien) berichtet (australische Schulen imitieren die britischen des 19. Jahrhunderts). Die Schüler stecken ein Stück Seife in eine Socke, stellen sich in zwei Reihen vor ihren Betten auf und zwingen den Neuen, durch die Gasse hin und her zu laufen. Sie schlagen mit den Socken so lange auf ihn ein, bis er zusammenbricht. Das konnte so weit führen, dass Schüler daran starben.
In meiner therapeutischen Arbeit mit schlagenden Eltern müssen sie den Schmerz, der ihnen in der Kindheit zugefügt wurde, erinnern, wiederholen und durcharbeiten. Erst ab diesem Zeitpunkt wachsen die Chancen, dass die Eltern ihr »Lebensprogramm« mit den eigenen Kindern ändern können.

Pränatale Prävention

Wann fängt das Leben an? Früher meinte man, das Kind werde bei der Geburt beseelt. Jetzt wissen wir, dass von der Zeugung an die Seele lebendig ist. Sie lebt im Körper. Der Fetus fühlt, ob sein »Nest« warm und unterstützend ist, oder ob es an Energie fehlt. Aufgrund von Ultraschallbildern ist uns bekannt, dass er ein reagierendes Wesen ist. Wir wissen jetzt auch, dass der Fetus, obwohl sein Nervensystem noch nicht fertig entwickelt ist, bereits vieles wahrnehmen kann. Er hört sogar Töne. Alfred Tomatis, ein französischer Facharzt für HNO hat erforscht, dass das Hören etwa ab der achten Schwangerschaftswoche beginnt.
Man hat durch ein steriles Mikrofon die Töne im Uterus während der Geburt aufgenommen. Zu hören war das Gespräch zwischen der Mutter, dem Arzt und der Hebamme, später auch eine Symphonie von Beethoven und gleichzeitig die Geräusche im Körper der Mutter. Die IPPF (Internationale Gesellschaft für prä- und perinatale Psychologie und Medizin) teilt Forschungsergebnisse und Experimente mit, in denen Mäuseembryos bestimmte Musik zu hören bekamen. Nach der Geburt liefen sie in die Richtung dieser Musik, obwohl es in einem Labyrinth zwei Wege zur Auswahl gab.

In meinen Sitzungen zum Wiedererleben der Geburt habe ich Bewegungen und Zustände beobachtet, die aus der Fetalzeit stammen. Ich erinnere mich an eine Frau, die eine fetale Wut entwickelte, mit stoßartigen Bewegungen der Beine und einem wütenden Rucken. Die Frau sagte mir dann, dass ihr Vater ihre Mutter in der Schwangerschaft geschlagen habe. Das Kind hatte dies miterlebt. Der Mensch brüllt manchmal in seiner Wut; die Wut des nicht geborenen Menschen sieht jedoch anders aus: Die Bewegungen setzen sich nicht wellenartig von Kopf bis Fuß fort (wie bei der Atemwelle), sondern sie gehen stoß- oder ruckartig vom Zwerchfell aus. (Beim Orgasmus dagegen bewegt sich der Körper wie in einer Welle, Unterleib und Brustkorb kommen zusammen. Wilhelm Reich nannte dies unsere Urbewegung oder den Orgasmusreflex. Man könnte es sich so vorstellen, als wären wir noch eine Qualle, die durch den Ozean schwimmt und pulsiert.) Auch das Gesicht kann manchmal einen fetalen Ausdruck annehmen. Dies läßt sich aber mit Worten kaum beschreiben.

Ich konnte auch Menschen beobachten, die in diesen Sitzungen gleichzeitig zu schlucken und zu urinieren begannen. In der Sitzung gebe ich ab und an etwas zum Halten, wie z.B. einen Schal, denn der Fetus saugt nicht nur, sondern hält sich auch an der Nabelschnur fest. In dem Video »Der Fetus, der auf Amniozentese reagiert«, das 1992 auf einem Kongress für Gynäkologen und Geburtshelfer in Österreich gezeigt wurde, konnte man über Ultraschall mitverfolgen, dass der Fetus ganz aufgeregt reagierte und sich zurückzog, als eine Nadel in die Fruchtblase geschoben wurde. Diese Zuckungen entstehen bei Wut oder Schrecken. Und anstatt dabei zu schreien, wie es geborene Menschen tun, schlucken die Feten oft das Fruchtwasser.

Während einer Metamorphosemassage bei einer ängstlichen Frau sagte sie plötzlich zu mir: »Ich will schlucken.« Und sie begann zu schlucken. Da ich an eine fetale Reaktion dachte, gab ich ihr rasch das Innenfutter eines Mantels zum Festhalten. Dann meinte sie, dass es ihr äußerst unangenehm sei, aber sie müsse nun urinieren. Ich legte ihr etwas unter und ermutigte sie, loszulassen. Das war ein sehr schönes und befreiendes Erlebnis für die Klientin.

Viele meinen, das Ungeborene erlebe nur das, was die Mutter erlebt. Das stimmt nicht. Wie wir gesehen haben, reagiert es auch eigenständig.

Prävention bei der Geburt und in den ersten Monaten

Junge Hebammen sollten lernen können, wie man natürliche Geburten ermöglicht.
Ich möchte ein Beispiel nennen: In Kiel traf ich eine Hebamme, die auch Yogalehrerin war. Bei der Geburt ihres dritten Kindes, die sehr schnell ablief, war sie völlig allein. Dabei hat sie etwas Wichtiges entdeckt: Sie hockte sich gegen eine Wand und »atmete« das Baby aus. Sie legte selbst ihre saubere Hand auf das Köpfchen des Kindes und konnte dadurch fühlen, wie viel Druck es brauchte. Und niemand sagte: »Drück, drück, drück ...« Sie hat es selbst gespürt. Seitdem lehrt diese Frau all ihren Hebammen-Schülerinnen dieses Vorgehen. Sie treten dafür ein, dass die Mutter selbst das Baby herausgleiten lässt. Das war der entscheidende Punkt: Anhocken, entspannen und das Köpfchen mit sauberer Hand fühlen, das Kind »ausatmen« und auf ein sauberes Tuch herausgleiten lassen: »Haah.«
Zwischen der Temperatur im Mutterleib und der Außenwelt besteht ein Unterschied. Da es draußen nicht so warm ist, kühlen Babys schnell aus. Darum muss man angewärmte Decken über Mutter und Kind legen und einen schönen warmen Raum haben. Die »Willkommenszeit« nach der Geburt (eine bis eineinhalb Stunden) ist psychisch bedeutend; es ist die Zeit, in der man sich gegenseitig kennenlernt. Störend sind die Prozeduren in den Hospitälern: wiegen, messen, waschen, säubern, windeln, anziehen usw. Viele Ärzte meinen – und das ist eine dieser bereits genannten Verdrehungen –, weil die Babys die Temperatur der Gebärmutter gewohnt seien, müsse man sie der Mutter wegnehmen und an einen warmen Ort bringen (manchmal bis zu 12 Stunden). Doch das Gegenteil ist der Fall: Der erste Platz zum Wärmen ist am Körper der Mutter, wenn sie strahlt, wenn sie ein Energiefeld hat. Wir müssen also den Müttern helfen, sich durchzusetzen. Wenn sie aus irgendeinem Grund unter Schock stehen, kühl werden, kein Energiefeld haben, vielleicht erschöpft sind und zittern, müssen wir sie zusätzlich wärmen. Man kann z.B. Wärmflaschen besorgen oder Wärmelichter aufstellen, damit sie und das Baby nicht abkühlen. Bei Kaiserschnitten, wenn die Mutter noch unter Narkose ist, kann der Vater das Kind nehmen und halten, es willkommen heißen und es baden.

In Oberpullendorf in Österreich gab es ein allgemeines Spital, in dem schöne Geburten stattgefunden haben. Die Frauen kamen von den Dörfern aus dem Burgenland. Ich war sehr gern dort. Da stand eine kleine Wanne neben der Mutter, und der Vater konnte das Baby in ihrer Nähe baden, aber nur, wenn dies die Eltern wollten. Es war nichts erzwungen, es gab kein »Muss«.

Falsch verstandene Routine, auch bei natürlichen Geburten, stört das Willkommenheißen. Ich beobachtete einmal eine Hebamme, die gleich nach der Geburt des Kindes wegrannte, um die Badewanne zu holen. Sie ließ die Mutter allein, und das zu einem Zeitpunkt, an dem man aufmerksam hätte beobachten müssen, wie es der Mutter vor der Geburt der Plazenta geht, und wo man sie hätte unterstützen müssen.

Natürlich gehört auch der Vater zur Geburt. Es war ein großer Kampf, Väter, die es wünschten, zur Geburt zuzulassen. Leider gibt es so viele alleinstehende Mütter, wo der Vater keinen Anteil an der Geburt nimmt. Dr. med. Robert A. Bradley aus Colorado hat ein Buch über die vom Vater geleitete Geburt verfasst (s. Literatur). Statt einer Frauenbegleiterin ist der Vater der Unterstützende bei der Geburt. Männer können alles tun für das Baby, außer stillen. Ein Rat für sie, wenn das Kind noch ganz klein und zu viel Milch da ist: Sammelt die Brustmilch (durch Milchpumpe oder per Hand in eine Tasse ausgedrückt) und bewahrt sie in kleinen sterilen Gläschen im Gefrierschrank auf. Dann kann der Vater füttern, wenn die Mutter dringend Ruhe braucht. Dies ist sehr hilfreich und am leichtesten am Anfang, wenn noch mehr Milch fließt, als das Baby braucht.

Bei Hausgeburten oder in Geburtshäusern könnten auch die Geschwister dabei sein. Aber ich würde nie ein Kind zwingen, mit zur Geburt zu gehen. Ich würde es ihm lediglich möglich machen, denn es verringert die Eifersucht – die Mutter geht nicht einfach weg und kommt mit einem neuen Baby zurück. Das Miterleben ist kein Trauma. Ältere Kinder, ungefähr ab sechs Jahren, zeigen sich sehr interessiert. Ich kenne Studien und habe auch Bilder eines Kindes, das bei der Geburt dabeisteht und ganz interessiert und freundlich zuschaut, es wirkt nicht erschrocken. Vielleicht sollten wir dem Kind vorher sagen, dass es ein wenig Blut sehen wird, und ihm Bilder einer Geburt zeigen, damit es besser vorbereitet ist. Kinder verarbeiten solche Erlebnisse sehr gut. Man sollte aber immer eine andere Person mit dabeihaben, die mit dem Kind den Geburtsraum verlassen kann, wenn es ihm nicht gefällt, und draußen mit ihm spielt. Geburten finden häufig in der Nacht statt. Da würde ich ein Kind, das schläft, nicht aufwecken. Man muss das Ganze eben sehr flexibel handhaben. Das Wichtigste ist, ohne ein Dogma daraus zu machen, zu ermöglichen, dass die Geburt zu einem Familienerlebnis werden kann.

Das Stillen

Es gibt Lollipops und man raucht. Immer muss etwas im Mund sein – Folgen der oralen Deprivation.

Es ist wichtig, ein natürliches Empfinden, eine natürliche Vernunft dafür zu entwickeln, was Mutter und Kind brauchen. Stillen ist ein ganz individueller Vorgang zwischen diesen beiden Menschen und verträgt keine Vorschriften, lediglich unterstützende Hilfen. Andererseits habe ich auch schon erlebt, dass Kinder bis zu fünf Jahren gestillt wurden. Das ist nicht nötig. Auch sollte eine Frau abstillen, sobald sie wieder schwanger geworden ist, denn ihr Körper braucht eine Ruhepause, um ausreichende Reserven für das neue Baby zu haben. Ich bin gegen dieses sogenannte »Tandem-Stillen«.

Stillen ist mehr als ernähren. Diese Einsicht finden wir bei allen Säugetieren am Anfang ihres Lebens bestätigt. Bei jeder Katze oder jedem Hund liegen die Jungen »an der Brust«. Sie liegen ganz lange bei ihrer Mutter und schlafen auch dort. Das sollten Babys auch dürfen. Allerdings sollte man die Brust ein wenig darauf vorbereiten, damit sie nicht wund wird. So kann man die Milch über die Brustwarze verstreichen, eine wunde Brust kann man an frischer Luft oder mit Lichtwärme trocknen. Beim Stillen ist die Position des Babys wichtig. Es sollte Bauch an Bauch und hoch genug liegen, so dass die Brustwarze den oberen Teil seines Mundes erreicht. Dann kann das Baby gut saugen. Und es braucht Zeit. Regeln wie »erst fünf Minuten an die eine Brust, dann fünf Minuten an die andere« sind willkürlich und missachten den individuellen Rhythmus des Kindes.

Heutzutage können sich Mütter durch Stillberater helfen lassen, die ihnen die Details des Zusammenspiels erklären. Mittlerweile gibt es auch wissenschaftliche Studien, die die Zeitintervalle zwischen den einzelnen Fütterungen untersuchen. Ein Baby, das selbstgesteuert, also nach seinen Bedürfnissen zu trinken bekommt, entwickelt in der Regel allmählich einen Vier-Stunden-Rhythmus, der sich immer weiter ausdehnt, bis das Kind dann die ganze Nacht

durchschläft. Das bedeutet, dass Stillen nach der Uhr, strikt alle vier Stunden von Anfang an, den Selbststeuerungsprozess behindert. Viele von uns wurden so ernährt. Es schien normal, das Baby heulend warten zu lassen, weil die vier Stunden noch nicht verstrichen waren.
In einer Diskussion fragte mich eine Mutter, was ich von den Überlegungen hielte, das Stillen einzuschränken, weil die Muttermilch zu stark mit Umweltgiften belastet sei und Kinder Schäden davontragen könnten. Ich halte das für Unsinn. Man sollte sich stattdessen gut ernähren, gesund und kreativ leben. Die Mütter können Produkte aus biologischem Anbau essen, wenn sie wollen. Dann wird es auch mehr biologische Bauern geben und weniger Leute, die Gifte, Chemikalien und Hormone einsetzen. Wir stehen am oberen Ende der Nahrungskette. Unsere Lebensmittel haben viele Behandlungen erfahren, die zu einer Konzentration von Giften führen können. Deshalb sollten wir einfache Lebensmittel zu uns nehmen, wie z.B. selbstgezogenes Gemüse, dafür Fertigprodukte und ggf. Fleisch und Fisch meiden. Andere Gifte stammen aus Impfungen mit körperfremden Proteinen. Vielleicht sollte man andere Wege in Erwägung ziehen, um sich gegen Krankheiten zu immunisieren.
Belastete Muttermilch halte ich immer noch für besser als »tote« Nahrung zum Anrühren oder Kuhmilch. Ich bin für das Stillen, denn es ist lebendige Nahrung. Ich habe Muttermilch unter dem Mikroskop betrachtet. Sie strahlt und funkelt, sie lebt, während künstliche Milch schwarz aussieht, tot ist. Die Muttermilch enthält Immunsubstanzen. Zur Immunität trägt die orgonomische Ladung bei. Muttermilch erhält ihre einmalige Bedeutung durch die Lebensenergie, die das Kind mit ihr in sich aufnimmt.

Erziehung ohne Zwang – Erziehung zur Selbstregulation

Alle Menschen auf der Erde können lernen, dass es andere Wege als die autoritäre Erziehung gibt. Ich glaube, die Menschheit wäre friedlicher, wenn wir das Kind nicht zu etwas zwingen, sondern es in Entscheidungen einbeziehen und weitgehend selbstbestimmt aufwachsen lassen. Eine gewisse Disziplin ist zwar nötig, aber man kann sie auch ermöglichen, indem man ein Verbot ausspricht und eine einfache Erklärung gibt für das, was nicht erlaubt ist. Derart behandelte Kinder lernen schnell und haben nicht all diese negativen Botschaften in sich, wie: Du bist nichts wert, du bist nur ein Kind. Diese Kinder sind tüchtig, friedlich und können mit allen gut auskommen. Sie sind anpassungsfähig und keine verbissenen Kämpfer. Sie leben mit der Welt und nicht gegen sie, sie sind kleine Persönlichkeiten. Sie sind klar, sie wissen, was sie fühlen.

Zur Disziplin

Wir Erwachsenen wollen im Haus eine gewisse Ordnung haben. So kann es z.B. Mahlzeiten zu festgesetzten Zeiten geben, und die Familie weiß, wann sie sich treffen kann. Aber es wäre verfehlt, rigide auf bestimmte Zeiten zu beharren. Oft werde ich von Eltern kleiner Kinder gefragt, wie man Grenzen setzen kann. Eine Mutter wollte z.B. wissen, wie sie gegenüber ihrem vierjährigen Sohn ihre eigenen Rechte auf Zeit, Raum und Beziehungen zu anderen Personen deutlich machen kann, wenn das Kind sie nicht akzeptieren und in jeder Hinsicht der Erste sein will und auch Erklärungen nichts ändern. Ich antwortete ihr, dass ich dem Kind sagen würde: »Weißt du, ich brauche jetzt Zeit für mich. Komm her, sag mir, welchen Babysitter oder wen du am liebsten magst.« Diese Bezugsperson unternimmt dann etwas mit dem Kind, was ihm Spaß macht. Ich bin dagegen, dass Eltern sich zu Sklaven ihrer Kinder machen. Es sollte eine »Demokratie« in den Beziehungen geben, und es ist möglich, es dem Kind einfach zu erklären. Eltern sollten wissen, was ihre Kinder gerne tun und mit wem sie gern zusammen sind; sie dürfen ihnen nicht unbeliebte Babysitter aufzwingen.

Junge Eltern sollten sich treffen, um ihre Probleme miteinander zu besprechen. Die Erziehung zur Selbstregulation ist kein neuer Gedanke, aber es existieren in uns Hindernisse, insbesondere deshalb, weil unsere eigene Struktur noch die alte ist. Damit meine ich unsere Struktur, die aus der üblichen Zwangserziehung entstanden ist. Wir leben in einer Übergangsphase; Wilhelm Reich hat sehr klar gesagt, dass sie mehrere Generationen dauern wird.

Von Eskimos wird berichtet, dass sie meinen, die Seele eines Erwachsenen habe sich in einem Kind niedergelassen. Deshalb behandeln sie ihre Kinder mit großem Respekt. Ich sehe das so: Eine große Seele lebt in einem kleinen Körper. Man behandelt also dieses Kind gut, man erklärt alles, wonach es neugierig fragt, man nährt es, man hat auch die Verantwortung für seine Sicherheit. Man soll manchmal »nein« sagen, kann auch mal einen Klaps geben, wenn es eine gefährliche Situation gibt. So kann es funktionieren, und dann entsteht das, was ich »Demokratie« in der Familie nenne, wo alle das gleiche Recht haben. Praktisch ist es, so wie Paul Ritter es vorschlug, Zusammenkünfte einzurichten, bei denen man Familienprobleme bespricht. Ich empfinde es jedoch als Überforderung, wenn ein Kind sich immerfort entscheiden soll. Wenn die Mutter fragt: »Willst du das, willst du jenes?« Das kann absurd werden. Das Kind soll das Recht haben, sich zu entscheiden, aber manchmal mag es zu kompliziert sein oder zu lange dauern. Wenn man in Eile ist, einen wichtigen Termin hat, muss man das Kind einfach ankleiden und mitnehmen, anstatt darauf zu warten, bis es von sich aus zum Weggehen bereit ist.

Über das Essen

Auf den Beginn der Ernährung, das Stillen, bin ich auf den Seiten 163f. bereits eingegangen. Ich möchte noch einmal das Ehepaar Jean und Paul Ritter erwähnen, die das Stillen wissenschaftlich untersuchten und dabei die Zeitintervalle maßen. Sie stellten fest, dass die Selbststeuerung des Babys dazu führt, dass es, wenn es nicht gestört wird, selbst zu regelmäßigen Zeitintervallen von vier Stunden findet und allmählich die Nacht durchschläft. Größere Kinder müssen zu gewissen Zeiten zu essen bekommen, denn Selbststeuerung ist nur möglich, wenn die häuslichen Abläufe funktionieren – aber nichts aufzwingen. Kinder sollten nicht hungern müssen. Meine Tochter bekam Wutanfälle, wenn ich mit der Mahlzeit zu spät kam. Sie wurde so erregt, dass ich sie erst in der Badewanne abkühlen musste, ehe sie wieder essen konnte. Mahlzeiten um 7.30 Uhr, um 12.30 Uhr und um 18 Uhr mit kleinen Snacks dazwischen waren dann das Richtige für sie. In Deutschland habe ich viele Geschichten über erzwungenes Essen gehört: Die Kinder mussten sitzen, bis der Teller leer war, oder es wurde ihnen dasselbe Essen noch einmal gegeben, oder sie wurden geohrfeigt, wenn sie nicht aßen. Es gibt Studien, die zeigen, dass, wenn man Kindern gute, natürliche, reichhaltige, biologische Nahrung vorsetzt, sie dann bald selbst aussuchen, was sie essen wollen, sie gesund ernährt sind und Essstörungen nicht einsetzen.

• Über das Tragen des Babys

Oft werde ich gefragt, ob das Tragen am Körper das Skelett des Säuglings überfordert. Ich antworte ganz entschieden: nein. Tragetücher schaden einem Baby nicht. Im Gegenteil, ich sehe eher Nachwirkungen vom vielen Bettliegen, z.B. an Frühgeborenen, die immer nur von einer zur anderen Seite gewendet wurden, wie ein Pfannkuchen. Davon können sie bis ins Erwachsenenalter einen flachen Brustkorb behalten. Jean Liedloff beschreibt, wie diese Früherfahrungen das Leben des Erwachsenen mitbestimmen. In einer Therapie traf ich eine Frau mit einer solchen Deformierung. Ich fragte sie, ob sie viel im Bett gelegen habe, und erfuhr, dass sie ein Frühgeborenes war. Beim getragenen Kind liegt das Gewicht meistens am Po, der Brustkorb ist beim Atmen freier. Doch man sollte sich zeigen lassen, wie man das Kind am besten in ein Tragetuch legt. Wie sich andere Tragemöglichkeiten auf das Skelett eines Babys auswirken, kann ich nicht beurteilen.

• Die Babymassage

Auf den Seiten 80ff. wurde die Babymassage ausführlich dargestellt, deshalb möchte ich hier nur noch einmal hervorheben, dass es für Eltern von Vorteil ist, sie anwenden zu können. Wir müssen sie zuerst an uns selbst lernen und erfahren, also geben wir sie uns gegenseitig. Dadurch spüren wir an uns selbst die Wirkung, die Entspannung, die Expansion, die Verbindung zum anderen – ein herrliches, gutes Gefühl. Wenn wir das Baby massieren, hört es auf, ununterbrochen zu heulen, und es schläft besser.

Zur Reinlichkeitserziehung

Der Selbststeuerung entgegen verläuft meistens die Praxis der Reinlichkeitserziehung, besonders in den »sauberen« Ländern wie Holland, Belgien, Deutschland, Österreich, Schweiz. Ich höre immer noch Geschichten in Therapien wie: »Du musst auf den Topf. Du sitzt so lange darauf, bis was drin ist.« Oder von angebundenen Babys oder stolzen Müttern, die sagen, dass das Baby schon mit drei oder vier Monaten lernte, auf einem Topf zu sitzen und reflexartig auszuscheiden. Oder Kinder erhielten viele Einläufe, weil die Mutter dachte, nicht der ganze Stuhl sei abgegangen. Das ist sehr dramatisch und invasiv. Nur ab und zu ist ein Einlauf nötig, sonst können sich ernsthafte Störungen entwickeln!

Normalerweise fällt der Beginn der Reinlichkeitserziehung mit der Frageperiode (zwei bis drei Jahre) der Kinder zusammen. Das Kind ist in der Regel am Topf interessiert. Es sollte einen Topf bekommen, zum Spielen, zum Hineinschauen, zum Probieren. Das Kind will auch zuschauen, wenn die Erwachsenen pinkeln, so dass es begreift: Im Badezimmer pinkelt man. Vielleicht will es mit dem Kot spielen. Ob man das zulassen sollte oder nicht, dazu habe ich keine bestimmte Meinung. Wenn man es nicht möchte, kann man sagen, dass es schmutzig ist. Man sollte das Kind jedoch nicht mit Spielzeug ablenken, sondern erklären: »Das ist eine Ausscheidung. Erst kommt das Essen in dich hinein, und so schaut es aus, wenn es wieder herauskommt.« Auf diese Weise wird das Kleinkind dann einfache Erklärungen hören.

Es ist wichtig, das Kind nicht zu kritisieren, wenn es in die Hosen macht, sondern zu loben, wenn es den Topf benutzt: »Schön, du fühlst schon, wann du pinkeln musst. Ich bin so stolz auf dich, dass du das schon kannst.« Das Empfinden entwickelt sich von selbst, aber nur allmählich. Die kleinen Kinder sind stolz, dass sie es können, auch, dass sie sagen können, wenn sie Topf oder Toilette brauchen. Also: Dem Kind zuhören und es fördern, ihm den Topf geben und ihm Erklärungen geben, mitmachen. Das ist der Hauptgedanke.

Zur Wut

Was tun, wenn Kinder wütend sind oder wütend schreien? Ich sage: »Mach ein Spiel aus dem Schreien, denn sie brauchen Hilfe. Kauf einen Sack.« Ich habe für Kinder Säcke mit Bällen gefüllt, große Säcke, und erreichbar aufgehängt. »Komm, gehen wir boxen, dann kannst du die Wut rauslassen.« Ich würde diese Wut erlauben. Kinder können auch auf ein Polster mit einem Tennisschläger schlagen. »Gut, jetzt bist du böse auf die Mutti, hau, hau, aber hau dich nicht selber oder andere. Sag zu mir: ›Du bist böse!‹ Lass es raus.«
Die Babymassage, wenn man sie wirklich vom Babyalter an anwendet, lockert die Tantrummuskeln, die gewöhnlich sehr gespannt sind, im Rücken, da sitzt die Wut. Ich habe auch herausgefunden, dass ein Bad, also Berührung mit Wasser zur Zeit eines Tantrums (Wutzustandes) das Beste ist. Man setzt das Kind in die Wanne, und die exzessive Lebensenergie geht ins Wasser.
Es gibt Phasen, in denen Kinder viel Wut haben. Mann sollte aber auch herausfinden, was sie wirklich wütend macht. Oft will das Kind seine Eltern nur bei sich haben. Manchmal will es sie beherrschen, und das geht nicht. Wenn Eltern z.B. wegmüssen und das Kind zu Hause bleiben soll, kann es wütend werden. Da ist es erst einmal gut, wenn man ohne Schuldgefühle erlaubt, dass es schreit, etwas zum Boxen hat, um seine Wut herauszulassen; die Eltern sollten dies aushalten können. Man tut dem Kind nicht weh, man ist nicht hart dabei.

Zur Sexualität

Heutzutage ist es nicht mehr ganz so wie zu Wilhelm Reichs Zeiten. Wir sagen den Kindern eher die Wahrheit, und wir geben Jugendlichen jetzt die Möglichkeit der Verhütung einer ungewollten Schwangerschaft. Ich bin dafür, dass wir in den Schulen Kurse einrichten, in denen Jugendliche über die Geburt und über das Leben alles anhand von Bildern und Erklärungen lernen können. Zur kindlichen Sexualität, die früher üblicherweise unterdrückt wurde, habe ich viele Beobachtungen gemacht. So haben z.B. manche Babys schon beim Stillen – bei Jungen zu sehen als Errektion des Gliedes –

einen oralen Orgasmus mit einem zitternden Endpunkt mit darauffolgender Entspannung, wie ihn Wilhelm Reich bereits beschrieben hat (»lustvolles Stillen«). Wenn wir nicht wissen und es nicht in den Schulen lehren, dass es so etwas gibt, und dass, wenn ein Baby an der Brust saugt, auch die Mutter in ihrem Becken angenehme Strömungen fühlt, dann ist sie ganz erstaunt über das Baby und über sich und will es nicht spüren oder schämt sich dieser Empfindung.

Wo bleibt das Kind, wenn die Eltern miteinander Geschlechtsverkehr haben wollen? Das ist eine praktische Frage. Ich bin dafür, dass Eltern, besonders bei Kindern über 1½ Jahren, in einen anderen Raum gehen sollten, wenn sie das Schlafzimmer mit dem Kind teilen. Später sollten Eltern und Kinder getrennte Zimmer haben. Das wäre ideal. Ein Kind beim Geschlechtsverkehr dabei sein zu lassen, weil man es »frei« erziehen will, finde ich übertrieben und halte es für ein Missverständnis. Wenn ein Kind aufwacht und zuschaut, dann kann man miteinander lachen und keine große Sache daraus machen. Aus Australien habe ich Berichte über Kinder gehört, die aufgeweckt wurden, um bei der Sexualität ihrer Eltern zuzuschauen. Ich glaube, es ist ein privates, schönes Erlebnis zwischen den Eltern, und es wäre besser, wenn das Kind nicht Zuschauer wird.

Eltern brauchen hin und wieder zusammen eine Nacht im Hotel oder irgendwo anders. Das Kind schläft zu Hause, überwacht von Bekannten oder Freunden. Das ist sehr gut für die Partnerschaft. Wenn alle sich lieben, gibt es keinen Grund zur Eifersucht. Ich würde ein Puppenspiel mit dem Kind machen: »Mutti und Vati brauchen einander. Jetzt kannst du zufrieden sein, denn es kommt ein lieber Freund zu dir, den du magst.«

Das Familienbett

Mit der elterlichen Sexualität sollten wir sehr behutsam umgehen, insbesondere in Bezug auf das Familienbett. Viele Schlafstörungen lösen sich, wenn die Eltern das Kind zu sich ins Bett nehmen. Aber die Sexualität sollte woanders stattfinden. Wenn möglich, sollten Kinder einen eigenen Raum besitzen, und daneben kann es auch ein Familienbett geben, in dem man das Kind einschlafen lässt. Kinder schlafen normalerweise sehr fest. Sie brauchen meist nur jemanden zum Einschlafen. Singen, Wiegen, Schaukeln, ein wiederholtes Ritual hilft beim Einschlafen, und dann können die Eltern das Zimmer wechseln.

Die Rolle des Vaters

Auf Seite 162 habe ich bereits auf die Bedeutung des Vaters bei der Geburt und beim Stillen hingewiesen. Die Frauen, die zu mir kommen, sind oft Alleinerziehende. Intakte Familien gibt es immer weniger, und die Frauen leisten doppelte Arbeit: Sie sind Mütter, mit all den Verpflichtungen, die da anfallen, und sie gehen noch dazu arbeiten, um Geld zu verdienen. Wir stehen noch ganz am Anfang; es wird höchste Zeit, den Nöten der Frauen Gehör zu schenken.

Lewis Mehl, ein amerikanischer Arzt, hat in einer Studie nachgewiesen, dass Männer, die bei der Geburt dabei sind, sich später mitverantwortlich an der Pflege und Erziehung ihrer Kinder beteiligen. Darum sollen wir Männer zur Geburt einladen. Auch bei den Vorbereitungen können sie mitmachen. Aber es gibt auch Männer, die nicht dabei sein wollen. Wir sollten sie nicht zwingen, denn auch das gehört zur Selbststeuerung. Und es gilt auch jene Mütter zu respektieren, die es vorziehen, dass der Vater bei der Geburt nicht anwesend ist.

Hilfe nach frühen Traumata

Ich bin für Ehrlichkeit gegenüber Kindern, also für einfach formulierte Wahrheiten. Ich benutze das Puppenspiel und mache damit ein wenig Psychodrama. Wenn es z.B. eine Komplikation bei der Geburt gab, würde ich es dem Kind vorspielen: »Schau, da sind die Puppen, weist du, als du geboren wurdest, da stecktest du hier im Unterleib deiner Mama und kamst nicht raus. Da mussten wir schnell zum Hospital. Und da haben sie dich herausgezogen mit einem Instrument, das aussieht wie zwei Löffel. Das war eine Zange. Sie haben dort deiner Mama geholfen, denn sie konnte es nicht alleine schaffen.« Oder: »Du wurdest geboren, aber du warst ein bisschen blau und kalt, und die Doktoren meinten, du solltest doch lieber in einen speziellen Kasten kommen, der dich für eine Weile wärmt. Das nennt man Brutkasten. Den hat man dann neben das Bett deiner Mutter gestellt.« (Oft wird das anders gehandhabt. Erst Dr. Michel Odent führte ein, dass Frühgeborene [außer den ganz winzigen Kindern unter 500 Gramm] neben dem Bett der Mutter bleiben.) Auch eine schwere Geburt sollte man einem Kind erzählen, z.B.: »Die Mutti wurde krank, gerade als du geboren werden solltest. Und da musste man einen Kaiserschnitt machen. Man hat den Bauch der Mutti aufgeschnitten. Aber sie hat nichts gefühlt, denn sie bekam eine Narkose. Und dann kamst du raus und warst so winzig. Man hat dich in einen warmen Kasten gelegt. Aber anstatt neben der Mutti zu bleiben, kamst du in ein Kinderzimmer.« Es ist sehr wichtig, dass man Kindern erklärt, was mit ihnen geschah, damit sie es später nicht erst mühsam mit Hilfe von Therapien herausfinden müssen.

Anhang 1 •

Bericht einer Hebamme

• Johanna Sengschmidt (Wien)

»Ohne Liebe bist du höchstens geschickt!« So heißt ein Film über Geburt und die Hebammenarbeit. Dieser Satz hat viel mit Eva Reichs Arbeit zu tun und wird in meiner Arbeit als Hebamme immer wichtiger.

Für mich war es ein besonderes Erlebnis, eine Frau im Alter meiner Mutter um mich zu haben, die so anders als meine Mutter war.

Was hat uns zueinander geführt? Ich arbeitete im Krankenhaus Oberpullendorf, einem kleinen Spital im Burgenland, eine Autostunde von Wien entfernt, und in meiner Wohnung war Platz für einen Gast, den der Arbeitskreis »Sanfte Geburt« suchte.

Begonnen hat es für viele mit dem Besuch von Frédérick Leboyer 1978 in Wien und seinem Film *Geburt ohne Gewalt*. Die Diskussion, die diese Veranstaltung in Gang brachte, machte es nicht nur notwendig, dass wegen dem großen Interesse eine weitere Veranstaltung angeschlossen werden musste, sondern auch, dass der Arbeitskreis »Sanfte Geburt« gegründet wurde.

Die Zeit war reif! Und genau zu diesem Zeitpunkt kam Eva zu uns, um mit ihren Erfahrungen, Überlegungen, Berichten aus anderen Ländern die Pionierarbeit dieses Arbeitskreises zu befruchten und zu stärken. Wir spürten, dass es den Kindern zusteht, sanft und würdig empfangen zu werden.

Die Frauen begriffen immer mehr, dass es ihr Recht war, die Geburt ihres Kindes so zu gestalten, wie sie es für gut und richtig empfanden. Aber das Wissen und die Sicherheit, dass dieses Spüren von etwas, was uns verloren zu gehen schien, ganz richtig war, erfuhren wir von Menschen mit mehr Lebenserfahrung, Menschen wie Frédérick Leboyer, Michel Odent, Sheila Kitzinger und Eva Reich.

Wir erfuhren Zusammenhänge über das Geschehen der Schwangerschaft und Geburt und den Prozess des Elternwerdens.
Eva lehrte uns, aufmerksam zu sein in der Begleitung von Geburten, und sprach von der Chance, die darin liegt, um die Panzerung neugeborener Babys zu verhindern. So würden die Kinder nicht wieder zu Opfern von Opfern werden, und der neurotische Zirkel könnte auf diese Weise unterbrochen werden. Sich für diese Idee einzusetzen, war eine ihrer Lebensaufgaben geworden.
Mein erstes Zusammentreffen mit Eva werde ich nie vergessen. Ich war inzwischen, 1982, Hebamme geworden und hatte einen guten Arbeitsplatz gefunden. Sehr neugierig und wissbegierig, besuchte ich sehr bald das Krankenhaus in Pithiviers, in dem damals Michel Odent wirkte. Ich war dabei, umzusetzen, was ich zu diesem Zeitpunkt wusste und dort erfahren hatte. Ich beobachtete so viel, und mich beschäftigte so viel. Und da hörte ich Eva bei einem Vortrag, veranstaltet vom Arbeitskreis »Sanfte Geburt«. Sie erzählte von ihren Reisen, zeigte Dias von den verschiedenen Möglichkeiten zu gebären, stellte die Frage an das Auditorium: »Wer von euch wurde in seiner Kindheit geschlagen?«, flocht Arbeiten und Beobachtungen ihres Vaters Wilhelm Reich ein, stellte Begriffe wie Vegetotherapie und Polarity in Zusammenhang mit dem Geburtsgeschehen und erzählte von ihren schönen Erfahrungen mit der Babymassage. Und dann war die vorgesehene Zeit um – und Eva war noch nicht fertig mit all dem, was sie weiterzugeben hatte an die zukünftigen Eltern und Hebammen. Ich holte sie ab, um gemeinsam nach einem langen Arbeitstag und einem vollen Abend nach Hause zu fahren. Auf dem Nachhauseweg erzählte sie mir, was sie noch alles zu sagen gehabt hätte. Ich war erstaunt über all das, was aus dieser kleinen, weißhaarigen Frau an diesem Abend heraussprudelte. Aber der Abend war für Eva noch nicht zu Ende. Sie bemerkte mein blasses Gesicht und ließ nicht locker, bis ich ihr meinen Ärger über die unbefriedigende Diensteinteilung und meine Wut über die Oberin mitteilte. Da gab sie mir noch eine praktische Einführung in Gestalttherapie. Nach kurzem Zögern sah ich in dem Polster, das sie mir hingelegt hatte, die Oberin, der ich einiges zu sagen hatte, und legte los. Dann kommentierte sie noch mein Gesicht, das wieder Farbe bekommen hatte, und wir gingen schlafen.
Bei Evas Arbeit bewundere ich, dass sie immer auch daran dachte, das zu ändern, was nichts oder wenig kosten würde. Sie zeigte uns, dass mit frühen Interventionen viel an späterem Leiden verhindert werden kann.

In den Räumlichkeiten der »Beratungsstelle für natürliche Geburt«, wie sich der ehemalige Arbeitskreis »Sanfte Geburt« nun nannte, konnten die Geburtsvorbereiterinnen und Hebammen von Eva die Babymassage lernen. Eva lehrte uns, dass in der Schwangerschaft der Körperpanzer weicher sei, und in der Praxis zeigte sie mir und den Fragenden in meiner Geburtsvorbereitungsgruppe die Babymassage an einer Frau, die kurz vor der Geburt stand. Die Babymassage brachte sie uns näher als eine gute Möglichkeit zum Lösen von Spannungen nach traumatischen Geburten oder bei unruhigen Kindern. Auch kann durch das Massieren der Säuglinge durch ihre Mütter der Bindungsprozess fortgesetzt werden. Inzwischen ist in Wien ein Umdenken passiert, wahrscheinlich nicht nur durch die Kinderärztin Marina Marcovich, die sich vehement und mutig für einen menschlicheren und sanfteren Umgang mit Frühgeborenen eingesetzt hat. Evas Saat ist aufgegangen. Die Babymassage und die craniosakrale Osteopathie haben auf manchen Kinderabteilungen Einzug gehalten.

Eva hat es verstanden, mit ihrem großen Interesse am Menschen, an allem Lebendigen, mit ihrer Begeisterungsfähigkeit mir ihre einfachen, direkten Methoden zu vermitteln. Ich erinnere mich daran, als sie die erstaunte Hebamme Maria beim »Homebirth-Kongress« in London im großen Wembley-Kongresszentrum in einer Pause gebeten hat, sich auf den Boden zu legen, um, wie ich heute weiß, eine kurze Einführung in die craniosakrale Osteopathie zu geben. Eva war auch die erste, die mich für Bachblüten neugierig machte. Es war bei einer ihrer Besuche in Oberpullendorf, wo sie einer Frau, kurz bevor das Kind unter Wasser geboren wurde, einen Schluck Wasser mit den »Rescue-Tropfen« gab. Die Frau entspannte sich sichtlich und schlief kurz ein.

Eva hat es geschafft, Frauen nach der Geburt auf den Mutterkuchen neugierig zu machen. Sie erzählte uns von ihren guten Erfahrungen in ihrer Arzt-/Hebammenpraxis in Maine. Inzwischen gibt es Interesse von Seiten einer Universitätsfrauenklinik, diese wundersamen Inhaltsstoffe der Plazenta genauer zu analysieren.

Eva hatte ein Netz von Kontakten mit Geburtshelferinnen, Geburtshelfern und Hebammen über die ganze Welt gespannt. Ihr Adressbuch war für einige Hebammen eine Fundgrube an möglichen Kontakten in andere Länder. Von Wien aus führten ihre Reisen vor allem nach Ungarn, in die ehemalige DDR und in die Tschechoslowakei, um dort Pionierarbeit zu leisten. In vielen

Ländern wurden zu diesem Zeitpunkt Mutter und Kind sofort nach der Geburt getrennt. Die Anwesenheit von Vätern bei der Geburt war nicht erlaubt. Fast 100 Prozent der Frauen bekamen, außer das Baby war schneller, einen Dammschnitt. Auch ein Einlauf und eine Rasur der Schamhaare war obligatorisch. Wir konnten so beobachten, wie schwierig und langwierig es war, diese heute nur mehr schwer nachvollziehbaren Vorstellungen aufzuheben. Es waren Vorstellungen, die auch bei uns noch vor einigen Jahren unüberwindlich schienen. Eva war bemüht, aufzuzeigen, dass es sich bei all den Diskussionen und den schwierigen Umsetzungen auch um ein Machtspiel über das Leben und das Lebendigsein handelt.

Anlässlich der Überreichung der Silbernen Ehrenmedaille der Bundeshauptstadt am 7. März 1991 im Wiener Rathaus sagte Eva:

»Die delikaten Anfänge des Lebens sind von größter Bedeutung. Sie sind Fundament unseres Wohlbefindens für Leib und Seele. Ich möchte Sie bitten, diese Bemühungen zu unterstützen. Wir brauchen Frieden auf Erden – und der beginnt im Mutterleib!«

Eva, danke!

Sanfte Bioenergetik: Praktische Anwendung und Ausbildungsmodell

• Richard C. Overly (Asheville, NC, USA)

Ich freue mich über die Gelegenheit, zu diesem Buch über Eva Reichs Sanfte Bioenergetik beitragen zu können. Das Konzept der Kern-Lebensenergie, welches von Trauma und Panzerung beeinflusst wird, ist für mich zu einer Grundlage des Verstehens meines eigenen therapeutischen Prozesses geworden. Der Bereich meiner Arbeit umfasst: eine Privatpraxis für Familien, Einzelpersonen und Kinder; ein Trainingsprogramm für Therapeuten bezüglich Theorie und Methoden der Sanften Bioenergetik; Therapie und Trainingsworkshops im Südosten der USA; spirituelle Workshops zur Heilung durch Liebe und Berührung, die auf der heilenden Botschaft von Jesus beruhen und mit den Techniken der Sanften Bioenergetik kombiniert werden; Konsultationen für Wirtschaftsbetriebe über die Auswirkungen von Panzerung in Organisationen und Veröffentlichungen über die Theorien und Methoden von Evas Arbeit und meine eigenen Erfahrungen.

Eva Reich und ihre Sanfte Bioenergetik lernte ich 1985 in einem Trainingsprogramm am Shiloah Center in Dayton, Ohio, kennen. In diesem Workshop war ich beeindruckt von Evas sanfter Arbeitsweise im Vergleich zu den anderen Arten von Therapie, die sehr viel invasiver und schmerzhaft waren. Für mich beeindruckend waren ebenfalls die unterschiedlichsten Reaktionen der behandelten Personen sowie die große Reichweite und die Anwendung der Sanften Bioenergetik. Jede Sitzung Evas mit Klienten wurde durch ihre sanfte Art der Berührung und ihre fürsorgliche Präsenz einzigartig. Die behandelten Personen erlebten und äußerten die ganze Spannbreite von Emotionen, fühlten aktuelle oder vergessene physische Reaktionen oder erÜõbten Traumata neu. Ich wusste nie im Voraus, wie sich eine Sitzung entwickeln würde, da Eva in meisterhafter Weise der Person und nicht irgendwelchen Regeln folgte. Die Reaktionen gingen von einem Zusammenrollen in fetaler Position, von Schluchzen bis zu Wutausbrüchen. Dann, am Ende jeder Sitzung, nach dem Wiedererleben des Traumas, verhalf sie den Klienten zu einem Zustand der Freude am Weiterführen des eigenen Lebens.

Eva nahm verschiedene Techniken der therapeutischen Welt in ihre eigene Arbeit auf. Offen gesagt, dachte ich am Anfang, dass viele dieser Techniken eigenartig wären. Ich fragte mich, wie jemand Uteruserfahrungen mit Hilfe der Metamorphose und Geburtserfahrungen mit Psychodrama erinnern oder wie die sanfte Berührung der Energiebalance irgendetwas bewirken könnte. Als ich Eva dann arbeiten sah und die Reaktionen der Klienten (meine eigenen eingeschlossen) erlebte, erwachte in mir eine tiefe Neugierde und Bewunderung. In diesem sehr sanften Prozess erinnerten die Personen wirklich emotionale Erfahrungen und veränderten daraufhin ihr Leben, was man in ihren veränderten Körperreaktionen und Lebensmustern sah. Ich war beeindruckt und wollte diese Technik erlernen und weitergeben. Meine Aufgabe bestand darin, durch sanfte Berührung Blockaden aufzulösen, um alle Ebenen möglicher emotionaler Reaktionen zu erreichen.

Ein weiteres Element von Evas Arbeit war das Miteinbeziehen einer spirituellen Dimension in die Therapie. Ich hatte vorher nie einen Therapeuten für eine Person beten sehen. Ich erinnere mich, sie sagen zu hören, dass das Ausmaß eines Traumas manchmal über Zeit und Reichweite der Therapie hinausgeht und dass deshalb ein Gebet notwendig sei. Dieses spirituelle Element führte vor allem zu unserer tiefen und dauerhaften Verbindung. Bei unserem ersten Zusammentreffen fragte mich Eva, ob ich mit der Aufgabe meiner vorherigen pastoralen Tätigkeit auch den Glauben aufgegeben hätte. Mein Verneinen war wichtig für sie, da sie erst später in ihrem Leben Christin geworden und sich über die Bedeutung des Glaubens und des Gebetes beim Heilungsprozess im Klaren war. Vom ersten Workshop mit Eva kam ich inspiriert mit neuen therapeutischen »Werkzeugen« zurück, die ich gleich in die Praxis umsetzte. Als ich sechs Monate später nach Shiloah zurückkehrte, hatte ich viele Fragen an Eva und berichtete über meine Erfahrungen, was sie sehr erfreute. Für die Dauer der nächsten fünf Jahre nahm ich an ihrem Training teil, sowohl in Shiloah als auch am Discovery Center in Kinsman, Ohio. Während dieser Zeit lud Eva mich ein, bei ihren Workshops zu assistieren, und ich begann auch mit einem eigenen Trainingsprogramm. Seit dieser Zeit stehen wir telefonisch und brieflich in Kontakt.

In einem Gespräch mit Eva diskutierten wir meine Lebensgeschichte und wie die Vielfalt meiner Erfahrungen in der Ausbildung und im Leben positiv zum Verständnis der Arbeit in der Sanften Bioenergetik beigetragen haben. Eva erwähnte, wie ihr eigener Werdegang, vor allem ihre medizinische Ausbildung, auf die Entwicklung ihrer Diagnostik und ihrer Trainingsmethoden im Gebiet der Psychotherapie Einfluss hatte. Die Erfahrungen, die den größten Einfluss auf meine eigene Arbeit hatten, sind die folgenden: frühe Erfahrungen in Naturwissenschaft und Mathematik sowie die Arbeit in Forschungslabor, Gärtnerei, Bauwesen, Lehre und Verkauf. Sie erhöhten meine Neugier und den Wunsch nach einem systematischen und logischen Ansatz zur Therapie; ein Studium mit Abschluss Bachelor of Arts am Westminster College, das Studium der Psychologie, Philosophie und der Bibelwissenschaften, ein Abschluss Master of Divinity am Southern Baptist Theological Seminary, die Weihe als Baptistenpriester und die Arbeit als solcher von 1962 bis 1971 haben zum Verständnis beigetragen, Menschen in Liebe und Vergebung zu begegnen. Mit dem Abschluss als Massagetherapeut am Ohio College of Massotherapie erhielt ich die Basis in Anatomie und Physiologie; das Training in Transaktionsanalyse verhalf mir zu einer Basis in Vertrags- und Entscheidungstherapie; Ausbildung in Polarity und Reiki lehrten mich die Bedeutung von Berührung und Energie im Heilungsprozess. Die Anwendung und Erweiterung dieser Ausbildungserfahrungen wurden durch die Arbeit am Family Service Warren, Ohio, vertieft und in meiner Praxisarbeit (seit 1981) intensiviert.

Nach dem Treffen mit Eva im Jahre 1985 richtete sich meine Therapiearbeit nach der Sanften Bioenergetik aus. 1990 fing ich an, am Southeast Institute for Marriage und Family Therapie in Chapel Hill, North Carolina, zu arbeiten und ein Trainings- und Therapieprogramm in Sanfter Bioenergetik durchzuführen. Seit 1991 praktiziere ich am Amerikanischen Center für Sanfte Bioenergetik in Asheville, North Carolina.

Mein Therapieverständnis basiert auf der Theorie der Sanften Bioenergetik. In unserem Innersten befindet sich eine pulsierende Lebensenergie, die wir als Fluss von Emotionen und Wahrnehmungen erfahren; als Reaktion auf ein Trauma entwickeln wir einen Panzer als Schutz zum Überleben; der Panzer schützt nicht nur, sondern verhindert auch den Fluss der Lebensenergie und blockiert unser Empfinden für Emotionen, Wahrnehmungen und Liebe. Im therapeutischen Prozess erkennen wir den Panzer, und indem wir ihn lösen, erreichen wir das verursachende Trauma. Im Wiedererleben des Traumas und der blockierten Emotionen können wir frühe Entscheidungen, die jetzt überholt und möglicherweise destruktiv sind, neu treffen und den natürlichen Fluss der Lebensenergie und unsere Fähigkeit, Freude und Liebe zu empfinden, wiederherstellen.

Ich beginne den Therapieprozess mit dem Erstellen der Trauma-Lebenslinie (in den Workshops einzeln oder paarweise). Der Zweck dieses Verfahrens ist es, die Wurzeln der Panzerung zu finden und einen Behandlungsplan zu entwickeln. Ich konzentriere mich vor allem auf die präverbalen Elemente der Lebensgeschichte (unter zwei Jahren) und auf unbewusste und dissoziierte Erfahrungen. Das stimmt mit Evas Wunsch überein, nicht nur »die Zwiebel« Schicht um Schicht zu »schälen«, sondern auch »die Zwiebel aus dem Boden zu ziehen«, um die Wurzeln zu sehen. Ich bin immer wieder überrascht, dass es möglich ist, mit Hilfe der Lebenslinie in wenigen Minuten die Wurzeln des Lebensmusters zu erkennen. Ein Teilnehmer eines Workshops erklärte: »In fünf Minuten habe ich die Wurzeln von zwei bedeutsamen Lebensmustern entdeckt, die mich mein ganzes Leben lang gestört haben.« Meinen Studenten gegenüber betone ich immer wieder die Bedeutsamkeit dieses Instruments.

Im Erstkontakt beschäftige ich mich besonders mit zwei Aspekten: Hat der Klient (innere) Fluchtwege offen, und hat der Klient die Fähigkeit zur Selbstheilung? Die offenen Fluchtwege, z.B. Selbstmord, Mord, Verrücktwerden, müssen durch die Entscheidung des Klienten, sie nicht vor der Therapie einzuschlagen, ausgeschlossen werden. Falls diese »Notausgänge« offen bleiben und tiefe emotionale Erinnerungen aufsteigen, besteht die Möglichkeit, dass der Klient den Fluchtweg benutzt. Manchmal ist es nötig, sich Zeit zu nehmen, um die Selbstheilungskraft im Klienten zu fördern, so dass er dann mit seinen Emotionen und Erinnerungen, die während der Therapie zum Vorschein kommen, fertig wird. Beide Aspekte können zu einem späteren Zeitpunkt in den Sitzungen als Resultat der veränderten Panzerung aktuell werden. Falls dies geschieht, bespreche ich das Thema noch einmal.

Danach setze ich die Arbeit mit Evas Sanfter Bioenergetik (Energiebalance) fort, da es mir eine gute Bestandsaufnahme der Panzerung vermittelt. Diese Methode kann den Prozess des Schmelzens einer Blockade beschleunigen und den Energiefluss wiederherstellen. Bei Klienten, die von ihrem Körper aufgrund von Drogenmissbrauch, Missbrauch oder Anästhesie dissoziiert sind, ist eine wiederholte Anwendung der Methode angebracht. Die mehrfache Anwendung dieser Methode beschleunigt meiner Meinung nach auch den therapeutischen Prozess durch die schnelle Verbindung der Körpersegmente und bringt Erfahrungen ins Bewusstsein, die der verbalen Erinnerung nicht zugänglich waren.

Spätere Sitzungen schließen andere Methoden, die zur Traumalebenslinie gehören, mit ein. Ich verwende Metamorphose und Psychodrama der Geburt bei Verdacht auf vorgeburtliches oder Geburtstrauma, um an die Wurzeln der Panzerung und der lebenswichtigen Entscheidungen zu gelangen. In der Kombination dieser Methoden mit der mehr traditionellen segmentalen Panzerauflösung wird der therapeutische Prozess gefördert. In der segmentalen Auflösung der Panzerung beginne ich mit dem Augensegment, um die Augen und die kognitiven Prozesse zu öffnen, damit der Klient Energie ableiten und Informationen und emotionale Reaktionen verarbeiten kann. Dann setze ich die Arbeit am Körper Segment für Segment nach unten fort. Ich arbeite auch sehr viel an der Panzerung der glatten Muskulatur, speziell bei jenen Klienten, die gelernt haben, ihre Emotionen zu verschlucken, und damit den gastrointestinalen Trakt beeinflussen. Ich habe einen Ruf als »Spucktherapeut«, da ich Klienten dazu ermutige, ihre Emotionen »auszuspucken« und sie nicht hinunterzuschlucken. Transaktionsanalyse, Gestaltübungen, Redecision Therapy und Psychodrama sind andere Methoden, die ich bei der Arbeit mit Integration und Charakterpanzerung einsetze.

Ein spezielles Gebiet der Anwendung der Sanften Bioenergetik ist meine Arbeit mit Kindern mit Verhaltensstörungen und Lernproblemen. Ich habe entdeckt, dass Kindern die sanfte Berührung und der Effekt der Energiebalance, der Metamorphose und der Schmetterlings-/Babymassage gefällt. Kinder verstehen, finde ich, das Konzept der Blockierung sehr leicht. Ich hatte guten Erfolg bei Kindern, die unter Aufmerksamkeitsstörungen, Hyperaktivität und Lernstörungen litten; sie konnten sich dann besser auf Beziehungen mit anderen einlassen. Darüber hinaus unterrichte ich die Eltern in vielen dieser Methoden, um den Heilungsprozess ihrer Kinder zu unterstützen. Eine Mutter hatte ihrem kontaktgestörten dreijährigen Kind täglich die Schmetterlings-/Babymassage gegeben und nach einigen Wochen beobachtet, dass ihr Kind begann, Emotionen zu zeigen und Kontakt zu anderen aufzunehmen. Bei Babys mit Koliken half diese Massage, den Schmerz zu reduzieren.

Das Ziel meines Trainingsprogramms ist es, Studenten in der Theorie und in den Methoden der Sanften Bioenergetik für ihr jeweiliges Arbeitsfeld auszubilden. Dieses Programm beruht auf Evas Trainingsstil, der Folgendes beinhaltet: Erlernen der Theorie und Anwendung; Beobachtung ihrer Arbeit mit Klienten; persönliche Therapie mit ihr; Arbeit mit Kollegen als Therapeut und Klient unter ihrer Supervision; Supervision dargestellter Fälle; Assistenz in ihren Workshops. Ich erfuhr dies als eine sehr wirksame Lehre. Eva hat niemals ein Ausbildungsprogramm entwickelt, sondern ermutigte andere, ihre Lehre und Methoden auf ihre eigene Weise nach außen zu tragen.

Bei der Entwicklung meines eigenen Programms bin ich Evas Vorbild gefolgt, die Methoden zu verbreiten und andere zu ermutigen, sie auf ihre eigene Weise anzuwenden. Für jene, die formale Anerkennung wünschen, und auch, um Evas einzigartige Arbeit zu erfahren und zu lehren, habe ich einen Ausbildungslehrgang eingerichtet.

Das Basisprogramm ist wie folgt: Zuerst wird in die Theorie eingeführt, was drei bis vier Stunden dauert. Ich vermittle die Trauma-Lebenslinie und die Schmetterlings-/Babymassage in dieser Zeit, so dass diese beiden Instrumente gleich zur Verfügung stehen. Die Schmetterlings-/Babymassage ist wichtig für mich, da sie einzigartig ist und den Studenten die Art der Berührung vermittelt, die sie benötigen. Diese Methode ist einfach, und doch ist das Schmelzen der

Blockaden und die Wiederherstellung des Energieflusses beeindruckend. Ich ermutige die Studenten, die Methode anzuwenden und weiterzugeben. Falls Partner diese Massage einmal wöchentlich anwenden würden, würde es meiner Meinung nach weniger Bedarf an Therapie geben. Eine Krankenschwester berichtete mir, dass sie die Massage einer Mutter mit einem kranken Kind lehrte, das viel Schmerzen hatte und die Medikation nicht vertrug. Die Massage half dem Kind, die Nächte ohne Schmerzmittel zu überstehen. Eva legte mir nahe, diese Massage einer Klientin, die aufgrund ihrer zu frühen Geburt ein zurückgezogenes Kinn hatte, zu geben. Nach fünf Monaten einer wöchentlichen Schmetterlings-/Babymassage »kam das Kinn hervor«. Eine Therapeutin erzählte, dass sie nach dem Autounfall ihres Sohnes zu ihm ins Krankenhaus kam und sich hilflos fühlte. Auf der Intensivstation gab sie ihm Schmetterlings-/Babymassage und sah, wie es ihrem Sohn gleich besser ging und er eine gesündere Hautfarbe bekam. Darüber hinaus litt er während der folgenden Tage nicht unter den sonst auftretenden Schmerzen.

Der fortgeschrittene Teil des Trainingsprogramms in Asheville besteht aus zwei Semestern pro Jahr (jedes Semester dauert fünf Monate) mit einem Treffen im Monat und dauert insgesamt zwei Jahre. Die Treffen finden am Freitagabend und den ganzen Samstag statt. Am Freitagabend wird fortgeschrittene oder integrative Theorie behandelt. Falls jedoch ein Student mit einem dringenden Anliegen kommt, hat das Vorrang. Einige Beispiele für fortgeschrittene Theorie sind: die Beziehung zwischen Panzerung, Anatomie und Physiologie; die Rolle des Therapeuten; orgasmische Potenz; andere Therapiemodelle; die kindliche Entwicklung; spirituelles Heilen; die Theorie der Verbindung. Am Samstag wird praktisch gearbeitet. In einer Sitzung arbeite ich mit einem Studenten, so dass die anderen meine Technik beobachten können. Der Rest des Tages wird mit gegenseitiger Supervision verbracht. Gefördert wird, dass die Studenten die Prinzipien der Sanften Bioenergetik in ihr eigenes Leben integrieren und mit ihren eigenen Blockaden arbeiten. Studenten, die an sich selbst arbeiten, um ihre eigene Energiebalance zu halten, und die spirituell verankert sind, sind in der Arbeit mit anderen am effektivsten. Diesem Prinzip folge ich auch in meinem eigenen Leben und lasse mich außerhalb der Treffen von Studenten behandeln, um meine eigene Energiebalance und mein persönliches Wachstum zu fördern. Zusätzlich vermittelt mir das einen Eindruck von der Qualität ihrer Arbeit. Im Moment ist der Ausbildungsabschluss abhängig von einer gemeinsamen

Beurteilung von Seiten der Studenten und mir. Die Bewertung richtet sich nach der Fähigkeit, die Theorie zu verstehen und zu erklären, dem Wissen um die Wahl der geeigneten Methode und der Integration in das eigene Leben.

Einige wichtige Aspekte der Sanften Bioenergetik, die durch meine Arbeit bestätigt wurden:

1. Die Panzerung ist für jeden Menschen spezifisch.
2. Die Panzerung ist ein Überlebensmechanismus, der dem Kind in positiver Weise hilft zu überleben, obwohl es den Erwachsenen in seinem inneren Wachstum behindern kann.
3. Das Schmelzen des Panzers auf sanfte Art ist produktiver und unterstützender als das Aufbrechen desselben mit Gewalt.
4. Ein systematischer Ansatz, die Blockierungen zu lösen, ist für das Verständnis des Klienten und für seine Fähigkeit, sein Leben während der Therapie weiterzuführen, unerlässlich.
5. Die Wurzeln der Blockaden müssen gefunden werden, um Lebensmuster zu verändern.
6. Es ist wichtig, die Klienten zu ermutigen, die Augen offen zu halten, damit Emotionen und Energien Entladung finden. (Mit geschlossenen Augen verstärkt sich die Regression.)
7. Die Selbstregulierung des Patienten muss unterstützt werden, damit kein früherer Missbrauch wiederholt wird. Das Nein des Klienten dem Therapeuten gegenüber ist ein wichtiger Teil des Prozesses und sollte respektiert werden.
8. Generell sollte die Sitzung dem Klienten mehr Raum zugestehen. Die Klienten kennen ihre Schmerzen; der therapeutische Prozess sollte Freude lehren. Nach Hause gehen und spielen ist eine gute Empfehlung.
9. Die Rolle des Therapeuten ist die eines Gleichgestellten, nur mit mehr Werkzeugen. Die Klienten nehmen die Blockaden des Therapeuten wahr. Deswegen ist es wichtig, dieser Realität gegenüber offen zu sein.
10. Für Therapeuten ist es wichtig, ein Leben lang in Therapie zu sein und an eigenen Blockaden zu arbeiten.

Meine Tätigkeiten mit der Sanften Bioenergetik beinhalten außer den obigen Trainings- und Therapieprogrammen noch die Veröffentlichung von Eva

Reichs Massage auf Tonband, die Veröffentlichung [in den USA] des Buches *Eva Reichs Sanfte Bioenergetik. Energiebalance. Eine praktisch-illustrierte und theoretische Darstellung der Methode* und die Publikation der Theorie und der weiteren Methoden der Sanften Bioenergetik sowie von Lehrmaterial.
Noch einmal möchte ich Eva Reich und denjenigen, die dieses Buch ermöglichen, meinen Dank aussprechen für das, was Evas Arbeit für mich persönlich und beruflich bedeutet. Meine Klienten und Studenten haben dieselbe Dankbarkeit für die Auswirkung, die die Sanfte Bioenergetik auf ihr Leben hat.

Die Spiritualität der Berührung: Über die praktische Anwendung der Babymassage nach Eva Reich

● Silja Wendelstadt-Genghini (Rom)

Ein Kind kommt mit einem hohen Potential von pulsierender Bioenergie zur Welt, mit der es sich ausdrückt: Wellen der Erregung gehen vom Körper des Neugeborenen aus, schwingen in den Raum und bringen andere Körper zum Vibrieren. So nimmt das Neugeborene Kontakt mit seiner Mutter und seiner Umgebung auf: Die Mutter kann, »gerührt«, die Bedürfnisse des Kindes in ihrem Körper fühlen und sie wie ihr eigenes Bedürfnis befriedigen. Ihre Fähigkeit zu fühlen, was ihr neugeborenes Kind braucht, hängt davon ab, inwieweit sie die Erregungswellen, mit denen sich das Kind ausdrückt, in sich aufnehmen kann. Jeder, der bereits ein Neugeborenes im Arm gehalten hat, wird dieses Erlebnis nie wieder vergessen.
Die starken und kontrastierenden Gefühle von Zärtlichkeit bis Angst, die den Körper einer Mutter nach der Geburt durchströmen, können so stark sein, dass sie von ihnen überflutet wird und sie diese unterdrücken muss. Einfühlendes Verstehen von Seiten der Umgebung und die sanfte Massage des Neugeborenen durch die Mutter können ihr helfen, ihre überwältigenden Gefühle und ihr Kind zu akzeptieren und das Trauma der Geburt leichter zu überwinden.

So kann sich von Anfang an das bioenergetische, biologische, sich selbst regulierenden Potential des Neugeborenen, mit dem es sich in der Welt ausdrückt, in seiner ganzen pulsierenden Produktivität und Plastizität entwickeln.
Die Babymassage bietet den Eltern eine Möglichkeit, diesen zarten Prozess der freien bioenergetischen Pulsation zu verstehen und zu unterstützen. Auf diesem Prozess beruht die sich selbst regulierende gegenwärtige und zukünftige Gesundheit des Kindes.
Die Massage ist ein Teil einer alten indischen Tradition, die von jeher von dem tiefen Wert des intensiven Hautkontaktes zwischen Mutter und Kind wusste. In der westlichen Welt wurde die Bedeutung der Babymassage erst seit kurzem auf wissenschaftlicher Basis neu bestätigt, und sie wird nun auch bei Neugeborenen nach schweren Geburten und bei Frühgeborenen angewendet. Eine wissenschaftliche Untersuchung hat ergeben, dass Neugeborene, die regelmäßig von ihren Müttern massiert wurden, eine signifikant bessere neurologische und geistige Entwicklung aufzeigten als die Kontrollgruppe nicht massierter Neugeborener.
Zuerst lernen die Mütter bei mir die einfache, von Eva Reich entwickelte Massagetechnik für Neugeborene, um sie dann nach einiger Übung wieder zu »vergessen«, wenn die Bewegung der Hände in einen natürlichen Rhythmus übergeht, in eine Art Tanz mit der Energie des Kindes. Unter der sanften Berührung, »wie ein Schmetterlingsflügel« (Eva Reich), können sich tiefe Spannungen im Kind und in der Mutter lösen: Die Energie fließt freier und pulsiert stärker, die Haut des Kindes wird rosa und eine süße Wärme löst die Hände der Mutter und den Körper des Kindes. Für Babys, die älter als zwei Monate sind, zeige ich den Müttern die indische »Shantala-Massage« von Frédérick Leboyer.
Eva Reich betont in ihren Workshops in der ganzen Welt mit Nachdruck, dass die Mutter nach der Geburt auf keinen Fall vom Neugeborenen getrennt werden darf, da ein bioenergetisches »Gesetz der Natur« die beiden während und nach der Geburt miteinander verbindet. Sie warnt vor den Folgen einer unsensiblen Behandlung von Mutter und Kind während der Geburt und in den ersten Stunden und Tagen danach. Aus dieser Verbindung schöpft die Mutter instinktives Wissen und das Kind Energie für seine Entwicklung. Dieser Kontakt wird durch die Massage verstärkt. Wie eine gut gepflegte Pflanze hat das gestreichelte Kind mehr Möglichkeit, sich zu entwickeln und zu wachsen.

Die Massage hat vor allem zwei wichtige Funktionen in der symbiotischen Phase, in der Mutter und Kind aufs engste verbunden sind:

1. Die Massage regt im Kind die Funktion der freien bioenergetischen Pulsation an (Herzschlag, Atmung, Peristaltik etc.), was wiederum das Immunsystem und die Gesundheit stärkt und das Wohlbefinden des Kindes erhöht.

2. Die angenehmen Gefühle und Körpererfahrungen erleichtern dem Kind die Loslösung aus der symbiotischen Beziehung mit der Mutter. Die guten Empfindungen, die das Kind im Körper erfährt, werden zum Kern, um den sich seine Identität bildet.

Es ist gerade in den ersten Lebenstagen und -monaten (in der »sensiblen Periode«) wichtig, die Mutter – und auch den Vater – anzuregen, ihre Angst vor Berührung zu fühlen, sie zu überwinden und das Kind zu massieren. Sie können das Kind über den Kontakt mit ihren Händen kennenlernen, und das sanft berührte Kind kann fühlen, wie seine eigene Energie fließt und sich Spannungen lösen: ein rhythmischer, energetischer Lebensprozess von Spannung – Ladung – Entladung – Entspannung (wie Wilhelm Reich ihn in *Die Funktion des Orgasmus* beschrieben hat), wie beim Stillen und beim Ausdruck aller Emotionen. Die Haut des Kindes hungert nach Berührung. Sie wird durch Berührung energetisch aufgeladen, wird rosa, warm, vibrierend und ein Wohlgefühl durchdringt beide, Kind und massierende Mutter, und erreicht einen Höhepunkt: Die Haut des Kindes ist gesättigt, die Erregung lässt nach, das Kind liegt glücklich und entspannt in den Armen der Mutter: »Du fühlst mich, ich fühle dich, wir gehören zueinander.« Das ist der »Ur-Dialog« des Lebendigen: Berührung und Zugehörigkeit – ein rhythmischer, energetischer Fluss zwischen den beiden. Die ursprüngliche Bedeutung des Wortes »Religion« ist »zueinander gehören«.

In einem »Kontinuum« von phylogenetischen Erfahrungen regt das Kind seine Mutter an, auf seine Bedürfnisse zu antworten, und erwartet, dass sie erfüllt werden. Die Mutter fühlt mit jener unendlich feinen und entwickelten Fähigkeit in sich, die wir Instinkt nennen, die »richtige« Antwort und freut sich darüber. Das Kind blüht auf und fühlt sich geliebt. Die Mutter erfühlt in sich die Freude des Kindes, die ihre eigene ist, und findet neue Antworten auf neue Erwartungen. Stimulierung und Antwort folgen aufeinander, ein Hin und Her, gewebt von der Freude, zueinander zu gehören. Diese rhythmische Verbindung ist Grounding (»Erdung«) und Grace (etwa: Anmut, göttliche

Gnade), die Grundstruktur der Liebe. »Grace« kommt von dem griechischen Wort »charis«, heilende Liebe. Im Hebräischen bedeutet das Wort »Grace« auch Gebärmutter. »Grace« ist die Inkarnation von Liebe und Hingabe, mit der die Mutter aus ihrem Tiefsten die Bedürfnisse ihres Kindes erspürt und sie erfüllt. »Grounding« ist die energetische Verbindung mit der Mutter, der Faden, mit dem das Kind sein Selbst in der Welt weben kann.

Die Babymassage dauert ungefähr 10 bis 20 Minuten. Die Hände folgen dem Fluss der Energie von oben nach unten, durch den die Spannungen entladen werden können. Sie folgen dann dem Fluss von innen nach außen; sie öffnen damit das Energiefeld, das aus feinen Vibrationen besteht, die der Körper aussendet (Aura) und die auch von anderen Körpern aufgenommen werden können.

Im Idealfall kennen die Mütter einer Babymassage-Gruppe einander schon seit der Geburtsvorbereitung. Nach der Babymassage genießen sie ihr Zusammensein und erfreuen sich an ihren Kindern noch längere Zeit (ein bis zwei Stunden oder länger). Was die Frauen sich einander erzählen, ist ebenso wichtig wie fachlicher Rat. In einer solchen Gruppe habe ich das Gefühl, dass das Energiefeld sich ausdehnt und dichter wird, fast pulsierend. Alle fühlen, dass dies ein Moment von besonderer Intensität ist. Die Babys schreien nicht, sondern hören aufmerksam, wie verwundert, zu. Sie atmen tiefer, werden rosa im Gesicht, die Augen leuchten, und wir können dieselbe Wärme in den Gesichtern der Mütter und ihren Bewegungen sehen. Der Raum wird zu einer fühlbar pulsierenden Aura und ist mit einer großen Gebärmutter zu vergleichen, die alle sanft umfängt. Wer in diesem Moment in den Raum kommt, fühlt sich »wie in einer anderen Welt«. Wenn diese Person ruhig abwartet, sieht man an dem Leuchten auf ihrem Gesicht, dass sie die Energie aus dem Raum in sich aufgenommen hat.

Von dieser einzigartigen Bindung zwischen Mutter und Kleinkind und zwischen Müttern unter sich schreibt Daniel Stern in *Mutter und Kind*: »Jede dieser Mütter erfindet und entwickelt die Schritte dieses persönlichen, einzigartigen Tanzes mit ihrem Kind. Diese besonderen Bewegungen und improvisierten Sequenzen der gegenseitigen Anpassung sind Teil eines universellen Prozesses, an dem alle Frauen teilhaben. Wir wissen noch nicht genau, welche die normalen Muster der Interaktion zwischen Mutter und Kind sind. Man kann das Wissen einer Mutter nicht auf etwas reduzieren, was man lernen kann. Die interaktive Anpassung geschieht durch diese intuitiven und instinktiven Antworten. Die emotionale Unterstützung kommt nicht über Ratschläge von Fachleuten, sondern über informative Gruppen von Frauen, die dieselben Erlebnisse haben.«

Welche sind die besten Bedingungen, unter denen die Entwicklung des schöpferischen Potentials zwischen Mutter und Kind nicht behindert wird? Unter welchen Bedingungen kann sich diese kreative Energie zwischen Mutter und Kind am besten entwickeln? Es ist eine offene Frage, ob diese spontane Aktivität, diese Beziehung ohne Worte, Müttern, Vätern, Sozialarbeitern, Psychologen und Ärzten unterrichtet werden kann. Auf keinen Fall darf ein neues Ideal vom perfekten bioenergetischen Kontakt entstehen. Die verschiedenen heutigen Wissenschaftler auf diesem Gebiet sind zu demselben Ergebnis gekommen wie Wilhelm Reich vor 50 Jahren: »Lasst die Mütter Spaß und Freude mit ihren Kindern haben, und der Kontakt wird sich von selbst herstellen.« Das ist zum Prinzip meiner Babymassage-Gruppen geworden.

Wir verdanken zwei amerikanischen Forschern, Marshall H. Klaus und John H. Kennel, den Begriff der »sensiblen Periode« gleich nach der Geburt. Das ist die einmalige Zeitspanne, in der sich eine starke »privilegierte« gegenseitige Bindung zwischen Kind und Eltern entwickelt. Diese Phase hat einen tiefgreifenden Einfluss auf die ganze Familie.

Deshalb ist es von Vorteil, bereits in den ersten drei Lebensmonaten oder möglicherweise direkt nach der Geburt mit der Babymassage zu beginnen. Da aber die Mutter von der Geburt noch erschöpft ist, kann es für sie mühevoll sein, dem Neugeborenen die Babymassage zu geben, besonders wenn sie in ihren ersten Bemühungen frustriert wird und sich daher unsicher fühlt. Diese Frauen bekommen als »Erste Hilfe« selbst Babymassagen, um ihre Energie zum Fließen zu bringen und in ihnen ein Gefühl des Wohlbefindens entstehen zu lassen. Es wird ihnen versichert, dass es nicht möglich ist, zu ihrem Kind immer einen guten Kontakt zu haben, aber dass es wichtig ist, zu wissen, wann sie den Kontakt zu ihrem Kind verloren haben, um dann etwas für sich selbst tun und um Hilfe bitten zu können. Nach alter indischer Tradition werden die Frauen, die ein Kind bekommen haben, mindestens sechs Wochen lang nach der Geburt von den Frauen ihrer Familie täglich massiert.

Eine Mutter, die selbst als kleines Kind wenig Kontakt mit ihrer Mutter hatte, wird leicht unsicher, wenn sie ihr Kind berührt. Aber der angenehme Körperkontakt, den sie durch die Massage in dieser »sensiblen Periode« empfängt, hilft ihr nicht nur, ihre Muskelspannungen zu lösen, um das Kind sanfter zu berühren: Die Massage bewirkt in ihr auch eine tiefe psychodynamische Bewegung, die alte emotionale Blockierungen, die in der frühen Beziehung zu ihrer eigenen Mutter entstanden sind, löst.

Eine Erkenntnis der bioenergetischen Forschung ist, dass der menschliche Organismus die Fähigkeit besitzt, Gefühle und Konflikte in Muskelspannungen umzuwandeln. Der Körper kapselt Gefühle wie z.B. Angst, die zu stark ist, ein und neutralisiert sie, indem er die Muskeln verspannt. Die Angst wird auf diese Weise nicht mehr gefühlt, aber die emotionale Energie der Angst ist tief im verspannten Körper vergraben. Die bioenergetische Massage kann das Unbewusste beeinflussen, gerade weil sie Wohlbefinden, Lustgefühle und Wärme erzeugt, die die Muskeln lösen und damit tiefe psychoenergetische Prozesse anregt, die den Energiefluss im Körper harmonisieren. Vielen Frauen, die ausreichend Massage erhalten, kann eine nachgeburtliche Depression erspart werden.

Das Kind erfühlt die Welt von Anfang an vor allem durch die Haut. Die Welt ist für das Baby so, wie es angefasst und gehalten wird. Die Haut ist das größte Sinnesorgan des Körpers und das wichtigste Organ für die Entwicklung des Selbst. Wenn während der sanften Babymassage die Energie zwischen Mutter und Kind lebendig fließt und beide in der Tiefe ihrer Körper diesen Energieaustausch heilend als Liebe erfahren und auch die Umgebung daran »berührt« teilhat, kann dies als lebendige (»heilige«) Spiritualität bezeichnet werden.

Zwei so verschiedene Persönlichkeiten wie Wilhelm Reich und Frédérick Leboyer beobachteten in den Gesichtern von gestreichelten Neugeborenen »göttliche« Züge, in denen das »Lächeln eines Buddha« erscheint, eine »unendliche Grazie, die schweigend leuchtet«.

Es seien noch einige physiologische Wirkungen der Babymassage erwähnt: Durch die Massage werden die Endorphine im Körper produziert, das sind Neurohormone, die Gefühle wie Wärme, Liebe, Freundschaft, Zusammengehörigkeit verstärken können. Außerdem wird das Immunsystem unterstützt, da die Energieimpulse des Lustgefühls das Pulsieren in allen Körpersystemen und Organen erhöhen. Die Spannungen lösen sich und fließen ab. Der Schlaf wird vertieft, der Körper ist weniger anfällig für Krankheiten.

Anwendungsgebiete der Babymassage:

- □ Bei Kindern, die mit Kaiserschnitt zur Welt gekommen sind. Sie haben nicht die notwendige Massage und Stimulierung der Haut bekommen, die ein Kind während einer natürlichen Geburt erhält.
- □ Bei Kindern, die nicht gestillt werden und durch die Massage energetische Nahrung erhalten können.
- □ Bei Kindern, deren Mütter arbeiten. Die regelmäßige Begegnung während der Massage gibt beiden, Mutter und Kind, Entspannung, energetische Nahrung und Nähe.
- □ Überraschend ist die Wirkung der Babymassage für die Entwicklung von zu früh geborenen Kindern (wissenschaftlich dokumentiert durch die Forschungsergebnisse von Ruth Rice).
- □ Die jüngsten psychoanalytischen Forschungen mit Kleinkindern bestätigen die Bedeutung des frühen guten Hautkontakts für die Entwicklung des Selbst.

Heute, da das Problem der frühen Störungen (wie z.B. narzisstische Störungen und Borderline-Erkrankungen) der Menschen unseres Kulturkreises immer dramatischer wird und die Erforschung der frühen Mutter-Kind-Beziehung immer mehr in den Mittelpunkt des wissenschaftlichen Interesses rückt, ist Eva Reichs Sanfte Bioenergetik und ihre Pionierarbeit in der Vorbeugung früher Schäden von besonderer Aktualität. Schon seit 1949 erforscht Eva Reich das lebenswichtige Energiefeld zwischen Mutter und Neugeborenem und entwickelte sanfte Methoden, um Babys zu heilen. Sie streichelt sie, lässt ihre Haut zart vibrieren und spricht sanft mit ihnen, damit die »Atemwelle wieder fließen« kann und die Babys rosig und warm werden und sich bewegen, um mit der Umwelt wieder über die lebensnotwendige »Energiebrücke« kommunizieren zu können. Da Eva Reich die Folgen von traumatischen Geburten für die »Panzerung« der Menschen erfasst hat, hat sie Methoden entwickelt, die sie Hebammen und Müttern lehrt, um Geburten zu erleichtern und das Neugeborene sanft zu empfangen und somit Störungen an den Anfängen des Lebens vorzubeugen. »Die Verbindung« (Bonding), sagt sie, »ist ein energetischer Prozess, und wir können mit ihm arbeiten!«
Säuglingsforscher können heute in verlangsamten Filmaufnahmen sehen, wie der Säugling, als voll ausgerüsteter kleiner Mensch, seine Mutter stimuliert,

um mit ihr sensomotorische Ausdrucksdialoge zu führen, wenn er die Erregung braucht, die für sein Wachstum lebensnotwendig ist. Für Eva Reich ist die Intensität des bioenergetischen Kontakts die Voraussetzung für die Tiefe und für das Gelingen der wechselseitigen Mutter-Kind-Kommunikation, die die Basis des sich entwickelnden Urvertrauens ist. Sie sagt dazu: »Was an den Anfängen des Lebens geschieht, bestimmt ganz wesentlich, wie wir heute sind, und ob wir Urvertrauen haben, was ein Menschenrecht ist.« Oder einfach: »Friede beginnt im Mutterleib.«

Die Sanfte Bioenergetik in der klinischen Arbeit

● Agathe Israel (Berlin)

Die Sanfte Bioenergetik hat mittlerweile einen festen Platz in unserer klinisch-therapeutischen Arbeit, wobei wir uns mehr nach dem Gesamtzustand des Klienten richten als nach der klinischen Diagnose. Das heißt, sie dient einerseits der sanften, nicht-invasiven Kontaktaufnahme mit den Klienten, die nicht mehr oder noch nicht mit uns sprechen (können), oder der Harmonisierung von Klienten, die erregt, unausgeglichen, »außer sich sind«, oder der Aktivierung von Klienten, deren Energieniveau so niedrig ist, dass sie kaum noch Verbindung zur Außenwelt halten können.
Die Sanfte Bioenergetik hat zwei Seiten: Einerseits treten wir Therapeuten mit unserem eigenen Energiefeld unmittelbar in das Energiefeld des Klienten ein, andererseits handelt es sich um einen Dialog, überwiegend vorsprachlicher Natur (ähnlich der mütterlichen Zuwendung in der Säuglingszeit in der Phase des frühen Bonding oder der zärtlichen Beziehung zweier Liebender). Dieser Dialog verläuft entlang der ursprünglichen Begrenzung, der Haut, Grenze zwischen Innen- und Außenwelt.
Ich möchte nun darüber berichten, wie wir eine Methode der Sanften Bioenergetik, die Babymassage, in unserer klinischen Arbeit anwenden. Diese Methode entwickelte Eva Reich an Früh- und Neugeborenen Anfang der

50er Jahre in der pädiatrischen Abteilung eines New Yorker Hospitals. Wie bereits im entsprechenden Kapitel beschrieben, soll die Babymassage zuerst die Hautzone erreichen. Dabei stellen wir eine Begegnung her, die dem Erlebnis- und Entwicklungsniveau der frühen taktil-symbiotischen Phase entspricht. Aber wir haben in der klinischen Arbeit keinen Säugling vor uns, sondern ein Kind oder einen Jugendlichen mit seiner individuellen Biographie. An die Hautzone sind spezielle Erfahrungen und meist unbewusste Erlebnisse und Seinszustände jeder weiteren Entwicklungsphase gebunden, die weder der Klient noch der Behandler direkt identifizieren können.

Wir verwenden die Babymassage deshalb nicht als verordnete Methode im Sinn einer »physiotherapeutischen Anwendung«, sondern als eine in die Gesamtbehandlung des Klienten eingebettete Begegnungsmöglichkeit. Wir richten uns dabei danach, was wir bei dem Klienten sehen und spüren. Deshalb ist es uns auch nicht möglich, den Einsatz der Babymassage für bestimmte Diagnosegruppen als prinzipiell indiziert anzugeben, wenngleich nach unseren Erfahrungen bei bestimmten Symptomen und Altersgruppen die Babymassage häufiger verwendet werden kann.

Fast alle Pflegerinnen und Pfleger unserer Abteilung für Kinder- und Jugendpsychiatrie/Psychotherapie (d.h. all jene, die sich zu einem solchen intensiven Dialog mit dem Klienten in der Lage fühlen) haben die Babymassage in Kursen erlernt und wenden sie regelmäßig in bestimmten Alltagssituationen an. Zum Beispiel bedeutet das Zubettgehen für kaum zentrierte, unruhige Kinder eine schwierige Situation. Sie können sich schwer von der Außengewandtheit des Tages auf die Innengewandtheit des Einschlafens umstellen. Sie zappeln, zucken, werfen ihren Körper oder Kopf umher, springen immer wieder auf, schreien, kratzen sich und haben in der Regel eine Fülle von verbalen Attacken bzw. körperlichen Eingriffen erfahren (man könnte dies Sprach- oder Berührungsstress nennen). Ihre Versuche, sich selbst zu beruhigen, führen zu mehr Erregung, und sie schlafen schließlich erst aus Erschöpfung ein. Allgemein gesehen stellen das Einschlafen und der Schlaf einen regressiven Zustand dar, in der die Ich-Kontrolle nachlässt und vermutlich frühere, unreifere Ich-Zustände oder unbewusste Gefühle aktiviert werden können, einschließlich traumatischer Erfahrungen.

Die Babymassage ermöglicht, wenn das Kind die Berührung erlaubt, durch die sanfte Aktvierung der Hautzone, die Körper- und Ich-Grenzen, somit die Trennung von Innen und Außen zu etablieren, so dass das Kind das Schlafen

nicht als Zusammenbruch, also bedrohlichen Kontrollverlust erlebt. Oft reicht es aus, nur Teile der Massage anzuwenden, z.B. am Kopf, oder das verbindende Streichen von Kopf bis zu den Füßen und vom Kopf bis zu den Händen.
Manchen Kindern, die zu viel Bedrohungen erlebt haben, kann man die Massage nur in einer geschützten Bauch- oder eingerollten Seitenlage (Embryonallage) geben, oder man muss eine leichte Decke über sie breiten. Als Folge eines solchen Dialogs zwischen PflegerInnen und Kindern entwickeln sich auch bei den Erwachsenen mehr Sensibilität für Berührung, vorsprachliche Seinszustände, das Sosein der Kinder und mehr Respekt vor Individualität. Dies wirkt sich letztlich auf das Gesamtmilieu einer Station aus und erleichtert die Entschlüsselung für manches, die Gemeinschaft attackierendes Verhalten, wie Zornesausbrüche, Weglaufen, Zerstören, gieriges Fressen, neidische Besitzansprüche an einen Erwachsenen.
Bei der Einzelpsychotherapie begegnen wir in der Psychiatrie nicht selten Klienten mit schweren Störungen der Ich-Funktion, z.B. mit Psychosen oder Störungen des Körper-Ichs, wie es bei Magersüchtigen der Fall ist. Sie sind häufig auf ein Kontakt- und Beziehungsniveau regrediert, in denen ein verbaler Dialog nicht mehr möglich ist. Man spürt, dass ihre Energie nicht mehr ausreicht, um in Kontakt zu treten. Sie sprechen zwar mit uns, aber die Worte wirken wie leere Hülsen: Sie bewirken keinen Austausch, sie sind weder klärend noch helfend, noch orientierend, noch können die Bedürfnisse oder Ängste wirklich mitgeteilt werden. Diese werden ersetzt durch symbolische Handlungen, Symptome und Affekte.
Therapie kann nur dann effektiv wirken, wenn sie sich im aktuellen Entwicklungsniveau des Klienten bewegt. Deshalb ist die Arbeit an der Hautzone oft der Anfang des Dialogs und sollte auch in der therapeutischen Sitzung erlaubt sein. Oft ist es so, dass ein Klient, der uns durch sein Verhalten symbolisch mitteilt, dass er uns jetzt nur als versorgende Person ertragen kann, später aber immer mehr nach einem verbalen und distanzierten Dialog verlangt. Das heißt, der Therapeut muss sowohl den Übertragungsprozess als auch den Therapieprozess ständig reflektieren und in den Mittelpunkt seiner Aufmerksamkeit stellen.
Manche Klienten, die schwere traumatische Erlebnisse hinter sich haben, z.B. sexuellen Missbrauch, können sich in der Sitzung an bestimmten Körperregionen nicht berühren lassen. Sie würden die wohlgemeinte Massage als Invasion erleben, die das Trauma reaktiviert, ohne dass bereits genügend

Ich-Reife besteht, diese Körperregion, in die das Trauma eingeschlossen ist, in sich selbst mit positivem Empfinden zu integrieren. Deshalb muss man eine solche Abwehr respektieren und darf diese Region nicht berühren. Je mehr ein Klient an Berührung zulässt, zeigt, dass die Reifung und damit Integration voranschreitet.
Weitere Indikationen zur Anwendung der Babymassage in der Klinik gibt es für Eltern, die Schwierigkeiten haben, ihre Kinder angemessen zu berühren. Zum Beispiel hilft es Müttern mit zwanghaften Zügen oder eigenen Ängsten vor Berührung, die durchaus spüren, dass ihrem Kind etwas fehlt, und unter ihrer Unfähigkeit leiden, wenn sie einen Rahmen kennenlernen, in dem sie sich ihrem Kind liebevoll zuwenden können. Oder Väter, die zwar Kontakt wünschen, aber in ihrer »männlichen« Rolle eingemauert sind bzw. Verführungsängste haben, können in Erschöpfungs- oder Unruhesituationen ihrem Kind etwas geben. Ähnliche Möglichkeiten tun sich auch für die Eltern chronisch kranker oder behinderter Kinder auf. Die Massage öffnet den Weg zu einer innigeren Beziehung. Gerade nach der Massage sprechen die Kinder häufig offener mit ihren Eltern über das, was sie bedrückt.
Manchmal gelingt es uns, Eltern die Babymassage zu lehren. Allerdings ist das nicht so einfach, denn die Eltern werden sich nicht selten, wenn sie ihren Kindern etwas geben wollen, ihrer eigenen Defizite an Zuwendung und ihrer eigenen Bedürftigkeit schmerzlich bewusst. Deshalb haben wir die Babymassage oft in Mehrfamiliengruppen vermittelt, eingebettet in ein Bonding-Milieu. Jede Familie baut sich in einem großen Raum ihr »Nest« aus Decken und Matten, und nach der gemeinsamen Sitzung mit den Kindern können die Eltern untereinander über das sprechen, was sie erlebten, was an Erinnerung, Gefühlen und Fragen aufkam.
Zurückhaltung empfehlen wir Eltern und üben wir auch selbst in der präpubertären Zeit, in der die ersten, hormonell bedingten, körperlichen Veränderungen eintreten. Man sollte davon ausgehen, dass in dieser Zeit oft mit rasantem Tempo ablaufende Veränderungen des Körper-Ichs stattfinden, die so viel Separation und Autonomie verlangen, dass eine Distanz zu den Eltern erforderlich wird.

Eva Reichs Besuche im Osten

Im Winter 1985 begegnete ich Eva zum ersten Mal. Es war ein illegales Treffen in Ostberlin.

In einer dunklen schmuddeligen Wohnküche eines Berliner Hinterhauses, natürlich am Prenzlauer Berg, saß eine kleine Frau mit leuchtend weißem Haar und klarem, gütigen Gesicht auf einem Holzstuhl und hatte Angst. Mit einem Tagesvisum aus dem Westen zu den »Kommunisten herübergekommen«, rechnete sie jeden Augenblick mit ihrer Verhaftung. Wir, eine kleine Gruppe von Therapeuten, die wir die ständige Kontrolle und Bedrückung gewöhnt, ja vielleicht schon etwas abgestumpft waren, wunderten uns nicht wenig. Aber noch mehr gerieten wir in Verwunderung, als wir beobachten konnten, wie sie sich sammelte, ihre Angst überwand und sich ganz uns zuwandte.

In diesem Moment habe ich Evas Begabung und Kraft zum ersten Mal spüren können, so wie ich es später noch viele Male erlebte: ihre Fähigkeit, sich ganz auf den anderen einzustellen, ihn mit ihren Augen, ihrem Geist und ihrem Körper zu erfassen, sich selbst als Gefäß für ihr Gegenüber anzubieten und sich dabei durch nichts stören zu lassen.

An diesem Tag lehrte sie uns etwas über die Grundprinzipien ihrer Arbeitsweise, deren erstes sie als biographisch-energetische Diagnose bezeichnete. Und sie demonstrierte die Babymassage.

Ich hatte damals schon eine mehrjährige psychotherapeutische Ausbildung hinter mir, aber noch keinerlei Erfahrung mit der Körpertherapie, außer mit der kommunikativen Bewegungstherapie.

Evas Fragen, ihr »Forschen«, ihr Interesse an uns und unseren Lebensumständen, ihr Mitfühlen ohne Mitleid, hatten so wenig mit den bisher erlebten »Westkontakten« zu tun, bei denen ich mich eher wie ein unter die Lupe genommenes, armes Insekt fühlte, dass ich wieder nur staunen konnte. Mir wurde aber gleichzeitig meine »Sprachlosigkeit« schmerzlich bewusst, d.h. ich spürte, wie wenig Ausdruck mir zur Verfügung stand, und ich begann zu ahnen, dass individueller Ausdruck wohl das am meisten gefürchtete Verhalten in einer Diktatur ist. Und damit hatte ich wohl auch gespürt, was in Evas Arbeit zentral ist: sich selbst und der eigenen Biographie einen ganzheitlichen Ausdruck geben, geistig und körperlich.

Ich fuhr nach Hause, in die DDR zurück, freier, mit klarerem Kopf und mit Evas Versprechen, uns noch im gleichen Jahr zu besuchen. Was sie auch tat. Da ein weiteres Grundprinzip ihrer Arbeit die Analyse der Ernährungsweise ist, war sie über die DDR-typische Ernährung: viel Schweinefleisch, viel Gekochtes, viele Kohlenhydrate, ganz entsetzt und andererseits darüber amüsiert, dass wir uns noch mit rohem Sauerkraut, frischem Weißkohl und Äpfeln durch den vitaminarmen Winter schlugen. Deshalb belud sie sich all die Jahre bis zur Wende mit Obst und erklärte uns auch, wie man »lebendige Nahrung« herstellt. Ich habe noch die Szene vor Augen, wie sie mir auf dem Bahnhof bei einem ihrer späteren Besuche unter einem Sack, gefüllt mit Früchten, viel zu schwer und zu groß für sie, entgegentaumelte.

Während der Aufenthalte in der DDR verausgabte Eva sich völlig, denn die Zeit war ja so knapp: In der Woche gemeinsame Sitzungen mit Patienten (ich arbeitete damals auf einer psychiatrischen Jugendstation in einem Großkrankenhaus), abends Vorträge über Erziehung, Kindheit, Selbstregulation, die Geschichte der Reichianischen Analyse und die sanfte Vegetotherapie und am Wochenende Workshops mit Therapeuten. Und die nächtlichen Diskussionen miteinander schlossen die übervollen Tage ab.

Fuhr Eva dann wieder davon, war man zwar erschöpft, aber auch ermutigt, einen eigenen Weg zu gehen, der abwich von den üblichen und erwünschten Auffassungen. Wir haben im Nachhinein sortiert, aufgeschrieben, nachgelesen und einfach weitergemacht, und ich habe so viel ich verstand weitergegeben. Selbstverständlich kommen diese Kontakte nicht einer Ausbildung gleich, aber sie waren für mich und meine Mitarbeiter wesentliche Weichenstellungen, insbesondere im Verständnis für Patienten mit frühen Störungen und in der prophylaktischen Arbeit.

Jetzt, Jahre nach der Auflösung der DDR, einem diktatorischen Gesellschaftssystem, ist die Notwendigkeit, Eva Reichs Gedanken zu verbreiten, nicht geringer geworden, denn auch die gegenwärtige Demokratie trägt repressive Züge, und unsere heutige Wirklichkeit hat noch nicht die Humanität erreicht, die wir zum Überleben brauchen.

Beispiel einer Behandlung mit Sanfter Bioenergetik – Vergleich zu verschiedenen Formen von Körperarbeit

● Judyth O. Weaver (Mill Valley, CA, USA)

In den späten 60er Jahren, nachdem ich von einem dreijährigen Aufenthalt in Asien zurückgekommen war (die Hälfte dieser Zeit hatte ich in einem Zen-buddhistischen Kloster gelebt und studiert), besuchte ich die ersten Ausbildungskurse von Alexander Lowen und John Pierrakos, aus denen dann später das Bioenergetische Institut entstanden ist. Ich wusste, mein Weg war es, an der Integration von Körper und Geist zu arbeiten, doch bald erschien mir der bioenergetische Ansatz als »zu rauh« und vielleicht manchmal zu unsensibel. Ich wusste nicht wirklich, nach was ich suchte, aber ich fühlte, dass da noch mehr an Einfühlsamkeit und Kontakt möglich sein musste.

Zur selben Zeit begann ich auch, mit Charlotte Selver »Sensory Awareness« zu studieren (Selver war eine Schülerin von Elsa Gindler) sowie Großmeister Cheng Man-Chings Form von T'ai Chi Ch'uan, beides feinfühlige, sanfte Arbeits-Ansätze. Ich leite heute international Kurse in diesen Praktiken.

Nach meiner Ausbildung als »Reich-Therapeutin« in den 70er Jahren arbeitete ich mit einigem Erfolg und Befriedigung. In meiner privaten Praxis entwickelte ich meine eigene Art zu arbeiten die, wie ich denke, einfühlsam und kontaktintensiv ist.

Als ich 1984 Eva Reich begegnete, schien mir ihre Art zu arbeiten näher dem zu sein, was ich praktizierte, und was Wilhelm Reich wirklich gemeint hatte. Ich war vor allem sehr erfreut zu erfahren, dass Evas Vater von Gindlers Arbeit beeinflusst war durch Claire Fenichel. Meine Studien bei Eva und einige persönliche Sitzungen zeigten bald, dass mir ihre Arbeit näher war als die aller anderen »Reichianer«, »Neo-Reichianer« und »Orgonomisten«, bei denen ich studiert hatte und in Therapie gewesen war. Ich besuchte Evas Kurse so oft als möglich, und ich bin äußerst dankbar für ihre liebevolle Unterstützung für den sanfteren und tieferen Weg, den ich ging.

Da sich meine Arbeit von der typischen »Reich-Therapie« mehr und mehr zu unterscheiden begann, wollte ich sie auch neu benennen. Ich erkannte, dass ich nicht mehr das praktizierte, was als »Reich-Therapie« bekannt geworden war und was die Leute davon erwarteten, und so nannte ich meine Arbeit für viele Jahre »Reichian-based Awareness Therapy« (etwa »auf Reich basierende Gewahrseins-Therapie«). Ich wollte in der Beschreibung meines Ansatzes ausdrücklich auf Reich verweisen, denn ich – und wir alle – bin ihm zu äußerstem Dank verpflichtet, während er doch meistens ignoriert wird.

Eigentlich schien mir meine Arbeit eine Kombination von etwa Vipassana-Meditation (eigentlich die Sensory-Awareness-Arbeit) und der Auflösung von Energieblockaden zu sein. 1982 gab ich dann auch einen Kurs in Japan für das Zentrum für Bio-Energie mit dem Titel: »Sensory Awareness and Reichian Release«.

Ich verwende Eva Reichs Bezeichnung »Sanfte Bioenergetik« nicht, weil Lowens »Bioenergetik« so bekannt ist. Mir erscheint dadurch die Möglichkeit der Verwechslung zu groß. Über die Jahre habe ich damit begonnen, meine Arbeit »Somatic Reclaiming« (etwa »somatische Reintegration«) zu nennen, denn das ist eigentlich, was geschieht.

Doch die beste Art zu erklären, was ich meine, wird wohl sein, wenn ich meine Arbeit anhand eines Therapieverlaufs mit einem Klienten schildere, der mir besonders aufschlussreich erscheint. Im Folgenden werde ich nicht eine traditionelle Fallbeschreibung wiedergeben, sondern anhand dieses Falls versuchen, meine Art des Arbeitens zu beschreiben und zu zeigen, wie sich mein Ansatz über die Jahre gewandelt hat.

Aufgrund meiner Verbindungen mit Buddhismus und Meditation werden mir manchmal Leute von Meditations-Zentren überwiesen. Ende 1979 kam Tom zu mir, ein 31-jähriger Mann. Er präsentierte eine lange Geschichte von ernsthaften Verspannungen und Schmerzen, besonders im Oberkörper, sowie nervösen Zuckungen und Spasmen, die seine Meditations-Praxis störten, sowie eine zwanghafte Mentalität, die sein Leben weitgehend bestimmte.

Nach seinen eigenen Aussagen genoss er Sexualität sehr, fühlte aber gleichzeitig keine große Spannungslösung dabei. Er onanierte jede Nacht, wenn er nicht mit jemandem schlief. Das Onanieren war begleitet von einem reichen Phantasieleben. Die meisten seiner Liebesbeziehungen dauerten etwa drei

Monate. So war das mit fast allem in seinem Leben. Kaum etwas interessierte ihn für längere Zeit, keine Arbeit, keine andere Art von Aktivität.
Tom hatte ziemlich viel Erfahrung mit Drogen. Er trank und rauchte viel und konsumierte allerlei anderes: manchmal Aufputschmittel, Schlaftabletten wenn ihm danach war, Marihuana etc. auf Partys.
Zur Behandlung seiner physischen Schmerzen hatte er es acht Jahre zuvor mit »Rolfing« (Strukturelle Integration) versucht und gerade in der Woche bevor er zu mir kam mit Akkupunktur.
Er präsentierte seine Schmerzen als Hauptthema, doch es war offensichtlich, dass sein Leben nicht befriedigend verlief. Er lebte in einer Art Gefängnis, er war unzufrieden, doch er konnte keine Entscheidungen treffen oder von sich aus aktiv werden. Er war auch in einer Mal-nicht-mal-wieder-Beziehung mit einer Frau, war sehr ambivalent darin und konnte sich weder für eine echte Verbindung noch für eine Trennung entscheiden. Er verschwand manchmal von der Bildfläche ohne Vorankündigung, und ebenso plötzlich tauchte er wieder auf, wenn er sich kontaktfähig fühlte. Alles in allem war keine Klarheit, keine Befriedigung, keine Richtung und kaum Konsistenz in seinem Leben.
Wir begannen regelmäßig zu arbeiten, nach Wilhelm Reich, wie ich es gelernt hatte. Die Vorgehensweise war: tief atmen, treten und schlagen, um Ladung aufzubauen, dann die Ladung durch Bewegung in Fluss bringen und schließlich Entspannung erlauben. Zugegebenermaßen war ich immer eine eher sanfte Reichianerin und versuchte, so persönlich und sensitiv zu arbeiten, wie es im Rahmen dieser Methode möglich war, doch ich wurde aktiv und ging tief, wenn es angebracht schien.
Wir konzentrierten uns auf Toms Atem und arbeiteten mit den Körpersegmenten, an den Augen beginnend. Ich arbeitete aktiv an seinem Muskelpanzer. Wir widmeten uns auch seinem Charakterpanzer; wir arbeiteten an seinem Drogenmissbrauch und seiner Unfähigkeit, Aktivitäten und Gefühle aufrecht zu erhalten. Und diesem System fügte ich am Ende unserer Sitzungen jeweils noch eine Cranial-Sacral-Behandlung an.
Sowie Tom voller und tiefer zu atmen begann, wurde auch sein Brustkasten beweglicher und weicher, seine Kehle öffnete sich durch die Laute, die er machte, und seine Muskeln wurden geschmeidiger und flexibler. Manchmal weinte er. Erinnerungen kamen, und er begann, einige seiner Verhaltensmuster zu verstehen, und lernte, mit ihnen zu arbeiten.

Es war eine befriedigende Arbeit für uns beide. So wie Toms Panzer sich zu öffnen begann, so änderten sich auch verschiedene Aspekte seines Lebens. Er engagierte sich mehr in der Beziehung mit seiner Freundin und sie lebten nun zusammen. Er kam in besseren Kontakt mit seiner Familie. Seine physischen Schmerzen veränderten sich, ließen nach, er verstand sie anders und lernte, mit ihnen umzugehen. Doch sie waren immer noch da.

Ich war froh, dass ich Tom in diesem Ausmaß unterstützen konnte, doch mit der Zeit musste ich erkennen, dass es Bereiche gab, die für mich nicht erreichbar waren. Wir kamen zu einem Punkt, an dem ich fühlte, das unsere Arbeitsweise uns nicht weiterführte. Es war frustrierend für mich: Ich wusste, dass wir gute Arbeit geleistet hatten, und ich fühlte, dass es weitergehen könnte, doch waren da delikate Punkte, die ich nicht angehen, Aspekte, mit denen ich nicht in Kontakt kommen konnte. Offensichtlich gab es Bereiche in seiner Psyche wie auch in seinem Körper, wo ich nicht tief genug gehen konnte, um effektiv zu sein.

1983 beendeten wir die Therapie in gutem Einvernehmen. Kurz danach heiratete Tom seine Freundin, und sie bekamen ein Kind. Mehr hörte ich nicht von ihm.

Im Dezember 1991 rief mich Tom an und wollte wieder mit mir arbeiten. Nach zwei Jahren Ehe, auf die einige Jahre Trennung folgten, hatte sich Tom in seine eheliche Beziehung eingelebt. Er liebte seine Tochter sehr, war mit ihr und seiner Familie in gutem Kontakt, und er lernte viel. Er sagte, dass sein Drogenmissbrauch aufgehört und dass er sich drei Jahre zuvor den Anonymen Alkoholikern angeschlossen habe. Er hatte auch mit dem Schreiben begonnen. Es ging ihm gut, er war erfolgreich, wollte es auch sein. Er hatte wieder zu meditieren begonnen und fühlte dabei immer noch die Krämpfe und Verspannungen von früher; er wünschte, mehr an ihnen zu arbeiten. Ich erklärte ihm, dass ich anders als zuvor arbeiten wollte, und er war bereit, in jeder von mir vorgeschlagenen Art vorzugehen.

Wir begannen wieder mit wöchentlichen Sitzungen. Manchmal widmeten wir uns am Anfang der Sitzung Toms Atem; diesmal brauchte er jedoch nicht ausgesprochen schwer zu atmen, und auch sonst musste er nicht etwas Bestimmtes tun. Doch meist war es so, dass Tom in meine Praxis kam und kurz von sich erzählte. Danach legte ich meine Hände auf einen der verspannten Bereiche seines Körpers und blieb dort mit möglichst voller Aufmerksamkeit. Der Bereich mochte in Bewegung kommen oder nicht, oder er gab ein

Zeichen, dass und wie er sich bewegen wollte; ich folgte diesen Hinweisen oder blieb still, je nach Bedarf. Ich war in der Lage, einem energetischen Prozess zu folgen, bis er sich vervollständigt hatte. Ich griff seinen Panzer nicht an, und ich gab ihm keine Übungsanweisungen. Ich war einfach mit ihm, so vollständig, wie ich nur konnte.

Am Anfang dieser Phase unserer Arbeit konnten die Krämpfe klar wahrgenommen werden, und ich konnte Spannungslösungen relativ leicht fühlen. Reichs Methoden, die ich in unseren früheren Sitzungen verwendet hatte – das Bewegen der Augen, um deren Blockaden lösen zu helfen, und Laute, um auf die Blockaden der Kehle zu wirken usw. –, ließen sich sehr gut mit dem verbinden, wie ich nun arbeitete. Im weiteren Verlauf der Therapie lösten sich viele der offensichtlichen Verspannungen, und die Arbeit wurde subtiler und wirklich wunderbar.

Was wir entdeckten, war für uns beide sehr aufregend. Es schien, dass ich Tom auf der Puls-Ebene begegnen und mit diesen Pulsen arbeiten konnte – einige waren blockiert, existierten kaum, andere waren heftig verteidigend und überreagierend. Wenn ich in der Lage war, Tom zu begegnen und mit ihm zu sein, konnten sich unvollständige Energiemuster befriedigend vervollständigen, und überaktive konnten sich beruhigen und lösen. Manchmal fühlte es sich an, wie auf einer Energiewelle zu reiten. Ich konnte mitgehen und die Befreiung und Lösung fühlen, wenn sie sich natürlich ergab.

Die Sitzungen waren schön und erfüllend für uns beide. Es fühlte sich an, als ob »Knoten sich lösten« (Toms Worte), und Bewegungen, Handlungen, sogar Situationen konnten vervollständigt werden. Durch einfache Berührung und Aufmerksamkeit konnte ich Tom helfen, mit dem in Kontakt zu kommen, was geschah, es anzuerkennen und damit zu arbeiten. Und er konnte zu – wie er es nannte – »authentischen Reaktionen« gelangen. Tom empfand »unglaublich tiefe und süße« Gefühle. Und Erinnerungen – zum Teil energetischer Natur – stellten sich ein und wurden integriert. Er begann, von zuvor unbekanntem »körperlichem Vertrauen« und In-Kontakt-Sein zu sprechen. Und er konnte nun körperlichen Genuss zulassen sowie »Gefühle aufrecht erhalten«, die er früher zu fliehen versucht oder gar nicht zugelassen hatte.

Wir beide, Tom und ich, sind ehrfürchtig berührt von der Tiefe und Intensität des Materials, das sich uns offenbart. Das heißt nicht, dass kindliches und sogar vorgeburtliches Material nicht schon in unserer ersten Phase des Arbeitens aufgetaucht war. Nur: Nun ist die Qualität des Erlebens und die Fähigkeit der Lösung sehr anders. Gefühle und Empfindungen, an denen wir früher so hart gearbeitet hatten, um Zugang zu ihnen zu erhalten, kommen nun frei ins Fließen, genau im richtigen Moment. Tom öffnet sich ohne Zweifel Schicht um Schicht.

Heute haben wir manchmal Sitzungen, in denen ich Tom nicht einmal berühre. Ich bringe nur seine Aufmerksamkeit in einen Körperbereich – oder sein Atem tut dies –, und er ist in der Lage »dabeizubleiben«. Er fühlt, wie er es nennt, »Energiedämme«, und wenn er präsent bleiben kann und sich nicht distanziert, während sich Energie aufstaut, beginnen sich die Dämme zu lösen, und er kann »auf Wellen reiten«.

Während Tom in unseren früheren Sitzungen das Gefühl hatte, eine »Stahlplatte« in seiner Brust zu haben, auch wenn sie sich gelegentlich aufweichte und in Bewegung kam, fühlt es sich für ihn jetzt eher wie »ein davonschwimmender Eisberg« an. Der Brustkasten wird nun weicher und beweglicher, was die Gefühle voller und viel besser verständlich werden lässt.

Viele Erinnerungen sind aufgetaucht. Tom kann sie nun besser verstehen, er weiß, wie er sein Leben gut gestalten und mit den Geistern der Vergangenheit umgehen, sie integrieren kann.

Tom fühlt immer noch einige Schmerzen und Verspannungen, wenn er meditiert. Doch er wird langsam, aber sicher gelöster. Er spricht auch von einer »Klarheit« in allem, wofür er sehr dankbar ist und von der er lernen kann. Und er hat nun die Möglichkeit, Gefühle intensiv zu erleben, was bewegend und befriedigend ist. Kürzlich erzählte er, dass er nach all den Jahren der Meditation nun das erste Mal das wunderbare Erlebnis gehabt habe, in Ruhe und Frieden zu sitzen. »Ich muss mich nicht länger äußerlich anpassen, ich kann mit der Intensität meiner Innenwelt umgehen.« Eine neuere Entwicklung ist Toms Entscheidung, ein Lehrerseminar zu besuchen – ein wunderbares Beispiel dafür, dass sein Leben nun Substanz und genügend Bedeutung hat, so dass er anderen Menschen mehr geben kann.

Wir arbeiten weiterhin zusammen, und ich lerne und werde immer wieder daran erinnert, dass einfacher Kontakt am wirkungsvollsten ist, dass sanfte Berührung viel tiefer hineingelassen werden kann als irgendwelche Herausforderungen und Angriffe, die natürlicherweise – und notwendig – Verteidigung zur Folge haben.

Dies lernte ich auch deutlich in meiner eigenen Therapie. Selbst nach jahrelangen Versuchen, mich anzupassen und von der härteren Arbeitsweise vieler Therapeuten zu profitieren, war ich nur dann in der Lage, meine Verteidigung aufzugeben, wenn ich sicher war, dass keine Themen angegangen wurden, bevor ich dazu bereit war. (Diese Erfahrung machte ich dank einer Behandlung mit der Rosen-Methode, die ich studiert und in der ich auch einen Abschluss habe. Die »Rosen-Berührung« hatte einen großen Einfluss auf meine Arbeitsweise.)

Natürlich hatte die erste Phase der Arbeit mit Tom den Boden gelegt für das, was wir jetzt tun können. Ich arbeite nicht mit allen meinen Klienten so, doch mit einigen ist dies möglich.

Mit zu agressivem Arbeiten (sogar mit falschem Timing) kann der Klient traumatisiert werden oder zumindest blockiert; ihm wird nicht geholfen, auch wenn die Absicht dahinter gut gemeint ist.

Eine Begebenheit an der Fachhochschule, an der ich unterrichtete, mag das verdeutlichen. In der Unterrichtsreihe »Die Psychologie Wilhelm Reichs« hatten die Studenten *Die Funktion des Orgasmus* gelesen und studierten nun *Charakteranalyse.* Nun baten sie um praktische Demonstration der Arbeitsmethode. Zwei Wochen zuvor hatte ich eine kurze Demonstration an einem jungen Mann aus der Klasse gegeben, diesmal wählte ich eine junge Frau. Nachdem die Studenten sie beobachtet und ihre Struktur diskutiert hatten, legte sich die Frau hin, begann die Augen zu rollen und einige volle Atemzüge zu nehmen. Schon nach kurzer Zeit fühlte sie die Energie – ein Vibrieren –, und ihr Körper wogte in einem schönen orgasmischen Reflex. Ich fragte sie, ob sie in dieser Art von Arbeit Erfahrung hätte, doch sie verneinte. Sie reagierte so voll und leicht, dass ich Vorsichtsmaßnahmen traf, um sie nicht zu weit gehen zu lassen. In Kontrast zu der »wunderbaren Energie«, die sie fühlte, empfand sie auch Verspannungen in Nacken und Schultern, und wir arbeiteten etwas daran. Nachdem die Demonstration vorüber war, erzählte sie, welch besondere Erfahrung dies für sie gewesen sei. Sie nehme an einem sechsmonatigen Ausbildungsprogramm teil, in dem energetische Arbeit praktiziert werde, jedoch in aggressiverer Weise. Sie würde dort »so hart arbeiten«, um einen Effekt zu erzielen – Vibrationen oder irgendeine Reaktion. Doch in all diesen Monaten hätte sie nichts dergleichen gefühlt. Ich fragte sie, weshalb sie mir zuvor nichts von dieser Arbeit erzählt hatte, und sie antwortete, dass sie nicht gedacht hätte, dass diese Lehren irgendetwas miteinander zu tun hätten, sie erschienen ihr so verschieden. (Ich kenne dieses sehr populäre Ausbildungsprogramm. Es ist ein Beispiel für eine sehr aggressive Anwendungsweise von Reichs Arbeit, ohne Verweis auf ihn und ohne die nötige Behutsamkeit im Vorgehen.) Sie fuhr fort zu erklären, wie sie monatelang ohne Wirkung in dieser Gruppe mitgemacht hatte, und beschrieb die Diskrepanz zum soeben Erlebten, das so natürlich, leicht und wunderbar für sie gewesen war. – Ein weiteres Beispiel dafür, wie wichtig es ist, Klienten dort abzuholen, wo sie gerade stehen, und im richtigen Tempo mit ihnen zu arbeiten.

Ich bin erleichtert und dankbar dafür, mit dem sanften Aspekt dieser psychotherapeutischen Methode in Kontakt gekommen zu sein. Durch die Unterstützung von Eva Reich und die Verbindung mit ihr und durch die oben erwähnten anderen Studien war ich in der Lage, meine eigene Arbeitsweise zu entwickeln; sie ist auf mich und auf die Klienten, die auf diese Art arbeiten wollen, zugeschnitten.

Sanfte Bioenergetik in der psychotherapeutischen Langzeitbehandlung

● Eszter Zornànszky-Gramantik (Berlin)

In diesem Beitrag gehe ich kurz auf mein Erlernen der Methode bei Eva Reich ein und beschränke mich auf einige Aspekte meiner selbständigen Integrationsarbeit.

I. Vorerfahrungen und Lehrzeit

Während meiner Arbeit mit Eva Reich, besonders aufgrund selbst erfahrener Körpererlebnisse durch ihre Methode, entstand meine tiefe persönliche Beziehung zu Eva. Das war die Basis meines weiteren Lernens bei ihr. Hinzu

kommt, dass meine Interessensgebiete jenen von Eva ähnlich sind: die frühe bis früheste Entwicklung eines Menschen. Mein erster Beruf ist Pädagogin – Lehrerin mit Erfahrungen bei verschiedenen Altersstufen, von Kleinkindern bis zu Erwachsenen –, mein zweiter Psychologin, wobei ich mein Zweitstudium in den USA mit dem Studium der pränatalen Psychologie begonnen habe.
Meine Erfahrungen mit Evas Methoden der Sanften Bioenergetik vertieften sich im Lauf meiner Assistententätigkeit bei ihr, und sie führten mich zur selbständigen therapeutischen Arbeit damit. Die Integration von all dem, was ich von Eva gelernt habe, ist ein kontinuierlicher Prozess.
Da Eva in der Zeit, als ich ihre Assistentin war, in verschiedenen Ländern arbeitete, begleitete ich sie auf ihren Reisen. Ihre Art des nicht-institutionalisierten Lehrens, verbunden mit einer engen, persönlichen Schüler-Lehrer-Beziehung, hat eine alte Tradition. Sie förderte bei mir von Anfang an selbständiges Tun und Denken bei allen Schritten des Lernens. Evas Art des Lehrens brachte mir auch den großen Vorteil, dass ich die sich wiederholenden Grundzüge ihrer Arbeit und deren Wirkungsweise bei Menschen aus verschiedenen Kulturkreisen und mit unterschiedlichen sozialen Hintergründen erfahren und so erlernen konnte.
Zu Beginn nahm ich bei ihr an Gruppen- und Einzelbehandlungen beobachtend teil, ohne selbst therapeutisch aktiv zu sein. Eva gab am Anfang ihrer Behandlungen immer theoretische Erklärungen darüber, was sie gerade tat. Daher konnte ich bereits zu dieser Zeit praktisch und theoretisch viel von ihr lernen. Wir diskutierten auch oft außerhalb der Behandlungen über die Verbindungen zu anderen therapeutischen Ansätzen, vor allem Vegetotherapie von Wilhelm Reich und Psychoanalyse.
Und trotzdem: Eine Zeit lang erkannte ich in ihrer Arbeit keine für mich gleich logisch nachvollziehbaren Zusammenhänge; ich konnte sie in meine bisherigen psychotherapeutisch-analytischen Kenntnisse kaum einordnen. Ich blieb aber neugierig dabei, von ihr zu lernen, weil der Effekt ihrer Therapie für mich verblüffend war. Ich sah, wie Klienten – sogar solche, die in meinen Augen schwer zugänglich waren – sich öffneten und sich ihr anvertrauten. Die Klienten reagierten dabei stark emotional bei einem Minimum an Berührung (oder bei anderen therapeutischen Interventionen von Eva, wie z.B. Gestaltarbeit und Psychodrama), oder es passierte – scheinbar – nichts, außer einer tiefen Stille; eine Veränderung in Form von »Sich-Öffnen« und Herstellung

einer Beziehung ist aber im Vergleich zu meinen bisherigen Erfahrungen ungewöhnlich schnell eingetreten.
Irgendwann während meiner Lehrzeit fing ich an, nach dem Erleben auch zu verstehen, zu begreifen, was Eva tut. Dazu hat auch beigetragen, dass mich Eva allmählich in ihre Arbeit miteinbezog. Das geschah zunächst entweder bei der Durchführung ihrer Energiearbeit oder z.B. bei der anschließenden Integrationsphase (Abschlussphase), die je nach den Reaktionen der Klienten verbal und/oder harmonisierend verlief (s.a. »Struktur einer ersten Sitzung«, S. 74). Als nächstes vertraute mir Eva die Leitung von Gruppen an, und ich begann, unter ihrer Anleitung (Supervision) zunehmend selbständig mit ihrer Methode zu arbeiten. Evas Anleitungen erfolgten teils während der Behandlung, teils anschließend. Sie fragte mich u.a. nach meinen eigenen Körperempfindungen, nach meinen Beobachtungen zum Körperausdruck der Klienten bei der Behandlung, und sie gab Kommentare und Ratschläge dazu. In den meisten Fällen ermutigte sie mich aber, in der Art, wie ich arbeitete, fortzufahren.
Langsam begriff ich dann: Ihr therapeutischer Zugang zu den Klienten ist anders, als ich es von der mir vertrauten, überwiegend verbalen Psychotherapie gewohnt war, weil Eva mittels Körperberührungen und Signalen tiefere und frühere Schichten der Persönlichkeit, den »biologischen Kern« (entspricht etwa dem »Selbst« nach C.G. Jung) erreicht: den Fetus, das Baby und natürlich auch den traumatisierten Erwachsenen. Es entsteht dabei ein Körperdialog bei gleichzeitiger Beibehaltung des verbalen Kontakts zum Erwachsenen in der aktuellen Situation. Durch Evas Methoden sind für mich die Körper-Seele-Geist-Zusammenhänge unmittelbar erfahrbar geworden.
Ihre Arbeit zeigt eindrucksvoll, dass die sinnlich-konkreten (Körper-)Erfahrungen die ersten und womöglich die prägendsten Begegnungen eines jeden Menschen mit der Welt bedeuten, auf denen sich die gesamte spätere körperlich-seelische Entwicklung aufbaut.
Evas energetischer und wechselseitiger Dialog mit dem biologischen Kern des Klienten ist extrem klar, weil sie ihre eigenen Körpergefühle dabei achtet und sie im Dialog dem Klienten gegenüber auch weitgehend äußert. Sie behält stets den Kontakt zum erwachsenen Teil des Klienten. In diesem doppelten Dialog (körperlich-energetisch und sprachlich), was einen Kontakt zum emotionalen Kern und zum Erwachsenen zugleich schafft, fließt die Energie innerhalb des eigenen Körpers und zwischen den am Dialog Beteiligten.

Setzt man in der therapeutischen Arbeit den Schwerpunkt auf den energetischen, nicht sprachlichen Dialog (was Eva im Wesentlichen tut, wenn der »Urdialog« gestört war), dann kommt in diesem Moment eine Verbindung zustande, die der liebenden Verbindung zwischen Mutter und Neugeborenem oder zwischen zwei Liebenden nahe kommt. Evas Methode ist hier am ehesten mit der »Bonding-Therapie« vergleichbar.
Die so entstandene energetische Verbindung ist wie ein Tanz – mit Freude am Fließen!

II. Eigene Erfahrungen mit der Sanften Bioenergetik

Die Einbeziehung des Körpers in psychotherapeutische Behandlungen, insbesondere die Berührung mit einem Minimum an Stimulus, ist ein wesentlicher Bestandteil meiner Arbeit geworden. Nach der anfänglich überwiegenden Gruppenarbeit in der von Eva erlernten Form spielt die Sanfte Bioenergetik auch eine Rolle in den die Langzeittherapien ergänzenden Wochenendgruppen. Weiterhin leite ich Kinder- und Elterngruppen (Schmetterlings-/Babymassage-Gruppen), verwende Evas Methode in Supervisionen (anhand von Falldarstellungen) und integriere sie zunehmend in die Langzeitpsychotherapien. Meine ersten Erfahrungen in der Integrationsarbeit sind hier in einigen mir wichtig erscheinenden Aspekten kurz dargestellt.

1. *Die Berührung:*
Die Berührung auf der Grundlage des Minimum-Stimulus und die Einbeziehung des Körpers in der Psychotherapie kann eine sehr wirksame Möglichkeit bieten, therapeutische Arbeit zu vertiefen und effektiver zu gestalten, und zwar in erster Linie durch die Erlebnisqualität des Geschehens. Die überwiegend verbale Ebene der Beziehung erfährt eine Erweiterung durch den direkten körperlich-emotionalen Kontakt. Die Berührung bedeutet eine sehr grundlegende und tiefe therapeutische Intervention. Daher erscheint mir gut vorbereitete Körperarbeit sehr wichtig. Eine erklärende Anleitung in Behandlungen praktizierte Eva z.B., um ihre Energiearbeit vorzubereiten und einzuleiten. Diese Vorgehensweise habe ich von ihr übernommen: Sie schafft Vertrauen, ein Sich-ernst-genommen-Fühlen und weckt Neugierde. In Langzeittherapien habe ich selbst einige Einführungsschritte als Vorstufen der Berührung oder

Körperarbeit eingeführt. Diese biete ich insbesondere bei Klienten mit bewusst erlebtem, daher erinnertem körperlichem Missbrauch, Mangel an Körpergefühl (Störungen des Körper-Ichs) oder bei starkem Intellektualisieren an.

a) Auf die eigene *Atmung* konzentrieren bei gleichzeitigem Auflegen der eigenen Hand auf den Brustkorb. Dadurch wird die Atmung bewusst wahrgenommen, ohne sie zu verändern, und zugleich wird die Aufmerksamkeit auf die Körperprozesse gelenkt.

b) Schon vorhandene *Körpersignale* und *-ausdrücke* verstärkt betonen und danach versuchen, durch die Körpersignale die Gefühle wahrzunehmen und zu äußern, wie sie sich ausdrücken. Hierbei entsteht oft eine ausgelassene und verspielte Atmosphäre: eine lustvolle Regression im Ausdruck der »verlorenen« Emotionen.

c) *Phantasien, Assoziationen* oder *Erinnerungen* aussprechen, die durch die Beschäftigung mit dem Körper oder durch die Berührung in der therapeutischen Arbeit entstehen. Dies kann sehr hilfreich bei Klienten sein, bei denen es tabuisiert war, über ihren Körper zu sprechen, oder bei jenen, die in ihrem Leben kaum liebevoll berührt worden sind. Hier ist es auch von Vorteil, als Therapeut mögliche Reaktionsweisen auf Körperberührung aufzuzählen und dann zu fragen, welche der Klient selbst kennt und für sich akzeptabel findet.

d) Ich arbeite auch mit *Puppen*, wie weiche Teddybären bzw. andere Tier- oder Menschenfiguren, vor allem wenn es darum geht, zärtliche Gefühle mittelbar zuerst durch Berührung auszudrücken. Das sanfte Berühren dieser »dritten Objekte« (Donald W. Winnicott) kann bereits starke Emotionen auslösen, Entspannung herbeiführen und damit gute Voraussetzungen für den Einstieg in die Körperebene schaffen.

2. *Die Veränderung der therapeutischen Haltung:*

a) Die Berührung in der Psychotherapie erfordert vom Therapeuten eine große Sensibilität für die eigenen Körpererlebnisse und -reaktionen. Besonders wird der eigene »Eltern-Körper« aktualisiert. Durch den – von Eva geprägten – »Hebammenstil« (David Boadella) ist die unterstützende, helfende und haltende Begleitung von Wichtigkeit. Durch die Methode der Sanften Bioenergetik kann es in der Therapie zu einer tiefen Regression kommen, die von starken Emotionen begleitet wird. Energetisch gesprochen heißt das: Die in der Körperpanzerung »eingefrorenen« Gefühle werden wiederbelebt und dadurch befreit (und integriert). Dies kann für den Psychotherapeuten unge-

wöhnlich sein und neue Anforderungen an ihn stellen – im Gegensatz z.B. zu einer Hebamme, für die bei Geburten diese offenen körperlichen und emotionalen Zustände selbstverständlich sind (wie Eva immer wieder betont).
b) Bedingt durch den vorher geschilderten Prozess ist meine direkte emotionale Beteiligung als Therapeutin wesentlich intensiver als in rein verbalen Therapien. Obwohl ich während einer Sitzung des öfteren reflektierend auf Distanz gehe, scheint es notwendig zu sein, meine eigenen emotionalen Reaktionen auszudrücken. Das bedeutet zeitweise eine große Herausforderung; meine bisherigen Erfahrungen zeigen jedoch, dass die unmittelbare emotionale Beteiligung des Therapeuten eine vom Klienten weitgehend selbstbestimmte, bewusste und eigenverantwortliche Mitgestaltung des therapeutischen Prozesses ermöglicht. Dies schafft eine Wechselseitigkeit in ihrer Beziehung zueinander.
c) Die interessanteste Frage bei der Veränderung der therapeutischen Haltung durch Integration der Sanften Bioenergetik ist die Qualität der therapeutischen Beziehung. In der Bioenergetik ist der Begriff für den energetischen Kontakt die »vegetative Identifikation« (Wilhelm Reich; s.a. »Wichtige Aspekte der Sanften Bioenergetik«, S. 40ff.). Auf deren Verhältnis zur analytischen Übertragung – Gegenübertragung kann hier nicht eingegangen werden. In meiner therapeutischen Arbeit benutze ich weiterhin die Deutung – mit Ausnahme von Kurztherapien (Kriseninterventionen). Die verbale Bearbeitung der Übertragungsreaktion des Klienten gibt den erlebten Emotionen eine Struktur.

3. *Praktische Fragen:*
Einige praktische Fragen, die sich durch die Arbeit mit der Sanften Bioenergetik für mich stellten, sollen hier noch erwähnt werden. Bezüglich der Zeitfrage, Länge und Sequenz der Sitzungen scheint eine Doppelsitzung pro Woche am effektivsten zu wirken. Erfahrungsgemäß kann eine höhere Frequenz im Einzelfall eine Überstimulierung auf der Körperebene hervorrufen und eventuell Widerstände erwecken. Bei der Bearbeitung von aktuellen Traumata oder bei starker Stresssituation ist oft schon eine einmalige Behandlung mit der Sanften Bioenergetik (Babymassage oder Energiebalance) oder eine wiederholte kürzere Sequenz davon ausreichend. Diese Arbeit ist mit der »Fokaltherapie« vergleichbar. Sie stellt eine emotionale Krisenintervention dar (»emotional first aid«).

Die Trauma-Lebenslinie lässt sich gut mit psychotherapeutischen Mitteln zur Diagnose verbinden. Meine Erfahrung hat gezeigt, dass eine Diagnose zu Beginn der Therapie eher als provisorisch anzusehen ist. Da sich in der Körpertherapie mit der Sanften Bioenergetik für den Klienten oft gänzlich unbewusste (weil vegetativ wirkende) Traumata offenbaren, verändert sich die Diagnose während der Behandlung mit sehr großer Wahrscheinlichkeit.

4. *Prozesshaftigkeit durch Einbeziehung des Körpers in die Psychotherapie:*
Bei frühen Störungen, bei psychosomatischen Reaktionen und bei Klienten mit vielen unbewussten Traumata ist während der Langzeitbehandlung mit Sanfter Bioenergetik ein erstaunlicher neuer Prozess zu beobachten. Am Anfang sowie über kürzere und längere Zeiträume hindurch wünschen sich einige Klienten, ausschließlich körpertherapeutisch behandelt zu werden (Babymassage, Energiebalance oder Metamorphose-Massage). Geht man auf diesen Wunsch ein, so wird – auch mit geringer verbaler Bearbeitung – folgende prozesshafte Veränderung sichtbar: Die Klienten werden u.a. vertrauensvoller, und sie entwickeln gleichzeitig eine bessere Beziehung zum eigenen Körper (das Körper-Ich-Gefühl entwickelt sich nachholend), woraufhin sie eher fähig sind, Probleme zu verbalisieren; die eigenen starken Emotionen werden erlebbar und geäußert.

Die Anwendung der Sanften Bioenergetik bewirkte bei mir in erster Linie eine veränderte therapeutische Haltung. Diese Haltung erinnert mich daran, dass das Wort »therapieren« im ursprünglichen Sinn »dienen« heißt (griechisch *therapeuein,* dienen, für jemanden wirken, für jemanden da sein).
Die Sanfte Bioenergetik führt zu einer Erkenntnis, die Loil Neidhöfer in *Intuitive Körperarbeit* mit folgenden Worten ausdrückt: »Das Agens effektiver therapeutischer Arbeit ist die Kunst, mit den anderen Menschen zu *sein*, nicht das noch so elaborierte Intervenieren. Mit dem anderen Menschen zu sein bedeutet, auf einer tiefen, bioenergetischen Ebene eine Verbindung einzugehen. Dies wiederum erfordert, ständig die eigenen Grenzen und damit die Begegnung zu riskieren. Daher ist jede Therapie, die den Namen verdient, im Grunde eine Liebesgeschichte.«

Anhang 2

Dank

Dieses Buch ist meinem Sohn Adam gewidmet, der mich während der jahrelangen Arbeit daran oft entbehren musste.
Ich möchte all jenen danken, die bei der Entstehung des Buches mitgewirkt haben – sie namentlich zu nennen, würde mehrere Seiten in Anspruch nehmen.
Mein besonderer Dank gilt Eva Reich, dafür, dass sie mir über Jahre hinweg ihre wertvolle Zeit geschenkt und mir ihr Können und Wissen vermittelt und anvertraut hat. Danken möchte ich für fachlichen Rat und unzählige praktische Hilfe vor allem Dr. med. Agathe Israel (Psychiaterin, Psychotherapeutin) und ihrem Mann Jürgen Israel, Richard C. Overly, M.Div. (Leiter der American Gentle Bioenergetic Association in Asheville), Dr. Silja Wendelstadt-Genghini (Diplompsychologin, Körpertherapeutin, Leiterin des Eva Reich Zentrums in Rom), insbesondere für ihr Mitwirken bei den Anmerkungen, Dr. Herwig Geister für seine Hilfe bei der Erstellung von Probetexten, Erhard Hain (Allgemeinarzt) für seine Unterstützung bei der Bearbeitung der Texte und seine ärztlichen Ratschläge.
Weiterhin danke ich John Trettin (Leiter des Wilhelm Reich Archivs in Berlin) für die Bereitstellung von Audio- und Videomaterial, Ritu C. Wendt (Malerin, Illustratorin des Buches), Gundel Seidler und Stefan Laeng für die Übersetzung aus dem Amerikanischen und der Lektorin des Kösel-Verlags, Beate Herbinger, für ihre freundliche und überlegte Betreuung des Buches.
Einen ganz besonderen Dank für Claudia Göhr (Sekretärin), die jahrelang mit einer unglaublichen Geduld das Manuskript getippt und dabei stets mitgedacht hat.

Eszter Zornànszky

Anmerkungen

Ein Wort vorab

1 Tilman Moser: *Vorsicht Berührung. Über Sexualisierung, Spaltung, NS-Erbe und Stasi-Angst*, Suhrkamp, Frankfurt/M. 1992

2 Wahrtraum im Sinn einer Vision oder »Klartraum«, siehe Prof. Dr. Paul Tholey/Kaleb Utecht: *Schöpferisch träumen: Wie Sie im Schlaf das Leben meistern. Der Klartraum als Lebenshilfe*, D. Klotz, Eschborn ^{3}1997

1 Zur Entwicklung der Sanften Bioenergetik

1 Siehe dazu Eva Reich: »Prevention of Neurosis: Self-regulation from Birth on«

3 Wichtige Aspekte der Sanften Bioenergetik

1 Emotionen:
Emotionen (primäre) sind nach Wilhelm Reich eine Funktion der im menschlichen Körper pulsierenden Orgonenergie, die an Körperflüssigkeiten (Protoplasma) gebunden ist und somit fließt. Dabei entsprechen die beiden Grundrichtungen der bioenergetischen Plasmaströmungen den Grundaffekten des Seelischen: Lust und Angst. Lustvolle Reize bewirken eine »E-motion« des Protoplasmas vom Zentrum zur Peripherie (z.B. die Haut wird warm und rosig). Hingegen führen negative Reize zu einer »Re-motion«, einer Bewegung von der Peripherie zum Zentrum des Organismus (z.B. die Haut wird kalt und weiß). Zu den primären Emotionen zählt Reich Lust, Angst, Wut, Trauer und Sehnsucht. Reich vergleicht die Erregungs- und Bewegungswellen des Plasmas entlang der Längsachse des Körpers mit den Wellenbewegungen eines sich fortbewegenden Wurms. Wird die harmonische Bewegung des Wurms unterbrochen, indem man seinen Körper zwischen Fingern etwas quetscht, dann bewegen sich die Teile des Wurms unkoordiniert und in entgegengesetzter Richtung. Etwas »funktionell Identisches« ergibt sich, für Reich, wenn der

Energiefluss (Emotionen) durch Muskelblockierungen gestaut wird: Die harmonisch koordinierte Ausdrucksbewegung wird gestört und mit ihr die Selbstregulierung des Energiehaushalts im Organismus, die Reich mit Gesundheit gleichsetzt.

2 Orgonenergie/Bioenergie:
Wilhelm Reich nannte die von ihm zwischen 1936 und 1940 entdeckte Energie zunächst Bioenergie und später »Orgonenergie« (von Orgasmus und organisch). Er hat sie naturwissenschaftlich erforscht, d.h., er hat thermische, elektroskopische Aspekte der Orgonenergie physikalisch untersucht. Es handelt sich deshalb bei dem Begriff »Orgon« nicht, wie es bei Freuds Libido-Begriff der Fall ist, um ein metaphysisches Konstrukt. Weiteres über Orgonenergie findet der Leser in *Die Entdeckung des Orgons/Der Krebs* von Wilhelm Reich.
Biophysikalisch gesehen besteht ein orgonotisches lebendes System (egal, ob Einzeller, Amöbe, Wurm oder Mensch) aus a) einem bioenergetischen Kern, b) dem in einer Membran eingeschlossenen Plasma und c) einem Energiefeld um den Körper herum. Die in der Membran eingeschlossene Energie pulsiert, dehnt sich über die Membran hinaus aus in die Welt, sucht Kontakt mit anderen Energiesystemen und kann in Berührung mit ihnen erstrahlen und verschmelzen.
Die Pulsation verläuft vom Kern nach außen und zurück in einem ständigen Rhythmus von Expansion und Kontraktion, d.h. Aufbau und Abbau von Erregungsladung.

3 Vegetotherapie:
Wilhelm Reich beobachtete bei seiner Arbeit an den Charakterstrukturen seiner Patienten, nachdem er die seelischen Abwehrformen gelockert hatte, dass körperliche Reaktionen auftraten wie z.B. Zittern, Erröten oder Erbleichen, Wärme- oder Kälteempfindungen, Jucken und Strömungsgefühle usw. Er nahm daher an, dass die Charakterstrukturen im Körper verankert sind. Von da an analysierte er auch die Reaktionen des vegetativen Nervensystems seiner Patienten. Ziel seiner Arbeit war die Freisetzung der in den charakterlichen und körperlichen Bindungen gehaltenen vegetativen (emotionellen) Energien, d.h. eine Wiederherstellung der vegetativen Beweglichkeit des Gesamtorganismus, wie sie sich in Form des Orgasmusreflexes zeigt. Die Entdeckung der somatischen Verankerung der Neurose in Form der Muskel- und Körperpanzerung ermöglichte Reich

in der Phase ab 1935 eine Erweiterung seiner Charakteranalyse. Er nannte seine Arbeit nunmehr »charakteranalytische Vegetotherapie«, d.h., Charakterstruktur und Körperstruktur sind demnach zwei Seiten eines tieferen Prozesses, nämlich der Blockierung eines emotionellen Ausdrucksgeschehens. Daraus resultiert der therapeutische Ansatz, der sowohl charakteranalytische als auch körpertherapeutische Arbeit umfasste. Es handelte sich dabei um Charakterarbeit im Bereich des Körperlichen. Mit der Entdekkung der Orgonenergie änderte Wilhelm Reich ein weiteres Mal den Begriff für seine Arbeit und sprach ab 1939/40 von »Psychiatrischer Orgontherapie«.

4 Expansion/Kontraktion:
Bei der Expansion dehnt sich das Energiefeld des Organismus nach außen in den Raum zu einem anderen Energiesystem hin, und im Fall von »Überlagerung« mit anderen Energiesystemen kommt es zu wechselseitigem Erglühen, Erbeben und Verschmelzen. Bei der Kontraktion zieht sich das Energiefeld in den Körper zurück.

5 Biopathie:
Biopathie definiert Wilhelm Reich als den Verlust des Gleichgewichts der sich selbst regulierenden, lebenswichtigen, vegetativen Grundfunktionen von Energiepulsation, Energiefluss und Kontakt. Die Stauung der an den Plasmafluss gebundenen vegetativen Energien, die nach natürlichen Gesetzen (Reich nennt sie später auch »kosmische Gesetze«) funktioniert, bildet die Grundlage von Symptombildungen und Panzerungen, die die natürliche, vegetative Beweglichkeit und Selbstregulierung (Gesundheit) des Gesamtorganismus stören. Nach Reich wirkt am Grund der physischen und psychischen Störungen die Abweichung von naturgesetzlichen Abläufen der biologischen Energie.

6 Orgonakkumulator:
Wilhelm Reich erfand 1940/41 einen Orgonakkumulator, in dem Orgonenergie aus dem Kosmos akkumuliert wird. Das Energiefeld des Akkumulators überlagert sich mit dem des Menschen und lädt es auf.
Eva Reichs Orgondecke beruht auf dem gleichen Prinzip. Die unterladenen Neugeborenen im Inkubator bedeckte sie mit einer solchen (sterilen) Decke und konnte beobachten, wie die Babys rosa, warm und beweglich wurden.

7 Kontakt-Lumination:
Wenn zwei lebende bioenergetisch pulsierende Systeme sich anziehen, überlagern, erstrahlen (die Lichterscheinungen nennt Wilhelm Reich Lumination) und verschmelzend miteinander kommunizieren, sprach Reich von »Kontakt«. Er fand das Bedürfnis nach dem so definierten Kontakt beim Menschen nicht nur in der sexuellen Anziehung, sondern auch in dem wechselseitigen Verhalten von Neugeborenen und ihren Müttern. Er erkannte somit die biophysikalischen Grundlagen zwischenmenschlicher Beziehungen. Die Blockierung des einheitlichen Energieflusses geht einher mit der Einschränkung bioenergetischer Kontaktfähigkeit, der Lust, dem Leben zu begegnen.

8 Ladung/Überladung:
Der positiv erregende Kontakt mit anderen Menschen oder der Natur hat eine aufladende Wirkung, d.h. die pulsatorische Tätigkeit des Körpers wird verstärkt, die Haut wird rosig und warm, der Ausdruck und die Bewegungen werden lebendiger. Jeder Mensch hat eine Grenze, an der er keine weitere Ladung erträgt, sie kann hoch (Überladung) oder niedrig (Unterladung) sein, je nach dem Grad der Panzerung.

Reich entdeckte, dass die Lebens-/Orgonenergie von dem schwächeren zum stärkeren Potential fließt, sie ist eine »wachsende Energie«. Wachstum, Arbeit, Entwicklung, Heilen sind demnach Funktionen eines bioenergetischen Grundgesetzes, dem wir auch in der Tendenz zur Selbstheilung des Organismus begegnen.

Der Mensch ist, nach Wilhelm Reich, verglichen mit dem atmosphärischen Orgon, das stärkere Energiesystem. Hieraus erklärt sich, dass die Energie von der Atmosphäre zum menschlichen Organismus hin fließt. Sie wird vom Körper durch den Atem, die Nahrung und direkt durch die Haut aufgenommen. Es handelt sich hierbei um einen autonom funktionierenden Aufladungsprozess.

Die überschüssige Energie, die nicht in Wachstum, Bewegung und Arbeit aufgeht, kann nach Wilhelm Reich durch die Funktion des Orgasmus reguliert, d.h. »entladen« werden.

9 Orgasmus/Orgasmusreflex:
Je mehr der Muskelpanzer des Patienten gelöst wurde, desto deutlicher konnten die Patienten angenehmes Strömen im Körper empfinden. Wilhelm Reich beobachtete, dass beim freien Atmen sanfte Wellenbewegun-

gen durch den Körper liefen. Er nannte diese spontan eintretenden Bewegungen des ganzen Körpers »Orgasmusreflex«, weil es sich um ähnliche (»funktionell identische«) Bewegungen handelt, wie sie in der lustvollen Emotion des Orgasmus auftreten.

Dieselben Wellenbewegungen beobachtete Eva Reich bei der Atmung von Neugeborenen, die durch die Geburt nicht traumatisiert worden waren. Den Fluss der blockierten Atemwelle und den damit verbundenen Bewegungsausdruck von Wohlbefinden (»Flow and Glow«) wiederherzustellen, ist ein wichtiger Teil ihrer Behandlung von Babys und Erwachsenen.

10 Siehe dazu Wilhelm Reich: *Charakteranalyse*

11 Muskelpanzerung und muskuläre Blockierungen:
Die Wellenbewegung des Energieflusses, der sich an der Längsachse des Körpers von oben nach unten und von unten nach oben bewegt, wird von Muskelgruppen unterbrochen, die sich der Längsachse entlang, wie Ringe einer Rüstung, anordnen: Daher die Bezeichnung Muskelpanzer. Die Muskelringe sind vegetative Funktionseinheiten, die der Bremsung bzw. Blockierung spezifischer Emotionen dienen.

12 Erstes Buch Samuel, Kap. 17, Vers 38, David gegen Goliath

13 Wilder Penfield: *Mysteries of the Mind*

14 Thomas Verny/John Kelly: *Das Seelenleben des Ungeborenen*

15 Die (Wieder-)Verbindung (Re-bonding) bezieht sich auf den Energiefluss im Körper des Klienten: Die Segmente werden untereinander verbunden. Gleichzeitig geht es aber auch um die energetische Verbindung zwischen dem Therapeuten und dem Klienten. Diese präsentiert den ursprünglichen energetischen Dialog zwischen Mutter und Neugeborenem.

16 Selbstregulierung/Gesundheit:
Ein gesunder Organismus ist ein sich selbst regulierendes System in dem Zustand von harmonischem Zusammenspiel von Pulsationsprozessen in allen Zellen und Organen bis hin zur Atembewegung und den pulsierenden Bewegungen beim Orgasmus. Der Organismus nimmt Energie durch Nahrung und zwischenmenschliche Beziehungen sowie direkt durch die Haut auf. Die Energie wird abgegeben durch Bewegung, Wärme, Wachstumsprozesse und durch den Orgasmus.

4 Theoretische Überlegungen

1 Reverend Paul Malicote hat seit 1964 mit heilendem Gebet Eva Reich in ihrer spirituellen Entwicklung unterstützt.

2 Agnes Sanford: *Heilendes Licht*
Agnes Sanford gründete die »School of Pastoral Care«, wo die Heilung der Erinnerungen gelehrt wird. Eva Reich nahm 1964 an einem dieser Kurse teil.

3 William James: *Die Vielfalt der religiösen Erfahrung*

4 Kenneth McAll: *Healing the family tree*
Don Basham: *Befreie uns vom Bösen*
Corrie ten Boom: *Kleines Haus mit offenen Türen/Dennoch/Mit Gott durch dick und dünn*
Ruth Carter Stapleton: *The experience of inner healing*
Ruth Carter Stapleton: *The gift of inner healing*

6 In die Sanfte Bioenergetik integrierte Behandlungsmethoden

1 Passive Polarity: Der Therapeut hält zum Klienten die Verbindung so lange, bis die Lumination erscheint, bevor er zum nächsten Schritt übergeht.

2 Helfer: Der Therapeut und ein evtl. unterstützendes Gruppenmitglied werden bei der Polarity Helfer genannt.

3 Chakren sind Kraftzentren, die gleichzeitig Stufen des Bewusstseins darstellen. Vergleich zwischen Chakren und Segmenten der Panzerung s. Abb. 86, S. 131.

4 Siehe Arthur Janov: *The Primal Scream Therapie. The cure for neurosis,* Dell Publ. Co, New York 1970. Und Charles Kelly: »Primal Scream and the Genital Charakter«.

5 Arthur Janov, s. Anm. 4

6 Skriptanalyse: Fachausdruck aus der Transaktionsanalyse. Auf die Analyse folgt ein Neuschreiben (»Re-writing – Re-decision«) der Lebensthemen. Ich arbeite grundsätzlich bioenergetisch, daher verwende ich diese Methode nicht so ausführlich wie die Transaktionsanalyse-Therapeuten. Siehe dazu Claude Steiner: *Wie man Lebenspläne verändert.*

7 Die Willkommens-Periode oder sensible Periode findet unmittelbar nach der Geburt statt. Siehe dazu Margareth Mahler, Jean Liedloff, Daniel Stern.

Literatur

Auckett, Amelia D.: *Wie man ein Baby glücklich macht. Babymassage – die Kunst der sanften Berührung*, Windpferd, Aitrang [4]1990

Baker, Elsworth F.: *Der Mensch in der Falle. Das Dilemma unserer blockierten Energie: Ursachen und Therapie*, Kösel, München 1980

Balint, Michael: *Die Urformen der Liebe und die Technik der Psychoanalyse*, Klett-Cotta, Stuttgart 1981

Basham, Don: *Befreie uns vom Bösen*, E. Franz, Metzingen [4]1989

Boadella, David: *Befreite Lebensenergie. Einführung in die Biosynthese*, Kösel, München [2]1996

Boadella, David: »Bio-Energie und Körpersprache«, in: *Die neuen Körpertherapien* (Hrsg. Hilarion G. Petzold), Junfermann, Paderborn [6]1991

Boadella, David: »The concept of Bioenergy«, *Energy and Character* 1972/73

Boom, Corrie ten: *Kleines Haus mit offenen Türen/Dennoch/Mit Gott durch dick und dünn*, R. Brockhaus, Haan 1996

Bowlby, John: *Attachment and Loss*, Hogarth Press, New York 1980

Boyesen, Gerda: *Über den Körper die Seele heilen. Biodynamische Psychologie und Psychotherapie. Eine Einführung*, Kösel, München [7]1994

Bradley, Robert A.: *Husband coached childbirth*, Harper and Row, New York 1981

Bucke, Richard M.: *Kosmisches Bewusstsein. Zur Evolution des menschlichen Geistes*, Insel, Frankfurt/M. 1993

Cade, C. Maxwell/Coxhead, Nona: *The awakened Mind. Biofeedback and the development of higher states of awareness*, Element, Shaftesbury 1987

DeArteaga, William L.: *Past Life Visions*, Seabury Press, New York 1983

DeMeo, James: *Der Orgonakkumulator. Ein Handbuch. Bau, Anwendung, Experimente, Schutz gegen toxische Energie*, 2001, Frankfurt 1994

Eisler, Riane: *Kelch und Schwert. Von der Herrschaft zur Partnerschaft. Weibliches und männliches Prinzip in der Geschichte*, Goldmann, München 1993

Farson, Richard: *Birthrights*, Macmillan, New York 1974

Ferenczi, Sandor: *Schriften zur Psychoanalyse. Auswahl*, Fischer, Frankfurt/M. 1982

Freud, Sigmund: *Das Ich und das Es. Metapsychologische Schriften*, Fischer, Frankfurt/M. 1992

Gaskin, Ina May: *Spirituelle Hebammen, Faszinierende Geburts-Erlebnisse*, Hugendubel, München 1989

Harms, Thomas: *Diesseits des Lustprinzips. Eine kritische Auseinandersetzung mit den triebökonomischen Modellen der Freudschen Psychoanalyse und der Reichschen Sexualökonomie und ihrer Relevanz für die moderne Säuglingsforschung* (Diplomarbeit), Freie Universität Berlin, Fachbereich Philosophie und Sozialwissenschaften I – Psychologisches Institut, 1993

James, William: *Die Vielfalt der religiösen Erfahrung*, Insel, Frankfurt/M. 1996

Kelly, Charles: »Primal Scream and the Genital Character«, *Energy and Character*, Vol. 2, No. 3, September 1971

Klaus, Marshal H./Kennel, John H.: *Impact of Early Separation or Loss on Family Development. Maternal-Infant Bonding*, Mosby, Saint Louis 1976

Klaus, Marshal H./Klaus, Phyllis H.: *Neugeboren. Das Wunder der ersten Lebenswochen*, Kösel, München 1988

Klein, Melanie: *Das Seelenleben des Kleinkindes und andere Beiträge zur Psychoanalyse*, Klett-Cotta, Stuttgart [5]1994

Knapp-Diedrichs, Volker: »Grundlagen energetischer Atemdiagnostik«, *Ströme*, Rundbrief Reichianische Körperarbeit 1992, Nr. 5, S. 64

Laing, Ronald D.: *Die Tatsachen des Lebens*, Kiepenheuer & Witsch, Köln 1978

Lake, Frank: *Clinical Theologie. Tight Corners in Pastoral Counselling*, Darton, Longman and Todd, London 1981

Leboyer, Frédérick: *Geburt mit Leboyer. I Geburt* (Video), Kösel, München 1987

Leboyer, Frédérick: *Geburt ohne Gewalt*, Kösel, München [8]1995

Liedloff, Jean: *Auf der Suche nach dem verlorenen Glück. Gegen die Zerstörung unserer Glücksfähigkeit in der frühen Kindheit*, Beck, München 1995

Mahler, Margareth S./Pine, Fred/Bergmann, Anni: *Die psychische Geburt des Menschen. Symbiose und Individuation*, Fischer, Frankfurt/M. [13]1996

Mause, Lloyd de et.al. (Hrsg.): *Hört ihr die Kinder weinen? Eine psychogenetische Geschichte der Kindheit*, Suhrkamp, Frankfurt/M. 1980

McAll, Kenneth: *Healing the family tree*, Sheldon Press, London 1982

Montagu, Ashley: *Körperkontakt. Die Bedeutung der Haut für die Entwicklung des Menschen*, Klett-Cotta, Stuttgart [8]1995

Montessori, Maria: *Das kreative Kind. Der absorbierende Geist*, Herder, Freiburg [11]1996

Nearing, Helen/Nearing, Scott: *Ein gutes Leben leben. Die ersten 20 Jahre in Vermont 1932-1952*, Pala, Darmstadt 1996

Neidhöfer, Loil: *Intuitive Körperarbeit,* Transform, Oldenburg [2]1993

Odent, Michel: *Die Geburt des Menschen. Für eine ökologische Wende in der Geburtshilfe*, Kösel, München 1980

Odent, Michel: *Die sanfte Geburt,* Lübbe, Bergisch Gladbach 1990

Penfield, Wilder: *Mysteries of the Mind*, Princeton University Press, New York 1975

Read, Grantly Dick: *Mutter werden ohne Schmerz*, Hoffmann und Campe, Hamburg 1953

Reich, Eva: »We shall know them by their Fruits« (Interview von Jim Martin mit Eva Reich am 16.4.94), *Flatland Magazine,* 12, Fort Bragg, CA, 1995

Reich, Eva: »The Battle for a New Humanity«, in: *Your Body Works* (Hrsg. Kogan, G.), Andor Press, Berkeley, CA, 1980

Reich, Eva: »The Biological Revolution«, *International Journal of Life Energy,* Toronto, I, No. 2, 1979, S. 110-124

Reich, Eva: »Dr. Eva Reich – an Interview«, *International Journal of Life Energy*, Toronto, I, No. 4, 1979, S. 221-251, (basierend auf einem Interview in Melbourne, Australien, im November 1976)

Reich, Eva: »Erinnerungen an Oranur und Cloudbusting«, *Emotion,* 9, Nexus, Frankfurt/M.

Reich, Eva: »Kontakt. Über Schwangerschaft, Geburt und Selbststeuerung«, *Enfant Terrible,* No. 1, Juli 1991, Jg. 4

Reich, Eva: »Prevention of Neurosis: Self-regulation from Birth on«, *Journal of Biodynamic Psychology,* No. I, Frühjahr 1980 (basierend auf einem Diavortrag am Boyesen Institute for Biodynamic Psychology, London, am 11.5.78)

Reich, Wilhelm: »Amoring in a Newborn Infant«, *Orgone Energy Bulletin, III,* No. 3, 1951, S. 121-138

Reich, Wilhelm: *Charakteranalyse,* Kiepenheuer & Witsch, Köln 1989

Reich, Wilhelm: *Die Entdeckung des Orgons/Der Krebs,* Kiepenheuer & Witsch, Köln 1994

Reich, Wilhelm: »The Expressive Language of the Living in Orgone Therapy«, *Charakter Analysis,* Orgone Institute, 1949

Reich, Wilhelm: »Falling Anxiety in an Infant of Three Weeks«, *Cancer Biopathy,* Orgone Institute, 1948

Reich, Wilhelm: *Die Funktion des Orgasmus/Die Entdeckung des Orgons,* Fischer, Frankfurt/M. 1972

Reich, Wilhelm: *Massenpsychologie des Faschismus,* Kiepenheuer & Witsch, Köln 1986

Reich, Wilhelm: »On Laws Needed for the Protection of Life in Newborns and of Truth«, *Orgone Energy Bulletin, V,* Nr. 1 und 2, 1953, S. 3-4

Ribble, Margaret A.: *The rights of infants. Early psychological Needs and their Satisfaction*, Columbia University Press, New York 1943

Rice, Ruth D.: »Neurophysical Development in premature Infants Following Stimulation«, *Developmental Psychology,* 1977, Vol. 13, Nr. 1

Ritter, Paul/Ritter, Jean: *Freie Kindererziehung in der Familie*, Rowohlt, Reinbek 1978

Rolf, Ida P.: *Rolfing. Strukturelle Integration. Wandel und Gleichgewicht der Körperstruktur*, Hugendubel, München ^{2}1996

Saint John, Robert: *Metamorphose. Die pränatale Therapie*, Synthesis, Essen ^{4}1994

Sanford, Agnes: *Heilendes Licht*, H.-W. Stier, Lüdenscheid ^{4}1984

Stapleton, Ruth Carter: *The experience of inner healing*, G.K. Hall, Boston 1977

Stapleton, Ruth Carter: *The gift of inner healing*, Guide Posts, Carmel 1976

Steiner, Claude: *Wie man Lebenspläne verändert. Das Skript-Konzept in der Transaktionsanalyse*, dtv, München 1992

Stern, Daniel N.: *Mutter und Kind. Die erste Beziehung*, Klett-Cotta, Stuttgart ^{2}1994

Stone, Randolph: *Polaritätstherapie. Ganzheitliches Heilen durch harmonischen Energiefluss*, Hugendubel, München ^{2}1994

Upledger, John E./Vredevoogd, Jon D.: *Lehrbuch der Kraniosakraltherapie*, Haug, Heidelberg ^{3}1996

Verny, Thomas/Kelly, John: *Das Seelenleben des Ungeborenen*, Ullstein, Berlin 1990

Waal, Nic: »A Special Technique of Psychotherapy with an Autistic Child«, *Energy and Character*, Vol. I, No. 3, September 1970

Zornànszky, Eszter: »Symbolbildung als erster Schritt aus der Symbiose«, in: *Träume, Bilder, Symbole. Theoretische und methodische Aspekte bildhaft-symbolischen Denkens und Erlebens* (Diplomarbeit), Freie Universität Berlin, 1986

Psychosozial-Verlag

Thomas Harms

Keine Angst vor Babytränen

Wie Sie durch Achtsamkeit das Weinen Ihres Babys sicher begleiten. Das Elternbuch

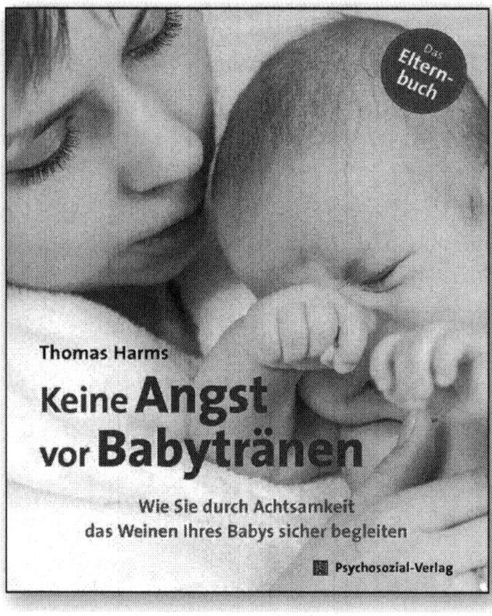

2019 · 184 Seiten · Broschur
ISBN 978-3-8379-2891-4

Durchatmen statt durchdrehen! Emotionelle Erste Hilfe für Eltern mit schreienden Kindern

Extra: Kostenlose Körper- und Achtsamkeitsübungen als Audiodatei zum Herunterladen

Der Babytherapeut Thomas Harms erklärt verständlich und fundiert, warum Babys weinen und wie Eltern die Gefühle ihrer Babys sicher und erfolgreich regulieren können. Hieß es früher noch, stundenlanges Schreien kräftige die Lungen und habe eine gesundheitsfördernde Wirkung, wissen TherapeutInnen heute, dass Babys sich nur dann sicher fühlen, wenn sie mit all ihren Gefühlen gespiegelt und wahrgenommen werden. Das Babyschreien enthält eine Botschaft an die Umwelt, die es zu entschlüsseln gilt. Doch das Schreien stellt Eltern vor größte emotionale Herausforderungen und kann im Alltag zu Stress und Unsicherheit führen.

Aktuelle Forschungsergebnisse zeigen, dass Eltern ihre Säuglinge besser verstehen und begleiten können, wenn sie mit den Gefühlen und Empfindungen ihres Körpers verbunden bleiben. Körper- und Achtsamkeitsübungen, die als Audiodatei heruntergeladen werden können, unterstützen Eltern dabei, eine achtsame Selbstbeobachtung und die richtige Bauchatmung zu lernen sowie die inneren Ressourcen zu stärken. So können sie die Tränen und Bedürfnisse ihres Babys besser wahrnehmen, verstehen und hinreichend beantworten.

Walltorstr. 10 · 35390 Gießen · Tel. 0641-969978-18 · Fax 0641-969978-19
bestellung@psychosozial-verlag.de · www.psychosozial-verlag.de